U0320412

中医寸口诊法

编著　韩冰凌　史百成
编审　李国平　徐洪杰

中医古籍出版社

图书在版编目（CIP）数据

中医寸口诊法/韩冰凌，史百成编著．－北京：中医古籍出版社，2014.7
ISBN 978－7－5152－0619－6

Ⅰ.①中… Ⅱ.①韩…②史… Ⅲ.① 脉诊 Ⅳ.①R241.2

中国版本图书馆 CIP 数据核字（2014）第 112484 号

中医寸口诊法

韩冰凌　　史百成　编著

责任编辑　朱定华　焦浩英
封面设计　韩博玥
出版发行　中医古籍出版社
社　　址　北京东直门内南小街 16 号（100700）
印　　刷　三河市华东印刷厂
开　　本　710mm×1000mm　1/16
印　　张　17.75　彩插 2 页
字　　数　300 千字
版　　次　2014 年 7 月第 1 版　2014 年 7 月第 1 次印刷
印　　数　0001～3000 册
书　　号　ISBN 978－7－5152－0619－6
定　　价　42.00 元

《中医寸口诊法》编委会

主　编　韩冰凌　史百成

副主编　郑成奇　张　颖

编　审　李国平　徐洪杰

顾　问　王国禄　王振江

编　委　徐　晶　高　超

助　理　霍俊雪　霍瑞麒

（作者的电子信箱 hanbingling. doc@163. com）

作者简介

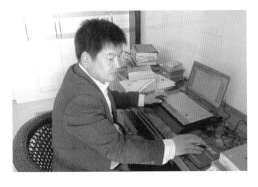

韩冰凌，<中医病质理论>和<脉体四纲理论>的创立者。1996年他在贵州麻山腹地开展医疗扶贫，就是运用传统的中医疗法一个月内治愈了李盛荣二十多年的老胃病，一周内使患手足不遂近十年的王少清恢复了肢体功能，五日内使患中风半年之久的伍永明扔掉了双拐。他所创立的<中医病质理论>从物质形态领域揭开了针刺治疗疾病的奥秘，<脉体四纲理论>从人体及人体运动结构中总结出脉象分析中的诸多规律，不仅丰富了中医脉学的基础理论，还填补了中医脉象分析理论中的一页空白。韩氏认为，发展中医必须努力做到中药和针灸的同步发展，中西医结合是指中西医临床中的优势结合，中西医要协调发展就必须坚持"优势发展"的战略方针，切实做到中西医的"优者先行"。

作者信箱：hanbingling.doc@163.com

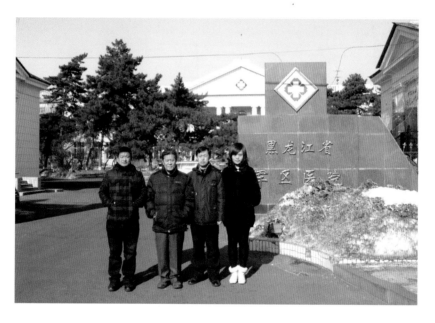

　　本书作者与本书的编审李国平教授的合影（李国平，黑龙江省中医研究院研究员，主任医师，教授，曾任《黑龙江中医药》杂志编审）。

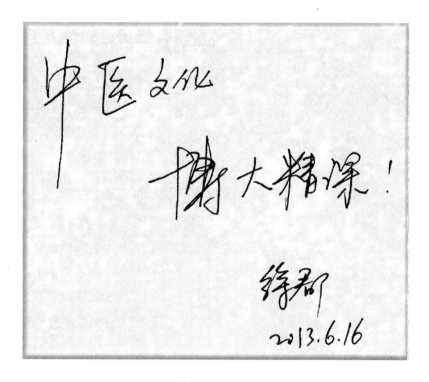

央视著名主持人徐君老师为本书题的词

徐君，央视《法制世界》和《道德观察》栏目的著名主持人，她的端庄、大气，以及富有感性、理智的主持风格，感动并影响着亿万万的中国人。她用善意与真诚，慈达与珍爱写成的《推开幸福那扇门》，为中国的时代女性推开了一扇"通向幸福的门"……

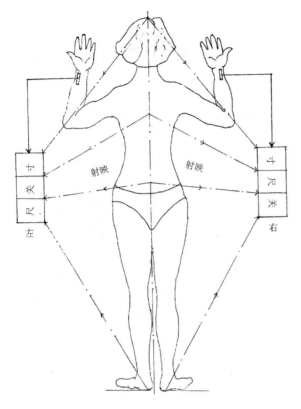

《中医寸口诊法》是"中华传统医学民间奇效医疗的收集整理及推广工程"中的第一部作品，这一工程预计推出四部具有浓郁传承意味的中医学专著，即《中医寸口诊法》《脉证拾遗补漏》《中医传统技法》和《中医针灸临床》。

《中医寸口诊法》是当代中医脉诊领域中推出创新型理论最多的书，书中的＜脉体四纲理论＞从四个方面有理有据地将传统脉学中的纲目划分规范化了，从而明确了中医脉诊中的纲目规格；《中医寸口诊法》也是中国脉诊史上第一部提出用象素推病的书，象素理论的推出不仅使象证分析细致化、清晰化了，还摆脱了两千多年以来靠背套脉条推病的传统习惯。《中医寸口诊法》还是中国脉诊史上第一个将诊脉推病公式化、规格化的书，象证分析及诊脉推病的公式化、规格化，不仅大大提高了脉诊的速度，还明显提高了脉诊的准确率；同时，《中医寸口诊法》也是中国第一部综合意象学理论和行态学理论讲解脉象的书，行态理论的推出不仅丰富了传统脉学的基础理论，还将寸口脉象人物化、性格化或个性化了……

辨证施治须诊准脉（代序）

中医主张辨证施治，辨证以八纲为主，施治以病机为依据；病机的论述离不开病因，病因的推断离不开四诊。四诊，即望、闻、问、切，古人称切为巧。巧为中医窥病之法，于是古人称切脉为看脉。由于四诊之中唯独切脉能窥测到脏腑的器质情况、功能情况及气血的运行情况等，因而被世界公誉为医学奇术。

国家开展医改，提出"中西医并重"，也就是要提升中医的临床地位。医改就是要总结经验、推广技术、促进发展，以满足人民群众的健康需求。中医治病靠的是技能，由于临床缺少技能，因而很多中医都存在着诊脉不准、辨证不到位、临床治愈率低、疑难疾病不能诊治等问题。

脉象是辨证的依据，五年制的本科生在校也仅有 20 课时的学习时间，由于课堂的学习时间太少，因而除了极少数能够得到家传或名师秘传的学生外，多数学生都要靠自学。于是，手中能有一本既适合高校学生自学阅读又符合提高诊脉技能要求的脉书，便成了很多人的一个愿望。

传统医学的发展必须以继承为基础，有继承才会有创新，有创新才会有发展。《中医寸口诊法》推出了很多创新型理论，诸如"脉体四纲理论、象素理论、脉体行态论、脉象通式"等。这些理论的推出，不仅使传统的脉诊理论通俗化了，还规范了诊脉推病的模式，读者可以从中学到很多新知识。

韩冰凌同志是＜中医病质理论＞和＜脉体四纲理论＞的创立者，他所推出的＜脉体四纲理论＞从脉体的体质、形态、动态、位置四个方面，结合意象学理论和行态学理论，论述了脉象与病证之间的辨证关系，从而解决了象证分析中的很多问题，为中医脉学的继承和发展作出了突出贡献。

中国民间医学是中华医学的重要组成部分，也可以说是传统医学中的精华。韩冰凌同志酷爱民间医学，承家传和名师秘传，掌握了很多珍贵的中医诊治技术。在他的书中，读者便能领略到民间医学的珍贵，谨以为序。

李国平

2008 年 8 月 10 日

为学生的第一部书作序

自王叔和的《脉经》问世以来，寸口诊法一直被中医传用。但在封建社会，受宗传及战乱之影响，加之年代已久，以致遗失的多，添加的少。在最近的十几年中，受西医的毒菌检测技术，以及现代的影像透视技术之冲击，寸口诊法在临床中的地位越来越低，以致即便是在中医的诊断中，寸口诊法也很难得到实质性的应用。这种情况的出现，给中医诊治疾病，尤其是西医无法诊治的疑难病症，带来了极大的困难。

为了继承和弘扬中华民族优秀的传统中医文化，为了将寸口脉诊这一特色诊法传承下去，冰凌同志潜心钻研脉学，承家传及师传，创立了他的第二个创新型理论，即<脉体四纲理论>，并在此基础上完成了他的第一部脉学专著《中医寸口诊法》。<脉体四纲理论>的推出，不仅丰富了寸口脉学的基础理论，还填补了脉象分析理论中的一页空白。

《中医寸口诊法》是建国以来最完美的一部脉学专著，其理论性得到了中医界众多医学专家的肯定。在书中，冰凌同志以其纯朴的想象力，运用意象学理论和行态学理论，向读者讲解了中医脉学中的诸多要点，从而使抽象的寸口脉学变得通俗易懂。

该书结构之清新，文笔之流畅，要点之突出，定义之明确，皆令我赞叹不已。宽慰之时，畅落此序！

徐洪杰

2005 年 11 月 14 日

写给读者的一封信

尊敬的读者同志，您好！

首先向您说一声"感谢"，感谢您对我们的工作所给予的支持和鼓励！

"非典"的肆虐，使我们更加认识到生命的珍贵，健康的重要。摩洛哥国王哈桑二世说过："一个国家的财富，不仅是它储备的黄金和外汇，也不仅是它地下资源和工业能力，首先是人的健康！"

"发展医学，维护健康"，是世界各国人民的共同心愿！

在科学技术迅猛发展的今天，中华医学已成为世界医学中的一个重要的组成部分。在世界的许多国家里，他们的国立性医疗单位都设立了中医科；在那里，中医以其可靠的疗效赢得了世人的信赖。

近年来随着世界医学的发展，中药学发展得很快。但就传统的中医理论而言，应用的多而发展的少。可能是受利益的驱动，搞科技产品开发的人多了，而从事于理论研究的人少了，以致于传统的中医理论多为借用而少为研究。然而，研究是为了提取精华，剔除糟粕；归根结底是为了发展，没有研究就不可能有突破性的发展。

中医临床有两大过程，一是诊断，二是治疗，讲究的是辨证施治。在中医诊断中，寸口脉诊是必不可少的，它是获取病理信息及气血运行情况的最可靠的绿色途径；也可以说，如果没有准确的寸口诊断，就很难有贴切的中医治疗。由此可见，要想成为一名合格的中医大夫，不精通脉诊不行。

从古到今，有关中医脉学的书籍大体有两类：一类是医古文的，字辞玄妙，对初学者来说，既不易读又不易懂；一类是白话文的，释义肤浅，缺少理论过程，虽说易读却很难学精。在脉学的纲目上，由于古代医家各持己见，又无人从中调和，从而没有形成一个统一的或者说是规范的纲目模式。为了解决这一实际问题，我便围绕自己创立的＜脉体四纲理论＞，结合传统的脉学理论撰写了这部《中医寸口诊法》。

此书的独特之处，是它以喻象性的讲解方式讲解了寸口诊法中的诸多难点要点，逐步引导读者在脉象的信息环节中建立"影象联系"（影，指脉象信息在头脑中的反映；象，指脉象），在理解的基础上进行规范化的记忆，从而使读者在具体的应用中能以最快的速度建立"象证关系"（象，指脉象；证，指病症）。

《针灸甲乙经》之作者皇甫谧说过，"若不精通于医道，虽有忠孝之心，仁慈之性，君父危困，赤子涂地，无以济之"。如今我国人口已进入了老龄化，在社会工作了大半生，以及为儿女操劳了大半世的老人们，他们晚年的健康与幸福，已成了我国政府最为关注的一个社会问题。

"孝敬父母，关爱老人"，是中华民族的传统美德。为了家人的健康，我们不妨效仿古人，自修医道。此举能使您在家中，对老人可表孝敬之心，对爱人可表体贴之情，对儿女可表仁慈之爱——"崇尚科学，纯正民风，利国利民！"

最后，祝您身体健康，工作顺利！

此致

敬礼

韩冰凌

2004 年 5 月 20 日

中华子孙与祖国医学的缘

尊敬的读者朋友，您好！

我的名字叫史百成，是这部书的第二作者，在绥化市交通系统工作。做完本职工作，我总是要挤出一些时间用于翻阅传统医学方面的书，也经常在民间收集一些珍贵的诊治资料。在读高中的时候，由于头痛我经常去医院，服西药虽然可以缓解或减轻头痛，但总是不能去根，这就是西医治标不治本的缘故。有一次病情加重，头痛得要命，是民间的一位名叫白贵的老中医用针灸治好了我的头痛病。他说我得的是脑番，如果救治不及时容易要人性命。

本世纪的钟声刚刚敲过，我因熬夜及饮酒等原因得了脱发病，到省里的某些医院治疗，药也没少用，长了脱，脱了长，每个循环过后都会让自己觉得又衰老了一些。起初碍于形象便戴上了假头套，半年后头皮发黄发亮，秀发无几，干脆就剃了光头，戴上了帽子。我跟冰凌见面时早已对药物生发失去了信心，冰凌说只要将病因截止住，把肾脏养护好治疗并不困难。由于工作忙没时间接受针灸治疗，只能在家中煎服中药。两个月后头发渐渐地往出长，一开始都是像汗毛一样的白色的绒发，慢慢头发长全了，一晃半年过去了。到了年底免不了要接触一些特殊的同事和朋友，由于特殊便喝了几次酒，半个月后洗发时头发一缕缕地往下掉，成了斑秃。冰凌告诫我，如果不能戒酒，长了脱，脱了长，几次之后就很难再长全了。于是我把酒彻底戒了，接受七天的针灸治疗，缓服了一年多的中药，头发又长好了。不夸张地说，我现在的发质非常好，如果您有机会见到我，或者向我的同事打听我的情况，您一定会赞叹中华医学之神奇。

现代有很多家长只顾给孩子加营养，却不懂得从中医学的角度关注孩子的健康。有些孩子由于过食辛辣而性格急躁好动，有些孩子看似健康但学习成绩差，这些跟孩子的饮食都有一定的关系。五脏喜五味，也可以说五味走五脏，五脏之间有生有克，因而过食某一味都可能导致五脏的自伤或克伤。

现在我对中医的认知不仅是了解，有时也会有一种深切的感悟。因为中医学是中华民族优秀的传统文化，与炎黄子孙都有着血脉之缘。因此，只要我们能用心地去感悟她，她就会像母亲一样给我们一些呵护。俗话说，技多不压身，求人莫如求自己，正如冰凌在"写给读者的一封信"中说的那样——"孝敬父母，关爱老人，是中华民族的传统美德。为了家人的健康，我们不妨效仿古人，自修医道。此举能使您在家中，对老人可表孝敬之心，对爱人可表体贴之情，对儿女可表仁慈之爱，……崇尚科学，纯正民风，利国利民"。

最后，我衷心地祝福您：身体健康，家庭幸福！

史百成

2004 年 6 月 1 日

引导读者读好书走捷径

尊敬的读者朋友，你们好！

我是《中医寸口诊法》的编审，有幸能和广大的读者进行深层的沟通，我感到由衷的高兴。也许读者还不知道，这部书的两位作者都是自学成才，他们博览群书，承古推新，创立了＜中医病质理论＞和＜脉体四纲理论＞，让我们这些工作在科研、临床及教学第一线的老同志都拍手赞叹！

韩冰凌、史百成二位同志都是我的学生，他们求知若渴，在民间与很多患者结缘，收集并整理出许多珍贵的中医资料，他们所掌握的中医诊治技术有的已濒临绝传。韩冰凌承家传及名师秘传，不仅脉诊技术好，针灸更是神奇，尤其擅长诊治疑难疾病及用针灸救治。1996 年他在贵州麻山开展医疗扶贫，就是运用祖传的传统针灸技术，一个月内治愈了李盛荣二十多年的老胃病，使每日仅能吃二两米饭、骨瘦如柴的李盛荣患者七日内正常饮食；一周内使患手足不遂近十年的王少清恢复了肢体功能，五日内使患中风半年之久的伍永明扔掉了双拐。

《中医寸口诊法》结构严谨有序，独特而耐人寻味。全书分上下两篇，上篇是"基础理论"，脉诊理论通俗易懂，知识层面宽，论述层次由浅入深，语句平和；下篇是"四纲脉解"，讲的是传统的 28 种脉象。在第一章中，作者尽量减少了古医文的插入，以免将读者的思绪插乱，古医文的括号部分是本书作者加的注解，喻象性强而易理会。第一章的重点内容主要分布在第二节和第三节，很多讲解都是读者想读而在其它脉书中又很难读到的内容。尤其是象素理论和脉体四纲理论，这是以往任何一本脉书都没有过的内容，建议脉诊基础不是很深的读者都多读几遍。在四纲理论中，作者给脉象下的定义十分的新颖，并首次推出了象素理论，这为以后的脉象分析及诊脉推病提供了理论支持，从而引导读者逐步摆脱数千年来靠背套脉条推病的传统习惯。

第二章是"五脏脉解"，主要讲解脏平脉、脏病脉、垂死脉及脏死脉的脉象特点及相关规律，层面清晰，条理性强，淋漓尽致而无拖拉。这一章的内容皆以《内经》中的论述为基准，在这一章中作者开始引用古典文献，既取百家之长又推陈出新，富有创意地推出了脏平脉及脏病脉的"脉象通式"，这是建国以来首次将脉象分析公式化的脉学理论。这一章中的古医文，读者要用心多读几遍，并要将作者的讲解与《内经》中的一些论述串联起来。

第三章是"诊脉方法"，在其他人的书中诊脉方法通常都是在基础理论篇的前章讲解，而本书的作者却将它安排在最后一章。这也是本书作者的细心之处，因为不论是脉证分析还是诊脉推病，都需要大量的理论数据，没有足够的基础理论就要给人家诊脉推病，不仅是纸上谈兵，还会浪费很多的时间和精力，这是不明智的做法。在这一章中，作者插入了十几条古医文，看上去好像无关紧要，当您将 28 脉读完再回过头来读几遍便会另有韵味了。所以这一章中的古医文，初学者可以暂且不读。

在下篇的"四纲脉解"中，多数脉中都有"四纲"这一项，当中有本书作者独创的"四纲脉解图"。这也是本书中的又一个创新，希望读者都能用心思琢，这对诊脉推病殊有帮助。比如，

＊诊左关脉〔诊肝脉，沉取〕（模拟化的诊测数据）

<位置纲>中的象素：沉（脉位偏下）

<体质纲>中的象素：有力（脉力），坚实（柔和度低，质态偏硬）。

<形态纲>中的象素：大（脉粗大）

<动态纲>中的象素：缓（一指脉速，脉行比常脉稍慢；二指行态，脉行不够从容）

推理（象素分析）：脉动"有力"为脉中有邪气，质态"坚实"为阴毒积聚，"大而沉"为体态臃肿之象，"缓"为脉行不振、缓慢。"沉而有力"为里实（肝木实），"大而沉缓"为体大身重行缓（建议查肝，看有无肿大、瘤块或硬化）。

结论（象证关系）：肝脉"沉大实缓"（脉动有力、质态坚实，统称为"实"），为肝气郁滞（为脘腹满、为胁肋胀痛、为心烦、为郁闷、为厌食），为肝硬化，为肝部有肿块（上述情况均为可能）。

10

公式化及纲体化的讲解模式，是以往任何一本脉书所没有的，"术业有专攻，道技有专长"，希望读者都能在象证分析及诊脉推病上多下功夫。作者历经十余年，承二十余代人的脉诊经验，将这么好的脉诊技术奉献给大家，不仅是一种美德，也是爱心的一种传递。古人云"书中自有黄金屋"，我在此真诚地祝愿大家都能从此书中读得一份惊喜和收获！

李国平

目　录

上篇　基础理论

本章阅读指导

本章创新理论

　　第一章的重点内容主要分布在第二节和第三节，很多讲解都是读者想读而在其它脉书中又很难读到的内容。尤其是象素理论和脉体四纲理论，这是以往任何一本脉书中都没有出现过的内容，建议脉诊基础不是很深的读者都多读几遍。在四纲理论中，作者给脉象下的定义十分的新颖，并首次推出了象素理论，这为以后的脉象分析及诊脉推病提供了理论支持，从而使我们摆脱了数千年来靠背套脉条推病的传统习惯。

　　*脉象是指由脉体的搏动发出的，且要经过人的思维活动进行加工处理的，与脉体的体质、形态、动态等相关的一切意象资料。本书给脉象下的定义具有浓厚的时代科学的韵味，不同于其他的脉书。

　　*象素是脉象的结构要素，或者说是脉象的组合元素，是剖析脉象、联系病因与病证的信息公式。本书作者受油画家调色、绘画的启发，推出了象素的概念。油画家使用的基础油彩是一定的，但是调配出的颜色是多样的；象素是一定的，但是由象素组合成的脉象是多样的。

　　*四纲是指脉体的体质、形态、动态，以及脉体所处的空间位置。通过对寸口脉的体质、形态、动态和位置的候诊，我们便可以获取有关寸口脉象的信息资料；结合人体行态学、传统脉学和意象学理论，加上推理，我们便能够很准确地推出相关脏器或组织体的功能情况、器质情况，以及经络气血的运行情况等——这一理论被称为《脉体四纲理论》。

第一章 寸口诊法

第一节 寸口三部

一、寸口释解

寸口也称气口、脉口，是手太阴肺经动脉的一部分，相当于现代解剖学中的腕后桡骨动脉，是中医诊脉推病的奇特部位。从传统意义上讲，寸口是指可以候五脏六腑之气的那部分肺经动脉，称寸口脉。由于寸口能候气之盛衰，故又称气口；能切脉之动静，故又称脉口。

从实际意义上讲，寸口不仅是指寸口脉（图1–a），也可以指寸口脉的身触空间（图1–b），或者说是指诊寸口脉的窗口部位（图1–c）。由于寸口是一个能动能变的有机体，因而从动象传递的角度上讲，只要切得了寸口脉的身触空间就有机会窥察到寸口脉中的气血运行情况，于是古人称用于切脉的指端部位为指目（指目的讲解在§3.1"指位要求"中）。如图1。

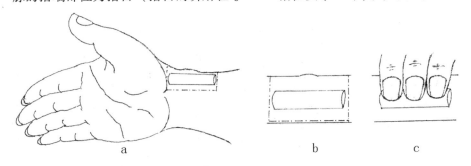

a   b   c

图1

二、三部九候

从结构上讲，寸口可分成三个部分，统称为三部；每一部都有三个很小的候气区域，统称为三候。三部共有九候，故称三部九候（如图2）。

1. 三部

单手称三部，双手则称六部。三部即寸关尺，是寸、关、尺将寸口纵分成三部（三段）：掌后高骨处为关，关前为寸，关后为尺（图2-a、b）。

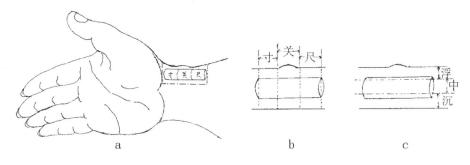

图2

2. 三候

三候即浮中沉，有三种解释：一是分层①，二是候气②，三是指力③。

①三候是指寸口每一部的上中下三个区域（浮域、沉域、中域），是浮、中、沉将寸口的每一个部都横分成三层（图2-c）：浮为表层，其域为皮肤，或者说皮肉之间（浮域），但不包含肉；沉为里层，其域为筋骨之间（沉域），包括筋骨；中为中层，其域为肌肉，或者说筋肉之间（中域），但不包含筋。

②三候也指候三候之脉气：浮即浮候，为候部之表层之气（浮域之气）；沉即沉候，为候部之里层之气（沉域之气）；中即中候，为候部之中层之气（中域之气）。候即察，观察、审察的意思。

③三候可指代诊脉时的三种不同的指力（举、按、寻），指力越大指目所触及的部位就越深：浮为指力轻，故称举，又称浮取；沉为指力重，故称按，又称沉取；中为指力不轻不重，故称寻，又称中取。此外，沉取还有一种特殊情况，本书称其"伏"（伏取）。伏为指力重，是沉取中指力最重的。指目是指手指用于诊脉的独特部位，诊脉又称切脉、看脉，故称其指目。

按：以寸口诊病，《内经》中就有记载。《内经》虽对寸口主病作了论述，但除了提到"尺内、尺外"外，并没有对三部作"寸关尺"的命名。最早将三部命名"寸关尺"的是秦越人（扁鹊），但是提出"以高骨处取关"的却是王叔和。

第二节　寸口秘要

一、脉会寸口

寸口也称寸口脉，是手太阴肺经动脉的一部分。由于肺朝百脉而寸口恰好是百脉之气循经的地方，因而可以候五脏六腑之气，故《难经》中曰"寸口者，脉之大会，手太阴之动脉也"。

《难经》称寸口为"脉之大会"，是因为百脉之气都要循经于寸口。寸口好比一家很大的"驿站"，脏腑经脉之气不仅都要从此路过，有的还要在此做极为短暂的停留。寸口是人体特有的"窥测器"，触摸它可以窥测到五脏系统的功能情况及其气血的运行情况等，故《难经》中曰"独取寸口，以决五脏死生吉凶之法"。

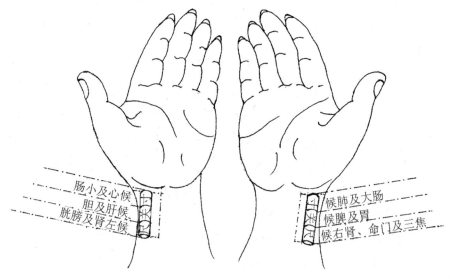

图 3A

4

二、寸口配属

诊脉时医生的某个指头按在寸口的某部脉上，就像按在人的某个脏或某个腑上（沉候脏，浮候腑）：寸脉候心肺及大小肠，关脉候肝胆、脾胃，尺脉候两肾、命门及膀胱等（《脉经》），参图3A。

诊脉时医生的三个指头按在寸口的三部脉上，就像按在人的半个身体上（左脉候左，右脉候右）：寸脉对应着人体上部，上部即上焦；关脉对应着人体中部，中部即中焦；尺脉对应着人体下部，下部即下焦（《难经》），参图3B。

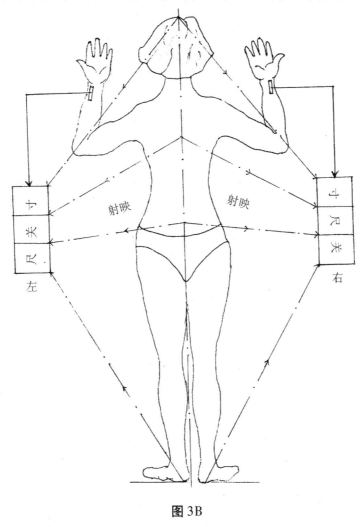

图3B

按：以寸口候人体的肢体及体内的脏腑器官，早在《内经》就有记载，虽说论述不是十分的详细，却是后人论解寸口配属之根据。而且从前面的寸口配属中也可以看出，《难经》和《脉经》也不过是从两个方面对《内经》所阐述的相关内容作了概括和补充（详见《素问·脉要精微论》）。

在图解"3B"中，本书又推出了一个创新型理论，脉轴理论。脉轴是指能将左右脉体捏合在一起的线束，这些线就像人体的中分线一样有无数条，因而称其为脉轴。从人体与脉体的映射关系上看，脉轴所对应的当是人体的纵分区域。临床时浮取两手，"若见脉轴通长、粗阔、直上直下，或脉来中央浮直、上下动者，为督脉（病脉）"；沉取两手，"若见脉轴通长、细瘦、紧实，或横寸口边、脉丸丸动者，为任脉（病脉）"。任脉统诸阴，专主血，故沉取；督脉统诸阳，专主气，故浮取。

脉轴所主 {
两寸之轴：主候颈椎、鼻、颅颞、咽喉、舌本、口唇、扁桃体、气管、食管等。
两关之轴：主候脊柱中焦段、食管、胃上口、三脘等〔脉轴主纵分区域…〕。
两尺之轴：主候腰椎、直肠、肛门，男子阴茎、阴囊，女子子宫、尿道、阴道等。

（一）六部配属脏腑经脉

A. 要点

以六部配属相合脏腑及其经脉，可候脏腑及其经脉之气，为部配脏腑经脉法。由于表里相合之脏腑，其经气相通，故一部之中既能候脏（沉候脏），又能候腑（浮候腑），还能候胃气（中候胃气）。

B. 图示

左脉配属 → {
左寸(候)：小肠手太阳小肠经、心包(即心包络)手厥阴心包经、心手少阴心经
左关(候)：胆足少阳胆经、肝足厥阴肝经
左尺(候)：膀胱足太阳膀胱经、左肾·足少阴肾经(左)

右脉配属 → {
右寸(候)：大肠手阳明大肠经、肺手太阴肺经
右关(候)：胃足阳明胃经、脾足太阴脾经
左尺(候)：膀胱足太阳膀胱经、右肾·足少阴肾经(右)

按：张介宾曰"尺为根本，寸为枝叶也"，张志聪曰"一肾配少阳而主火，一肾上连肺而主水"。物以在下者为根，以原始者为本。肾乃先天之

本，内藏精元，故肾脉居两尺。又，左肾真水旺，水（肾之真水）生木、木生火，故肝居左关、心居左寸；右肾真火旺，火（肾之真火）生土、土生金，故脾居右关、肺居右寸。盖根在下，故根之所生者皆在上。肝属木、心属火、脾属土、肺属金、肾属水，此即五脏配属五行，五行即"金木水火土"，如图4（寸口五行）。

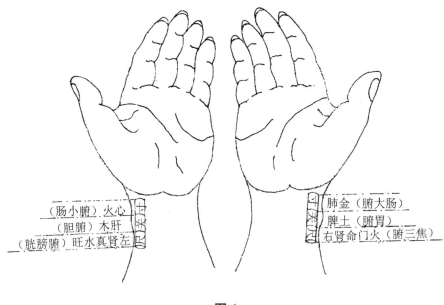

图 4

（二）六部配属人体三部

A. 要点

以六部配属人体三部，即以寸关尺分候人体之上中下，又以浮中沉候分候人体之表中里，为《难经》中的三部九候法。此法是以脉口与人体的映射关系推病，左手脉对映着人体的左半身，右手脉对映着人体的右半身，人体的中分区域由脉轴所主。

B. 图示

三部九候
- 寸部：主候上焦，可候"胸、喉、头面、肩部、颈部及上肢（上臂、前臂、肘及手）"等
- 关部：主候中焦，可候"上腹、季胁、背部及腰（腰是中焦和下焦的分属区域）"等
- 尺部：主候下焦，可候"下腹、腰、臀部、盆腔及下肢（大腿、小腿、膝及脚）"等

按：此为《难经》中的三部九候法，相传《难经》一书为秦越人扁鹊所著。《难经》中的三部九候是以寸口划分的，它不同于《内经》中的三部九候法，《内经》中的三部九候是以人体的体表可候动脉划分的，其内容在《素问》的三部九候论篇中。《内经》中的三部九候法，为人体的通身浅表动脉诊法，由于这种诊法的神奇与奥妙很少有人掌握，因而现代临床已极少采用了。但是从临床上讲，《内经》中的三部九候理论对刺血治疗疑难病及危急病证殊有帮助，这也是针灸治病的一个闪光点。

在前面的"三部九候诊法"的图解中，"腰"在中焦及下焦中都出现过。这是由于腰是中焦与下焦的临接部位，就像两个房间之间的墙壁一样，因而中焦和下焦的气机变化对腰部都有影响。与其相仿的还有膈和脐，膈是人体上焦与中焦的划分部分。从临床上讲，人体可分为上中下三个部分，中医将其分别命名为上焦、中焦、下焦：上焦指膈之上的人体部分，包括胸部、头部和上肢；中焦指膈之下、脐之上的人体部分，尤指上腹（大腹）；下焦则指脐之下的人体部分，包括少腹、腰和下肢等，参图5（人体三焦）。

从图中可以看出，我们在给三焦作图解标志时选择的是两个点，一是膈与任脉的交合点，二是下焦上际膜与任脉的交合点。我们没有对其作切面标志，是因为三焦的分隔面不是水平的，从以下对膈及脐的讲解中读者便能领悟到其中的玄秘。

*膈（膈同鬲），指横膈膜，又称横膈、膈膜。膈如一口倒扣的锅，锅底上托着心肺（本书称这部分膈为胸底之膈，中医称其疼痛为胸痛），锅帮与脊、胁、腹严密著合（由于这部分膈与胁内的著合面最大，因而本书称其为胁内之膈，中医称其疼痛为胁痛）。这是有些书将膈划归在上焦（如《寿世保元》），而有些书却将膈划归在中焦的一个重要原因（如《难经》）。

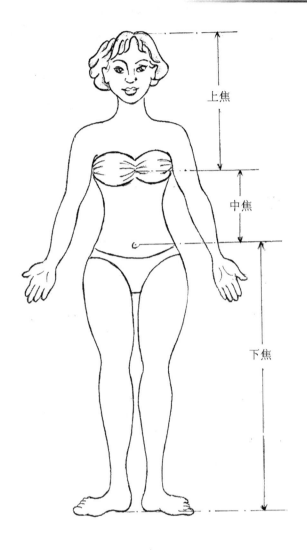

图 5

　　*脐又名神阙，是脐带脱落后留下的一个陷窝，位置与第2腰椎棘下缘相对。从人体解剖学上讲，将中焦和下焦分隔开的并不是一个完整的组织体，也不是一个完整的器官，而是由很多与脏器相联系的组织膜相互连结成的一张膜网，为了便于描述，我们称其为"下焦上际膜"。从理论上讲，是下焦上际膜将中焦与下焦隔开，并与少腹内膜等一起将腹内的肾脏、膀胱、大肠、小肠、命门等很多脏器护裹起来。而脐恰恰是下焦上际膜的一个著合

点，由于脐是人体的一个固定标志，因而很多书都选脐作中焦和下焦的分界点。

三、综合运用

A. 图示

综合诊法 {
"部配脏腑经脉法与三部九候法结合"为古代最常用的一种综合诊法

左寸：小肠小肠经、膻中、心包①心包经、心心经（头部、颈项、膺乳、肩背、上肢及胸中）

左关：胆胆经、肝肝经（上腹、季胁、背部及胁内之膈）

左尺：膀胱膀胱经、左肾·肾经（腰、胯、下肢，小肠、前阴③、子宫·器质、精室③·器质）

右寸：大肠大肠经、胸中②、气海②、肺肺经（头部、颈项、膺乳、肩背、上肢，气海、胸膜及咽喉等）

右关：胃胃经、脾脾经（上腹、季胁、背部及胸底之膈）

右尺：三焦④三焦经①④⑤、命门⑤三焦经①④⑤、右肾·肾经（腰、胯、下肢，大肠、后阴、③子宫·功能、精室③·功能）

——注释——

①心包（选读内容）：心包为心包络之简称，又名手心主，是指包裹在心脏之外的夹膜与脉络，对心脏起着保护作用。心包位居膻者之中，故膻中为心包络之宫城，章虚谷曰"包络属于膻中（属音主，联系、连缀之义），……盖心脏如人，包络如人穿之衣，膻中为人居之屋"。心包络之经脉，名为手厥阴，与手少阳相表里。手少阳即手少阳三焦经之简称，乃三焦府之经脉（府同腑）。三焦为腑，既是心包络之府，又是命门之府，手少阳三焦经直通命门而又为命门之经脉。心包络之相火由手厥阴转行于手少阳，与命门之真火汇行于手少阳。故手少阳三焦经，既行命门之真火，又含心包络之相火。

②胸中、气海（选读内容）：胸中，一指肺之居处（张景岳："胸中，肺所居也。"），一指肺之包衣（唐容川："胸中，即肺衣。"），一指胸腔（李延昰："胸中者，鬲膜之上皆是也"）。气海，指宗气会聚及发源之处，

即上气海；下气海指丹田，在脐下 1.5 寸处，为先天元气之海。心包络位居于膻者之中，上气海也在膻者之中，膻即胸腔之膈膜。盖气乃无形之物，善行游窜，故气海之气必围裹于心包络，其气之有余或不足则必影响着心包络。经曰"膻中者，为气之海……气海有余者，气满胸中，免息面赤；气海不足，则气少不足以息。"（《灵枢·海论》）

③前阴、后阴、精室：前阴和后阴都是肾之下窍，肾之上窍为耳，耳也是心之窍。前阴指外生殖器及尿道，女性则还包括阴道及阴道口所在部位，后阴指肛门。精室是指男子藏精之所，盖指精囊与前列腺。

④三焦（选读内容）：三焦指经，是指手少阳三焦经及三焦下腧，手少阳乃三焦府及命门之经脉，因手少阳禀气于命门，故候手少阳于右尺。三焦指腑，即心包络之府与命门之府，是指命门及心包络之无形之气，故为无形之腑，其气统领全身，故候于六部。命门乃原气发动之机关，命门之气皆得右肾之煦化（或云右肾真火旺），故候命门于右尺。于是候手少阳之经气，实属候命门之原气，即候命门之火势。三焦指腑，古代主要有三种说法：

其一"中渎之府"，本书称其"水道之腑"。三焦府将全身之水道皆统司于内，为全身水液输行之部域，在人体三部，主候于两尺，尽候于六部。斯主候于两尺，实为候膀胱及两肾的主水功能。

其二"水中之火腑"，本书称之"相火之腑"。三焦为相火之腑又有两种说法，一说三焦为心包络之腑，其经为手少阳；一说三焦为命门之腑，其经为手少阳及三焦下腧。三焦府将全身之阳气皆司护于内，为命门火输行之部域，故候命门之火势则要候于右尺，若候命门火对全身诸阳气的司化作用则当尽候于六部。

其三"一腔之大腑"，本书称之"气象之腑"，是腔内之原气将脏腑裹护于内。盖腔内之元气即命门火，命门火无处不到，此以"一腔之大腑"统言命门火之分布特点及三焦总司全身气机之功能，故分候于六部。腑之三焦主气，有名而无形。此外，三焦也统指人体三部，上焦、中焦和下焦。

⑤命门（选读内容）：两肾之间即命门，或云两肾之系为命门，命门属火，有位而无形（气者无形）。命门为原气系聚与发动之处，位居两肾之间，故曰"有位"；命门为肾间之动气，为真火之源，故曰"无形"。盖命门之原气，生化于两肾之精气，右肾真火旺，故候命门于右尺。周学海曰："命门，火也。三焦，其燃所及。右肾，其发燃之处也。"肾之精气系聚于

命门，即为命门之原气，此原气聚动增压，发动于肾系而行于三焦，即命门火，唐容川曰"两肾属水，中间肾系属火，即命门也"。三焦为府，既是心包络之府又是命门之府，乃命门火及包络相火所及之部域，为人体之三部，故候之于六部；三焦为经，既是三焦府之经又是命门之经，为手少阳及三焦下腧，由于三焦经禀气于命门，即三焦经之根在命门，故候之于右尺。

对命门的解释，古代说法不一：《难经》称右肾为命门，认为右肾是真火之根，也有称两肾为命门者（以明·虞抟为代表），及称两肾之系或肾间之动气为命门者，本书倾向于后者。两肾皆主水，故候肾水于两尺。又，两肾皆藏火亦皆藏水，但左肾真水旺，右肾真火旺，故以左肾配膀胱，右肾配命门。命门位在两肾之间，是两肾之气的交汇处，故称两肾之系为命门；命门为肾间之动气，两肾之真火聚交于肾系，即是命门火。于是诊右尺脉，沉取至骨候肾阴，稍减力候命门火，再稍减力则候手少阳之经气，即候命门之火势。

B. 讲解

六部配脏腑经脉法是根据"脏腑及其经脉与六部"的定位关系推病，主候人体脏腑的功能情况及其经络气血的运行情况等——这是中医脉诊中的一大优势。凡是利用西医的检测技术无法查出病因及病情的疾病，都在中医的脏腑功能理论及气血运行理论的论证范畴。三部九候法则是利用"人体与寸口"的映射关系推病，主候人体每一个部位的健康状况、功能情况和患病情况。大至半个身体，小至身体微妙处的组织体或器官，都可以映射到寸口。身体微妙处的组织体，如腋窝、软肋、膈肌、手臂、颈椎及关节等；身体微妙处的器官，如咽喉、食管、甲状腺、精室、子宫、卵巢、前列腺等。

部配脏腑经脉法与三部九候法的结合，若综合意象学、行态学及传统脉学理论，则可以推出脏腑器官的器质情况、肢体的患病情况和功能情况等，如：肝硬化、胆囊息肉、胆结石、肾结石、脾肿大、胃体糜烂、肠道水肿、子宫肌瘤，中风半身不遂、风湿关节病、经筋损伤、骨折、肌肉萎缩、肢体乏力等。经脉是气血运行的管道，中医依据经脉的循布理论，通过候审六部脉的气血运行情况，还可以推出身形疾病的大致位置或部位。

《素问》中曰"心藏神、肺藏魄、肝藏魂、脾藏意、肾藏志"，可见人的"神、魂、魄、意、志"也会随着脏气的运行而变见于寸口。然而，由于单一的"部配脏腑经脉法或三部九候法"都存在着很多的不足，因而不论是用部配脏腑经脉法或者是用三部九候法推病，都要将"脏腑功能理论、经络循布理论及中医辨证理论"有机地结合起来，这样才能自觉而有效地将部配脏腑经脉法和三部九候法融入到临床中去。

此外，在传统的寸口诊法中还有一种诊法读者需要了解，本书称其为"脏气外合法"。肺合皮毛，故以皮毛之气候肺；心合脉，故以脉上之气候心；脾合肌肉，故以肌肉之气候脾；肝合筋，故以筋上之气候肝；肾合骨，故以骨上之气候肾。《难经》中曰"初持脉，如三菽之重，与皮毛相得者肺部也；如六菽之重，与血脉相得者心部也；如九菽之重，与肌肉相得者脾部也；如十二菽之重，与筋平者肝部也；按之至骨，举指来疾者肾部也。"

从中医五行理论上讲，五脏之间既相生又相克，一脏患病则会影响到其它四脏。因此，在脉口之气已乱或脏腑之气甚虚而使我们无法分辨哪一脏先病、哪一脏病势较重的情况下，我们就得考虑用脏气外合法了。由于药走全身，不论是西药还是中药，因而脏气外合法还可以帮助我们观察和分析药物的临床疗效与药物的毒副作用等。

第三节　四纲理论

一、概说

寸口是一个能动能变、有形有象的有机体，由它传射出的动象信息被称为脉象。我们对脉象的观察就象观察人体和人体的运动一样，有体质、形态、动态，还有人体或脉体所处的空间位置。通过对寸口的体质、形态、动态和位置的观察，我们便可获取有关寸口脉象的信息资料；结合人体行态学、传统脉学和意象学理论，加上推理，我们就能很准确地推出相关脏器或组织体的功能情况、器质情况，以及经络气血的运行情况等。以上内容被概括为＜脉体四纲理论＞，这一理论的推出不仅丰富了寸口脉学的基础理论，还填补了脉象分析理论中的一页空白。

二、内容

(一) 象素脉象

1. 象素

假如我们想请一位画家给我们印象中的某个人物画一张像，首先我们要向画家描述一下这个人的体貌特征，如"身高、体态、面相、发型、口形、眉毛、眼睛"等，这些都是构成画像的结构要素，也可以称其为"像素"。相仿，脉象中也有它的结构要素，本书统称其为"象素"。

象素是脉象的结构要素，或者说是脉象的组合元素，是剖析脉象、联系病因与病证的信息公式。如：脉象"沉迟而实滑"中的"沉（位置）、迟（动态）、实（体质）、滑（形态）"，这些也都是象素。关于象素，我们将在"象素提取"中作分类讲解。

2. 脉象

通过对象素的学习，我们了解到脉象是由象素组成的。过去总是很直观地认为，脉象是由脉体的搏动所产生的动象反映。有了 <脉体四纲理论 > 之后，我们可将脉象重新定义为：脉象是指由脉体的搏动发出的、且要经过人的思维活动进行加工处理的，与脉体的体质、形态、动态等相关的一切意象资料。

将脉象定义为"……意象资料"，是受了油画家调色绘画的启发。诊脉和绘画一样，意象思维尤为重要。油画是靠着若干种基色进行调色，诊脉是靠着识别象素来辨别脉象。油画家绘画时要把若干种油色挤放在调色板上，中医诊脉时却要把若干个象素归放在"四纲"中，这样做都是为下一步的工作做准备。

(二) 四纲结构

<脉体四纲理论 > 的推出，力求将中医脉诊带入一个"传统理论与现代意识"倾心共鸣的时代。时隔千年而能"倾心共鸣"，是因为古人留给我们的是血脉相连的璀璨的中华民族的传统文化。

将脉体划分为若干个纲，中医称其立纲。《内经》曰"审其大小缓急滑

涩而病变定矣"，可见春秋战国时代对脉的立纲尚很笼统；到了明朝，李时珍提出了以"浮沉、迟数、虚实、滑涩"分目，可谓"位置（浮沉）、体质（虚实）、形态（滑涩）、动态（迟数）"四者俱全，但没有对 28 脉进行纲目规划。说到纲目不妨打个比方，如果我们准备盖一栋房子，这栋房子的整体设计就是立纲，房子盖好之后让一些人分住在相同或不同的房间里就是分目。简单地说，脉体的"位置、体质、形态、动态"是纲，脉象及脉象中的象素都是目。

（1）【位置】

<位置纲>中的要素：浮、沉、伏`（脉位——偏高、偏低、更低，脉脊——跷立、俯身或下蹲、卧倒等）。

按：如果将脉体的搏动看作人体的运动，那么脉位就好比人体的心脏位置，脉脊则好比人体的头顶部。通常情况下，平人的脉位当是不浮不沉，那么脉位偏高者则为浮，偏低者则为沉，更低者则为伏。于是，脉动过力者脉浮，脉动乏力者脉沉，脉动衰微者脉伏。如果我们将人的头顶部比作脉脊，那么跷立者则好比浮，俯身或下蹲者则好比沉，卧倒者则好比伏。

①参"脉位"论浮、沉、伏

脉位是指诊得最显脉象时指目在三候中的位置，或者说是指诊得最显脉象时指目与三候的对应关系，故而参脉位论"浮、沉、伏"当有三种情况：一是脉位在皮肤（浮域），称其浮；二是脉位在筋骨（沉域），称其沉；三是脉位在"骨间"（沉域底区），称其伏。其中，浮者脉位偏高，沉者脉位偏低，伏者脉位更低。骨间是指腕后桡骨之凹偏内侧间，凹如浅匙，乃脉之伏隐处。

②参"脉脊"论浮、沉、伏

脉脊好比人的头顶，故而参脉脊论"浮、沉、伏"当有三种情况：一是轻取脉见于皮毛，即脉脊上顶于皮肤，称其浮（如人跷立）；二是轻取不见脉象，重取时脉始见于筋骨，称其沉（如人俯身或下蹲）；三是轻取不见脉象，重取时脉始见于骨间，称其伏（如人卧倒）。诊脉指力由轻到重，当指下始有脉象反映时指目所触觉到的脉体部位便是脉脊。

（2）【体质】

<体质纲>中的要素：脉力（有力为实，无力为虚），柔和度（柔和

——柔软有弹性，不柔和——偏软少弹性或偏硬）。

①'脉力'

脉力是指脉气鼓动脉囊的能力，也是脉内气体的动力情况在脉管上的一种传递反映（气以动显）。脉力的大小主要表现在势上：气盛则势盛，势盛者力大；气衰则势衰，势衰者力小。势指脉内气体物质对脉囊的鼓动所产生的振势，也是脉内气体的一种质态反映。

＊同其它事物一样，脉力也可以用"质和量"来衡量：量是指脉力的大小，质是指脉力的柔和度。

A. 脉力的大小可以直接表现在势上：势强者力大，为实；势弱者力小，为虚。脉实者，柔和度高者为正气足，柔和度低者为邪气重。脉虚者，为正气不足。

B. 脉力的柔和度也可以表现在形上：血液的纯度高者形柔和，脉力的柔和度就高；血液的纯度低者形不柔和，脉力的柔和度就低。

②'柔和度'

柔和度是指脉体的柔和程度，主要表现在形上，也能表现在势上。形指血液对脉囊的填充所产生的充形（血以形显），也是脉内物质的一种质态反映。血实则形实（质态），血虚则形虚。脉内物质＝脉质＋病质＋其它（无病之人病质为零，其它也包括药物）。

＊同其它事物一样，血液也可以用"质和量"来衡量：量是指血液的多少，质是指血液的纯度。

A. 血液的多少可以直接表现在形上：血多者形实，血少者形虚。

B. 血液的纯度也可直接表现在形上：血液的纯度高者形柔和，脉体的柔和度就高；血液的纯度低者形不柔和，脉体的柔和度就低。

注：①质态是指脉内物质情况的内在表现，是要通过对脉体活动的勘查、分析及推理才能察觉到的一种形势反映（气之势，血之形）。②脉质是指包括气血在内的由人体生化的人体生命活动所必需的脉内物质，有气体也有液体，气体是脉力的发动物质，液体是脉形的充荣物质，尤指血液。③病质是对体内病气及邪气的统称，通常有三种形态，即气态、液态和固态。

（3）【形态】

我们通常所说的形态是指物体的外部形状，是通过视觉就可以看到的东西。由于脉体隐居在六部之中，因此我们无法用肉眼来观察它；然而由于脉体是一个能动能变的有机体，因此我们可以用触觉来感觉它。于是古人便将指端用于诊脉的特殊部位称作指目，这就象盲人触摸物体一样。所以我们现在所说的脉体形态，不仅是指与脉体的外部形状相联系的"粗细、长短、厚薄、宽窄、曲直、凹凸"等，还指与脉体的外部形态或内部质态相联系的"紧、松、弛，滑、润、涩"等。

<形态纲>中的要素：长短（脉脊）[①]、粗细[②]（脉体）、厚薄[③]（脉囊）、滑润涩[④]（脉囊——外部形态，脉质——内部质态）、紧松弛[⑤]（脉囊）。

注："滑、润、涩"，诊脉时都可能存在两种情况：一是感觉它们是从脉体的表面发射出来的，这种情况代表的是脉体的形态（脉囊）；一是感觉它们是从脉体的内部发射出来的，这种情况代表的是脉体的质态（脉内物质）。为了便于区别，我们通常都要为其加个注，比如"滑（脉囊），润（质态）"。

①长短（脉脊）：脉脊犹如房脊，是指脉体最顶部凸起的部位。诊单部脉时，脉脊偏长者谓之长（象素），脉脊偏短者谓之短（象素）。

②粗细（脉体）：诊单部脉时，脉体粗者谓之粗，脉体细者谓之细。古时粗也称大，细也称小。

③薄厚（脉囊）：诊脉时指感脉管薄者谓之薄，指感脉管厚者谓之厚，薄厚与脉体的体质及脉内的物质情况有关，脉管也称脉囊。

④滑润涩（质态）：诊脉时指感光滑或如同珠子从指下走过，谓之滑；指感湿润，谓之润；指感涩滞或如刀子刮竹之状，谓之涩。

⑤紧松弛（脉囊）：诊脉时，指感脉囊如绳之紧绷谓之紧；指感脉囊不紧而软谓之松，松者不紧；指感脉囊松而不鼓谓之弛，弛者不能伸。

（4）【动态】

<动态纲>中的要素：脉速（快——数、疾，慢——缓、迟），脉律（代、促、结），行态（姿态及精神——挺、摆、抖、慌、茶）。

动态是指运动的物体在一定的时间或空间里所表现出的运行状态，为了能让读者意会性地了解动态的内涵，我们先做一个实验：要求用三分钟的时间来观察某人的行走动态，并做出一份简要的分析报告。

1. 观测：某人在三分钟里一共行走了120步（方向向前）：第1步至第

48 步，其步态稳健，所用时间是 1 分零 2 秒；第 39 步开始，脚步放缓，而且身子不稳，当迈完第 96 步时，时间恰好是 2 分零 30 秒；稍停，5 秒钟后继续行走，步态平稳，到 3 分钟时，恰巧走完第 120 步。

2. 总评：

（1）行速——平均速度，每分钟 40 步；

（2）行律——时快时慢，有休止；

（3）行迹——足迹连线，近似直线；

（4）行态——步态稳健、步态平稳、身子不稳，均指行态。

诊脉时我们的指下都会有这样的一种感觉，似乎有一个形体在指下"不停地走"（从 A 处走到 B 处，复从 A 处走到 B 处……），这种类似重复的影像反映为我们详细地观察脉体的动象提供了机会。而且，从人的行走动态中我们还可以相似地了解到脉体的动态结构，从而类比性地推出脉率、脉律、脉迹及行态等结构因素。

A.'脉率'

脉率又称脉速，是指每分钟脉体搏动的次数，是衡量气血运行快慢的重要依据。平人的脉速，成人通常是 75～85 次/分钟，但因季节或天气的不同也可能稍多或稍少一点。有了这个参比基数，与其它脉象进行比较便有以下两类情况：

①脉速快者：脉速较快者 100～110 次/分钟，称之"数"；脉速更快者 120～145 次/分钟，称之"疾"。

②脉速慢者：脉速较慢者 60～70 次/分钟，称之"缓"；脉速更慢者 45～55 次/分钟，称之"迟"。

按：拟定成人平脉之脉速为 75～85（次/分钟），规定数脉之脉速为 100～110（次/分钟）。细心的读者会发现，脉速为"75～85"的上限值 85 与数脉的下限值 100 之间有一个区数段"86～99"。这个数段的脉动次数既不属于我们所拟定的平脉，也不属于我们所规定的数脉，于是我们就将 86～99 次/分钟的脉动次数统称为过度次数。

过度次数就象两间房子之间的墙壁一样，并没有一定的所属关系，但在诊脉推病中却有很高的参比价值。比如，临床中诊得了 95 次/分的脉，如果脉体的位置、体质、形态等都接近正常，推病时我们就往平脉那边靠一靠；如果脉体的位置、体质、形态等都不是很正常，推病时我们就要往病脉那边

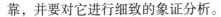

靠，并要对它进行细致的象证分析。

B. '脉律'

脉律是指脉体的搏动节律，分"有休止和无休止"两大类。脉有休止者是指脉动不足 50 次就休止一次，有三种情况：一是脉动一定次数后休止一次，休止的时间长短有规律，称之"代"；二是脉速快（数或疾），脉动不定次数后休止一次，休止的时间长短无规律，称之"促"；三是脉速慢（缓或迟），也是脉动不定次数后休止一次，休止也无规律，称之"结"。脉无休止者是指脉动超过 50 次才休止一次，而且休止的时间较短。

C. '脉迹'

脉迹是指气血运行时通过脉管反映在指目上的运行足迹，是气血运行状况的迹象标记，也是我们进行脉象分析的重要依据。受现代科技的支持，脉迹也可以影像的形式显示在银屏上，在物理学中称之为脉波。

D. '行态'

行态是指不能用脉速和脉律来表述的与脉体的行为相关的一切动态，包括脉体的行动姿态和精神面貌。诸如，脉体在搏动中表现出来的"搏、鼓、挺、喘、抖"等，以及气血在运行过程中表现出来的"慌、苶、蔫"等，均在行态的论述范畴。

第四节　脉证分析

脉证分析也称象证分析（脉指脉象，象指脉象、象素，证指病证），是中医分析和论证象证关系的全过程，读者可以从中收集到很多与脉证关系有关联的数据，如"浮缓风湿，浮芤失血"（《医宗必读》）。由于这些数据都是古人留下的，因而称其为"传统数据"。

脉象是联系病因和病证的中间环节，是中医辨证中的一座信息桥梁。这座桥梁的建设所需要的脉证数据，很多都需要我们自己日积月累地收集和整理。由于我们正处在学习阶段，因而不论是脉证分析还是诊脉推病，我们都要知道什么是平脉（无病脉象），什么是病脉，什么脉象可能联系什么病因和病证（脉证联系），等等。

一、平脉病脉

脉象大体分三类，一是平脉、二是病脉、三是危脉和死脉（包括垂死脉、死脉、真脏脉、怪脉等）。有根、有神之脉是平脉，有根、少神之脉是病脉，无根、无神之脉是危脉；人将死而脉在动，是生息已绝，故为垂死脉。是而诊脉，必须先看脉之根和脉之神。

（一）平脉

从＜脉体四纲理论＞上讲，平脉当具如下特点：

＜位置纲＞中的象素：心肺脉浮，肝肾脉沉，脾脉不浮不沉（脾为中州，居心肺与肝肾之间，故不浮不沉）。

＜体质纲＞中的象素：脉力柔和不弱，质态充适不过，柔和度高（质态柔和，形柔软而有弹性）。

＜形态纲＞中的象素：不滑不涩（脉囊、质态），不长不短（脉脊），不粗不细（脉体），不薄不厚（脉囊）。

＜动态纲＞中的象素：脉速均衡（不快不慢），脉律舒展（脉动50次而无一止），脉迹整齐，行态矫健（脉行稳健、脉迹清晰）。

注：平脉，有根（沉候六部均有根），有神（质态柔和，脉行从容和缓）。

①脉之"根"有两说：一说沉候为根（单诊一部，沉候乃三候之根），盖沉候阴候血，血乃气之根，阴乃阳之根，故曰诸浮脉无根者死；一说尺脉为根（三部同诊，尺乃三部之根），盖两尺候两肾，肾乃先天之本、五脏之根，内舍真阴真阳，故曰肾气竭绝者死。

②脉"有神"有两指：一指质态柔和（胃气之神），二指从容和缓（动态之神）。但脉之有神是以胃气充和为先决条件，故胃气充和即有神，胃气不足即少神，胃气尽无即无神。诊脉中取至肌肉，若脉象和缓便是胃气（经曰"谷气来也，徐而和"）。

③从容和缓：平人之脉，脉速均衡（不快不慢），脉律舒展（五十动而无一代），行态矫健（脉行稳健、脉迹清晰）。我们通常所说的"从容和缓"，就是对"脉速均衡、脉律舒展、行态矫健"的综合描述。

（二）病脉

病脉有根，但是少神（少柔和、少和缓、少胃气）。病脉有两类，一类是脉中有病质，另一类是脉中无病质。有病质之脉，大致有两种情况：一是脉见虚而挟有邪气，称其"虚中夹实"（实指病气）；二是脉见盈而有力，但柔和度低，也就是定义中的实脉，称其"邪气有余"。无病质之脉，因其正气少而称虚，虚甚则为衰（参虚纲脉解）。

（三）危脉

危脉者，根气将绝，神气将尽。故神气复来者生，神气尽去者死。

（四）死脉

死脉者，无根无神或无胃气。脉无胃气，犹如鱼儿无水，《内经》称其真脏。真脏脉象，即肝脉独弦、心脉独钩、脾脉独代、肺脉独毛、肾脉独石。

（五）其它

诊脉除了考虑"根、气（胃气）、神"外，还要将时气、环境、天气、禀赋、交通、饮食、情志等因素都考虑进去。比如季节不同，脉体的形态、脉速都会有差异等。

（1）随变之脉

随变之脉是指由随变因素引起的一些随机变化的脉象，随变因素包括天气变化、情绪变化、室温变化，外界刺激、心理活动、身体活动，劳动、锻炼、饮食、饮酒等。诸如，

例举1：喜则脉散（一曰脉缓），怒则脉激（一曰脉促），忧则脉涩（忧则气滞，脉沉而涩），思则脉结（思则气凝，脉短而结），悲则脉缩（一曰脉结，一曰脉紧），惊则脉动（一曰脉颤），恐则脉乱（一曰脉沉）。

例举2：常人做运动时，脉会变得洪数；饮酒之后，脉会变得数大；用餐之后，脉会变得洪缓；喜悦之时，脉会变得徐缓；心中惊悸，脉多结代；心中恐怖，脉多沉乱；心中羞愧，脉必慌乱。

例举3：四时之脉，春弦（一曰长）、夏钩（一曰洪）、秋毛（一曰

浮）、冬石（一曰沉），也属于随变之脉。

（2）禀赋之脉

禀赋之脉是指与人的天资、体质、气质、性情等相关联的一些脉象。诸如，

例举1（血气方面）：血气盛则脉盛，血气衰则脉衰；血气热则脉数，血气寒则脉迟；血气微则脉弱，血气平则脉和。

例举2（体态方面）：胖人脉沉（胖人形质厚），瘦人脉浮（瘦人形质薄）。

例举3（形质方面）：肉坚实者脉多实，肉松软者脉多虚；皮肤绷急者脉多紧，皮肤松弛者脉多缓（缓即软）。

例举4（气质方面）：趾高气扬者脉多浮，镇静沉着者脉多沉。

例举5（性别方面）：男子寸强尺弱（男子阳气盛），女子寸弱尺强（女子阴气盛）。

（3）方宜之脉

中原地带四季分明，春风（春温）、夏暑（夏热）、秋燥（秋凉）、冬寒，形成了"春弦、夏洪、秋毛、冬石"这一岁岁不变的脉象规律。地球上还有很多地方，一年四季气候的变化都不明显，那儿的居民一年四季的脉象变化也不是很大，于是出现了常年不变的一些脉象，古人称其方宜脉。比如贵州的六盘水，年平均气温还不到20℃，因而被誉为凉都，那里的居民脉象常年基本不变（沉劲而浮缓）。再如，

例举1：四季如春的地带，气候温和，其居民脉象多缓。

例举2：四季如夏的地带，气候炎热，故其居民脉象多洪（一云大，一云软）。

例举3：四季如秋的地带，气候凉爽，故其居民脉象多劲（沉紧有力）；

例举4：四季如冬的地带，气候寒冷，故其居民脉象多沉。

例举5：常年气候湿润的地带，其居民脉象软缓（缓指行态）；常年居住在污泽地带的居民，其脉象也都软缓"。

（3）奇异之脉

奇异之脉指生来就与平常脉不同的脉，一云所诊之人的脉布部位与常人不同，如反关脉；一云所诊之人的脉象与常人不同，如六阴脉、六阳脉。有些人生来六部脉就细小同等，古人称其六阴脉；有些人生来六部脉就洪大同

等，古人称其六阳脉。因先天的桡动脉走行异常而使寸口移居臂后者为反关脉，反关脉的三部定位与寸口脉同。

二、象素提取

书中的象素，大体有两类：一类是已知象素，一类是隐蔽象素。已知象素是指书中所明示的象素，比如脉象"沉实而滑"中的沉、实、滑。隐蔽象素是指书中所未明示的象素，但从脉证关系中又可以推出的象素。比如"沉实热极"（《四言举要》），它的隐蔽象素是"大"（形态）。

从＜脉体四纲理论＞上讲，每个脉象都蕴含了四纲中"每一个纲"中的某一个或几个象素。但是从前面的例举中不难发现，古医书中的脉证关系大多都存在着"缺纲现象"。这就可能导致因果错位或因果模糊，从而出现了"一脉多证"的情况。其实"一脉"并非是指象素完全相同的一脉，是因其已知象素相同而权作"一脉"，又因其隐蔽象素不同而分主"多证"。

在脉证分析中，有些时候我们要往已知的脉象中填加一个或几个象素，这样会使原来的脉证关系更清晰。我们称被填进去的象素为所填象素，所填象素的出现又使一些隐蔽象素明示化了。比如（＝＝，表示推理），

＊沉而实，热极（《医宗必读》），内有积聚（《脉学阐微》）。

＊沉、实（已知象素）＋大（所填象素）＋挺——挺挺然（所填象素）＝＝热极（已知病证）

＊沉、实（已知象素）＋缓——脉行不振、如负重、缓慢（所填象素）＝＝内有积聚（已知病证）

按：别的书在讲解脉象的时候都要谈主脉和兼脉，意思是说脉象是由主脉和兼脉构成的。我们把象素定义为"象素是脉象的结构要素，也是脉象的组合元素"，就已经考虑到这一点了。一个脉象好比是一张相片，如果说相片里有很多人或物都可以，但如果说相片里还有相片就有些乱了。因而不论别的书中怎么说，我们都要把脉象的组合部分称作象素。象素有大有小，大的象素中可能还有象素，我们就称其为子象素。

子象素是指蕴藏在象素中的最小象素，是脉象的组合元素。比如"浮而促，怒气伤肝"（《诊家枢要》），如果我们将"浮而促"看成是一种脉象，那么"浮、促"则都可以看成是象素；促（象素），指"脉来疾数（数指脉速快），一止复动"，它的子象素便是"数和止"。

三、脉证分析

在第二章的"第二节"中，有一项内容叫"诊脉推病"，讲的是如何为患者诊脉推病，接触的都是一些模拟化的诊测数据。下面的内容叫"脉证分析"（脉指脉象，证指病征），讲的是如何引导读者学习、论证和吸取古人的脉诊经验，接触的都是书中的一些传统数据。诊测数据是指从诊脉中获取的信息数据，也叫临床数据。传统数据是指书中的经验数据，也叫理论数据。诸如（理论数据），

* 浮而数，表热（《濒湖脉学》），风热（《景岳全书》）。

- ＜位置纲＞中的象素：浮（脉见于皮毛）
- ＜体质纲＞中的象素：—（"—"表示不能确定或因脉而定）
- ＜形态纲＞中的象素：大（隐蔽象素）
- ＜动态纲＞中的象素：数（兼"慌"者为风，兼"鼓"者为热）

<u>脉解</u>（象素分析及推理）：浮为病在表、为风、为热，数为热。故"浮而数"，为表热，为风热，其脉大（隐蔽象素）。浮而大（脉象），兼慌者风，兼鼓者热（慌、鼓，行态）。

* 沉而细，少气，臂不能举（《三因方》），气虚血少（《寸口诊法》）。

- ＜位置纲＞中的象素：沉（已知象素）
- ＜体质纲＞中的象素：虚（隐蔽象素）
- ＜形态纲＞中的象素：细（已知象素）
- ＜动态纲＞中的象素：×（"×"表示缺少或不论）

<u>脉解</u>（象素分析及推理）：沉为脉内重力较升力大，细为气血皆少。故脉"沉而细"，为少气，为气虚血少。若病在身形，则为肌肉萎缩无力之象，故曰"臂不能举"。风寒湿三气杂至合而为痹，风能散气（风开玄府而散卫气，使表卫不固而自汗盗汗，导致津气大伤，以致气之升出无力，故脉沉细），寒伤气（寒伤气，使诸气凝聚，营气泣落，势弱脉收，故脉沉细），湿伤气血津液（湿伤气则气凝滞，湿伤血则血粘滞，湿伤津液则生痰浊，故脉沉细），故痹湿之脉久病多沉细。

附：本章框架图（寸口诊法）

寸口三部〔寸口释解（中医诊脉推病的奇特部位），三部九候（三部即寸关尺，三部共有九候）〕

寸口秘要 ⎰ 脉会寸口（寸口好比一家很大的"驿站"，寸口是人体特有的"窥测器"）
　　　　 ⎱ 寸口配属（六部配属脏腑经脉，六部配属人体三部）
　　　　 　 综合运用（部配脏腑经脉法与三部九候法结合推病）

四纲理论〔概说（脉体四纲理论），内容〔象素脉象（象素、脉象），四纲结构（位置、体质、形态、动态）〕〕

脉证分析 ⎰ 平脉病脉（平脉、病脉、危脉、死脉、其它）
　　　　 ⎱ 象素提取（已知象素、隐蔽象素、一脉多证）
　　　　 　 脉证分析（浮而数，表热…；沉而细，少气…）

本章阅读指导

本章创新理论

第二章的重点内容分布在第一节和第二节，主要讲解脏平脉、脏病脉的脉象特点及相关规律，层面清晰，条理性强。这一章是以《内经》中的相关论述为核心内容，作者有原则地引用了一些古典文献，论述有根有据，既取百家之长又能推陈出新，富有创意地推出了脏平脉和脏病脉的"脉象通式"，这也是建国以来首次将脉象分析公式化的理论。

*平人脉气 = 胃气（胃气充实）+ 脏气（脏气适中）+ 时气（时气适度）

*脏平脉象 = 胃气充和之象 -+- 脏气祥和胃气之象 -+- 时气见脉之象

*病人脉气 = 胃气（胃气失充）+ 脏气（脏气失中）+ 时气 + 病气 + 其它（指药物气味等）

*脏病脉象 = 胃气失充之象 -+- 脏气失中之象 -+- 时气及病气映脉之象 -+- 它气映脉之象

掌握了脉象通式就等于拿到了一把打开门锁的金钥匙，这对初学者来说可是一份不小的惊喜。本书作者对脏平脉和脏病脉的讲解都是以《内经》中的论述为基准，条目清晰，细腻而不繁琐，其细腻性也是很多脉书所没有的……

第二章 五脏脉论

五脏脉分三类，一是平脉（脏平脉）、二是病脉（脏病脉）、三是危脉和死脉（脏死脉）。平脉有根、有神（质态柔和，从容和缓），死脉无根、无神；病脉有根、少神（少柔和，少从容，少和缓）。危脉，根气将绝，神气将无，故神气复来者生，神气尽无者死。是而诊脉必须侧重察"根、神"，呼吸在但脉却无根、无神者是垂死脉；有根者，不是平脉就是病脉。平脉者胃气充和，正气足，谓之有神：病脉者胃气少，或有邪气入脉中，谓之少神。

由于脉象受随变因素的影响较大，因而诊脉一定要将"地域、环境、节气、天气、禀赋、交通、饮食、情绪、职业"等因素都考虑进去。初学者最好能利用＜脉体四纲理论＞诊脉，并结合脉象通式推病。滑寿曰"凡诊脉，须要先识时脉、胃脉与腑脏平脉，然后及于病脉。时脉，谓春三月六部中俱带弦，夏三月俱带洪，秋三月俱带浮，冬三月俱带沉。胃脉，谓中按得之脉和缓。"（《诊家枢要》）

第一节 脏平脉

一、脏象

1. 脉气

中医言"气"都是在强调物质的功能或作用，不要误以为都是气体。"气"不仅是指物质，也是指物质的功能或作用。因此，"脉气"也就是对脉内物质及其功能或作用的概括。

（1）从物质的角度讲，脉气就是指脉内物质，它包括脉质和病质（无病之人病质为零）。脉质是指包括气血在内的由人体生化的人体生命活动所必需的脉内物质，有气体也有液体。脉内的病质是对脉内病气及邪气的统称，病质有三种形态，即气态、液态和固态。◎脉内物质＝脉质＋病质＋其它（包括药物）

（2）从物质的功能或作用上讲，脉气是指脉内的胃气和脏气等。胃气乃水谷精微之气，是人体生命活动所必需的营养物质，本书称其养气，能养五脏气。而且人体正气的生化都要以胃气为物质基础，胃气充则正气盛，胃气少则正气衰，这是古人讲解脉象时仅言胃气、脏气而不言营气、卫气、血气的根本原因。

按：从物质的功能或作用上讲，平人的脉气不仅是指胃气和脏气，还有时气。而且，病人的脉气还可能有病气，如果患者已经用药则还会有药物气味等。于是，

◎平人脉气＝胃气（胃气充实）＋脏气（脏气适中）＋时气（时气适度）

◎病人脉气＝胃气（胃气失充）＋脏气（脏气失中）＋时气＋病气＋其它（包括药物气味）

注：①胃气失充是指胃气未能达到充和状态，即胃气少，这种情况的持续必然会导致正气的虚衰。②脏气失中，又称脏气失适，就脏气与胃气的量比而言，是指脏气偏多或偏少。适指适度，不多不少。《太素》中曰"弦是肝脉也，微弦为平和。微弦谓二分胃气、一分弦气，俱动为微弦。三分并是弦而无胃气，为见真脏。余四脏准此。"

2. 时气

平原地带"春风、夏暑、秋燥、冬寒"，四季分明，是而脉气中也会夹带着一些时气。但是时气不宜超过人体可以承受的限度（这个限度是拟定的，故因人而异），超过了这个限度就容易伤人，中医称其外感邪气。因而时气见脉之象，春脉宜微弦、夏脉宜微钩（洪）、秋脉宜微毛、冬脉宜微石，古人称其"时脉"。弦、钩、毛、石，《内经》都有描述。张三锡曰"时脉者，谓春三月俱带弦，夏三月俱带洪，秋三月俱带浮，冬三月俱带沉。脏脉平，胃脉又应四时（胃脉即胃气见脉之象），乃无病者也，反此病矣。"

3. 脏象

在脉学中脏象是指五脏气的脉象特征，即"肝弦、心钩、脾代、肺毛、肾石"（皆是物象），《内经》称其脏形，以区别于脏腑功能中的脏象。《内经》中曰"五脏应象，肝脉弦、心脉钩、脾脉代、肺脉毛、肾脉石，是谓五脏之脉"。

脏象是指脏气映脉之象，它已融合了胃气，故无胃气者是真脏。但是有些脉象，由于邪气见脉之象与脏象相似，因而会使我们误以为这部分脉象也是脏象。其实胃气虚则脏气必弱，因为五脏气都靠胃气来养。所以我们通常所说的"脏象太过"，就已包含了邪气映脉所形成的与脏象相似的那部分脉象。这一解释希望读者能倍加留意，以免影响脉象的意向推理。从四纲理论上讲，脏象也是脉象的结构要素，因而也是象素。

（1）弦（肝之脏象）：弦者（观其体象），似弓弦，特点"直而长"（形态）。

（2）钩（心之脏象）：钩者（观其迹象），似钩子，特点"来盛去衰"（行态），如洪水波浪（后人称"心脉洪"）。

（3）毛（肺之脏象）：毛者（观其动态），似羽毛，特点"轻飘（后人称'肺脉浮'）、羽涩（后人称'肺脉涩'）。"——"轻、飘、涩"者乃气之象也，肺主气，故肺脉有之（肺经气多血少）：轻者虚（体质），飘者浮（位置），涩者脉内气多血少（质态）。

（4）石（肾之脏象）：石者（观其质态），似石子，特点"沉而坚"（沉，位置；坚，质态），后人称"肾脉沉"。

（5）代（脾之脏象）：代通"带"，带指地带（观其形态），脾为中州（土脏），地域宽阔，故喻之带，特点"宽大而厚"（形态）。后人说"脾脉缓"，"缓"随脉有多解：缓在平脉是指行态"从容和缓"，缓在病脉则指脉行不振或迟缓（动态），缓有时也指质软（质态）。"代"也是如此，平脉中的代通带，是指地域宽阔（元·滑寿释之"宽纵"）；病脉中的代则指等待（代通待），是因脏气衰弱、元神不续而等待真气之续接，故代也指休止（经曰"一至独绝谓之代，但代无胃者死"）。

4. 象点

任何一个脉象都包含了"位置、体质、形态、动态"四个方面的因素

（象素），只是在描述脉象时没有说全而已。比如《内经》在讲解脏脉时，讲的是"肝弦、心钩、脾代、肺毛、肾石"，因其结合了物象而称脏形。弦如弓弦，"端直以长"，侧重描述的是脉体的形态；毛如羽毛，"轻虚以浮"，侧重描述的是脉体的体质和动态。

从脉象上讲，弦是肝平脉的结构要素，是一个较大的象素，它有两个子象素"直和长"，因其是脏气映脉之象而称脏象。但是弦的子象素直和长却是肝平脉的组合元素，是脉象中的最小象素。为了使问题清晰化和简单化，或者是讲解中的需要，有时我们会用脉象中的最小象素来指代这一脉象，那么用于指代这一脉象的最小象素就是"象点"。比如"春脉弦"，我们可以说春脉直或春脉长；"夏脉钩"，我们可以说夏脉洪、夏脉大或夏脉数，以及夏脉来盛去衰等；"秋脉毛"，我们可以说秋脉浮或秋脉涩，有时可以说秋脉短（脉脊短）；"冬脉石"，我们可以说冬脉沉或冬脉迟；长夏湿气盛，因而我们可以说长夏脉缓（动态）、长夏脉软（质态）、长夏脉弱（脉力），或长夏脉润（形态之润指脉囊，质态之润指脉质），等等。

二、平脉通式

◎平人脉气（平脉）＝胃气（胃气充实）＋脏气（脏气适中）＋时气（时气适度）

◎平人脉象（脏脉）＝胃气充和之象 -+- 脏气祥和胃气之象 -+- 时气见脉之象（-+-，表示融合）

注：①胃气充实，即胃气充足，不缺少的意思。②脏气适中，是就脏气与胃气的量比而言，为脏气不多也不少。③时气适度，是指时气既存在又没有超出人体可以承受的限度。超过了这个限度，称其"时气太过"，这时时气就会转化为病气而伤人，中医称其外邪。④胃气充和之象，是指胃气在充足且已平和脏气的状态下所表现出来的脉象部分，古人称其胃脉或胃气脉。从四纲理论上讲，胃气充和之象即是质态柔和、行态从容、脉动和缓，称其"有神"。⑤胃气充和脏气之象，又称脏气祥和胃气之象，是指脏气祥和胃气时所表现出来的脉象部分，本书称其脏象，脏气的脉象表现通常在沉域中最明显。⑥时气见脉之象，在四季脉中是指"春脉宜带微弦，夏脉宜带微钩（洪），长夏脉宜带微缓（软），秋脉宜带微毛，冬脉宜带微石"，在季平脉中是指"春脉微弦而和、夏脉微钩而和、秋脉微毛而和、冬脉微石而和、

长夏脉微缓而和"，古人统称其时脉或时气脉。宜指应当，代表着时气适度；微表示程度轻，也指时气的量少（与胃气比）。时气即"春风、夏暑、秋燥、冬寒、夏湿"，时气的脉象表现通常在浮域中最明显（我们可以想象，远方有一只只小舟在广阔无际的海面上向前行驶的景象……）。

从根本上讲，平人脉象当是脏气祥和胃气之象，可以看成是由多个象素组成的复合脉象。人们常说"中医只可意会，不可言传"，意思是说中医理论的意象性强，有些知识不能依赖于师者来讲解，要靠自己去理解和感悟。诸如，前面我们讲的脏象和脏气失中。脏气失中是就脏气与胃气的量比关系而言，为脏气的偏多或偏少，并没有什么量比标准。于是像这样带有意会性的内容，我们还是要靠意象思维和意象记忆来把握，因而临床中的阅历与经验则显得尤为珍贵。

三、平脉分解

五脏平脉又称脏平脉象，是指胃气充和脏气之象，其特点是：

（1）有根有神：平脉"有根"，是指沉候六部均有根；平脉"有神"，是指质态柔和（胃气之神）、脉行从容和缓（动态之神）。

（2）脏象适中：脏脉有形，《内经》称其脏形，本书称其脏象，即"肝弦（肝脉当弦，余仿此）、心钩、脾代、肺毛、肾石"。脏平脉象，脏象适中（脏象无太过，也无不及），即"肝弦而和、心钩而和、脾缓而和（脾善者其气不得见，故言"缓而和"而不言代）、肺毛而和、肾石而和"，这些都融入了胃气充和之特点。

（3）时脉不过：时脉是指时气见脉之象，也称时气映脉之象，即"春弦、夏钩、秋毛、冬石"。时脉不过，也就是"春脉微弦、夏脉微钩、秋脉微毛、冬脉微石、长夏微缓（缓，一云软，经曰"长夏胃微耎弱曰平"）。

（一）肝平脉

古医文1："春胃微弦曰平（弦如弓弦。春季时气见脉，若是风气少胃气足，胃气充和则脉带微弦，故为平）……平肝脉来，耎弱招招（耎同软。招招，悠扬之貌），如揭长竿末梢（长竿，直而长；末梢，柔和而有弹性。喻：脉象"直长而柔和"），曰肝平，春以胃气为本（春季肝木气王，肝气之脏象明显，故春诊肝脉当以胃气是否充和为辨脉之本）。"（《素问·平人

气象论》）

古医文 2："春脉如弦……春脉者肝也，东方风也……故其气来，软弱轻虚而滑（肝气祥和胃气之貌，脉来柔弱和滑，轻虚悠扬而有弹性），端直以长（以，同而），故曰弦。反此者病。"（《素问·玉机真脏论》）

古医文 3："正月、二月、三月，春木旺，肝气当位，其脉弦细如长（如，同而），名曰平脉；微弦长者，胆之平脉（肝胆同部，表里相合，脉气相通，故胆脉之中也当有一些肝气）。反此者，是病脉也。"（《敦煌医粹》）

（1）风气特点

①风性主动：风善开腠理，只要腠理为之开通则无孔不入、无处不到，故而凡是痛在肌肉、筋膜及关节部位的疾病多与风邪有关。风善行而数变，风胜则动，故而凡是具有震颤、抽搐、动摇、晕眩之症状的疾病多与风邪有关。风来起突然，盛时强劲有力，故而凡是突发性的疑难性疾病、危急性疾病及肢体强直反弓类疾病多与风邪有关。风邪善动，游走性强，故而凡是具有游走性的痒、麻、痛类疾病多与风邪有关。

②风性开泄：风为阳邪，善动而数变，故善开腠理，腠理开则阳气泄，汗液随气出。腠理乃皮肤肌肉之纹理缝隙，缝隙虽小但可通行气液，故有"气液之隧道纹理"之称。在外腠理即毛孔，由体表卫气司护，卫气强时风邪难入；弱时风气旋动则腠理开，开则风邪先入皮腠。若藏于皮肤之间，则内不得通而外不得泄，故病"热而闷"；风气入里，腠理大开则气液外泄，故病"洒然寒"。风为阳邪，善伤人体的上部及表部，故而像头痛项强、目冷流泪、头晕目眩、皮肤瘙痒或溃疡等疾病多与风邪有关。

③风易携邪：风善开腠理，乃外感病之先导，且善携它邪致病，为百病之长，故有风寒、风湿、风热、风燥等多种疾病。风邪之伤人多从皮肤腠理入，游走身形，无处不到。如：入肌腠而可散于溪谷分间，入足阳明而可至胃，入足太阳而可行背俞，从五脏六腑之俞而可至脏腑。

（2）春季时脉

①春·风（平原地带），春季各部脉中都带一些风气（故春脉弦），但风气不宜过度，过度则可能转为病气。故春三月脉俱带弦（风气见脉则弦），但弦象不宜太过，太过则是外感风邪之象，故经曰"病在外"。

②春季时气在脉（春风），故"心、肺、脾、肾"等诸脉俱带弦，但以

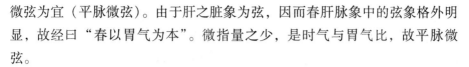

微弦为宜（平脉微弦）。由于肝之脏象为弦，因而春肝脉象中的弦象格外明显，故经曰"春以胃气为本"。微指量之少，是时气与胃气比，故平脉微弦。

（3）春季肝脉

春·肝脉弦（平原地带），弦是肝气见脉之象和春季风气见脉之象的复合。春季肝气当位，肝之脏象明显，故春季诊肝脉时须以胃气为本，质态柔和、脉行从容和缓者是平脉，反此者病脉。平肝脉象，胃气之象也会受到节气的影响。比如初春时节寒气较重，故与春季中的其他节气相比，初春的脉象要偏沉、偏紧、偏细一些，故诊春脉时须考虑寒气。

寒气乃春之母气，因而初春时节天气较冷，与同季的其它节气相比，脉会偏沉；暑气乃春之子气，因而春末时节天气较暖，与同季的其它节气相比，脉会偏大（《类经》中曰"春之暖者，乃夏暑之渐也"）。经曰"春不沉，夏不弦，冬不涩，秋不数，是谓四塞"（《素问·至真要大论篇》），春季全无冬气，即春之母气早绝，乃子幼无母，非春季之常气。

（4）肝平脉解

◎肝平脉象 = 胃气充和之象 -+- 肝气祥和胃气之象 -+- 时气见脉之象。诸如，

＊春·肝平脉象 = 有神之象 -+- 肝气见脉之象（弦） -+- 风气见脉之象（微弦）。

＊夏·肝平脉象 = 有神之象 -+- 肝气见脉之象（弦） -+- 暑气见脉之象（微洪）。

··················

注：①胃气充和之象，从质态上看是指"质态柔和"，从动态上看是指"行态从容、脉动和缓"，古人将其概括为"有神"。但胃气见脉也应四时，即四季当中胃气都会受到时气的影响，故对"胃气充和之象"的描述也要将节气变化考虑进去。②肝气祥和胃气之象，也称胃气充和肝气之象，主要表现在胃气和肝气上。由于此肝气已得胃气之充和，故而此肝气的脏象表现不仅不十分的浓洌，还融合了胃气充和之特点（经曰"软弱轻虚而滑"）。并且由于是候肝气，因而春季肝平脉的脏气表现当在沉域中最明显。③春季风气见脉之象，在平脉中是指"微弦"，它也融合了胃气充和之特点。微是说风气的量少，是相对胃气而言。而且由于是候春季时气，因而春季肝平脉

的时气表现当在浮域中最明显。

＊从＜脉体四纲理论＞上讲，春季·肝平脉象的结构象素是：

A. 胃气充和之象——质态柔和、行态从容、脉动和缓

Aa. "质态柔和"，说明脉质和脉力的柔和度都很高，不论脉力如何指下都有一种"舒舒然"的感觉。由于初春时节天气较冷，因而指下也会有一种"略紧、似乎很有弹性"的感觉。当指目恰好切到脉脊时（初春），指下便会出现"弦细而长"的物象反映。

春季是一个"从寒转温"的季节（平原地带），在这90天中脉体的粗细变化较大，因而《内经》在描述春季肝平脉象时仅说"端直以长"而不谈粗细。初春时节寒气较重，脉体要偏细一些，因而有些书说春季肝平脉象"弦细而长"；可是到了谷雨，脉体就会变得偏粗一些。再比如到了夏季，肝脉会随着季节的变化不仅脉形变得更粗一些，还会带有洪象（春风、夏暑，故夏脉洪数）。

Ab. "行态从容"，说明脉行矫健，稳健度高，不论脉速如何指下都有一种"悠悠扬扬"的感觉。

Ac. "脉动和缓"，说明脉律舒展（脉动50次而无一止），脉速均衡（脉迹整齐，没有忽快忽慢的情况），不快不慢（脉速随季）。春季脉速，成人通常是68~75次/分，也有稍快或稍慢一点的。

B. 肝气祥和胃气之象——弦而柔和（弦如弓弦之"端直以长"），参"古医文1.2"。

Ba. "软弱轻虚而滑，端直以长"：软为质软，弱为势弱，轻虚为欣欣然、悠扬之貌，滑为精气映脉之象（经曰"脉弱以滑是有胃气"）。端直以长，乃肝气映脉之象（脏象）。肝乃将军之官，故肝气之来以轻虚悠扬者为平（气强则怒）。

Bb. "耎弱招招，如揭长竿末梢"：耎，质软；弱，势弱。招招（迢迢），肝气悠扬而来。如揭长竿末梢，喻义：弦长而和，形有弹性（弦如弓弦，和为和缓）。

C. 春风见脉之象——春季风气见脉，故诸脉俱带弦，平脉带微弦（微弦而和）。带，指附带；微修饰弦，指程度轻，也指脉中风气的量微少（与胃气比）。

Ca. 春季时脉宜"微弦"，诸平脉皆宜"微弦而和"（宜指应当，代表

着时气适度）。倘若春季风气偏盛又很温和，则各部脉的脉脊也会上浮，故而有些书云"春夏脉浮，秋冬脉沉"。

Cb. 古代时春季天冷，初春时节寒气重，故各部脉都会偏细、偏沉、偏紧一些，于是古医书中有肝脉"弦细而长"或"沉而弦长"的记载。可是现代人口密集，随气排热量大，据说是大气臭氧层被破坏的缘故，气候转暖。加之居住条件好，饮食的热量也高，还有化肥农药等因素，因而现代人的春季脉象与古代人的同季脉象相比会有很多不同。

（二）心平脉

古医文1："夏胃微钩曰平（钩如钩子。夏季时气见脉，若是暑气少胃气足，胃气充和则脉带微钩，故为平）……长夏胃微㬉弱曰平（长夏湿热，脉囊舒张，形大囊薄，故诸脉要比同季其它时期稍微软弱一些。㬉，同软）……平心脉来，累累如连珠（脉来如成串的珠子接连不断地从指下走过，喻：脉象"数而滑"），如循琅玕（琅玕指象珠子一样的美石。脉来如循摸琅玕，琅玕从指下滚过之象是宽阔圆滑，喻：脉象"大而滑"），曰心平，夏以胃气为本（夏季心火王，心气之脏象明显，故夏诊心脉当以胃气是否充和为辨脉之本）。"（《素问·平人气象论》）

古医文2："夏脉如钩……夏脉者心也，南方火也……故其气来，来盛去衰（心气祥和胃气之貌，脉来势盛去势衰，如洪水波浪，迹象如钩），故曰钩。反此者病。"（《素问·玉机真脏论》）

古医文3："四月、五月、六月，夏火旺，心气当位，其脉洪大如散（如，而），名曰平脉；微洪散者，小肠之平脉（心小肠同部，表里相合，脉气相通，故小肠脉中也当有一些心气）。反此者，是病脉也。"（《敦煌医粹》）

（1）暑气特点

①暑性炎热：夏季暑气重，天气炎热（故脉数）。暑气即夏季火热之气，夏季雨水多，热能使水分蒸发，因而空气中的湿气较重。于是暑邪致病，大多都表现出阳热症候，有的还表现出湿热症候。

②暑性升散：暑为阳邪，气象如火，动则气升而散。暑乃夏热之邪，常夹湿气为病。暑可使皮肤松缓，热蒸湿动则腠理开，开则气泄而多汗。暑易耗气伤津，伤津不止则必煎熬血液。

③暑易夹湿：暑季常多雨潮湿，故暑易夹湿（故脉缓）。暑为热邪，暑气盛则动，气动则生风，于是暑气也能开腠理。暑易夹湿，是因暑季常有湿气而夹湿。

④长夏湿盛：长夏是指农历六月，是夏季最炎热的月份，大暑节气就在其中。长夏也是夏季湿气最盛的月份，这个时期暑气必夹杂着湿气，称之"湿热"。故暑伤分则湿也伤气，二气胶黏，同能黏血腐血。"湿性黏滞"，湿邪单独致病具有滞气黏血之特点，但与暑邪一同致病却能腐败津血，而且湿热上蒸还能引发脑膜疾病，这是暑湿致病的一大特点。暑湿能开腠理，故其致病路径与风邪相似，也能外伤身形，内伤脏腑。

（2）夏季时脉

①夏·暑（平原地带），夏季各部脉中都带一些暑气（故夏脉数），但暑气不宜过度，过度则可能转为病气。故夏三月脉俱带钩（暑热见脉则钩，夹湿则带缓），但钩象不宜太过，太过则是外感暑邪之象，故经曰"病在外"。

②夏季时气在脉（夏暑），故"肺、肝、脾、肾"等诸脉俱带钩，但以微钩为宜（平脉微钩）。由于心之脏象为钩，因而夏心脉象中的钩象格外明显，故经曰"夏以胃气为本"。微指量微少，是时气与胃气比，故平脉微钩。

（3）夏季心脉

夏·心脉钩（平原地带），钩是心气见脉之象和夏季热气见脉之象的复合，现代多称"洪"。心之脏象为洪，夏季心气当位，故夏季诊心脉时须以胃气为本，质态柔和、脉行从容和缓者是平脉，反此者病脉。平心脉象，胃气之象也会受到时气的影响，天气越热脉象就越洪，脉搏也越快（脉数）。初夏时节天气并不是特别热，因而心平脉也不是特别的洪，但脉中当因伏有风气而带一点弦；到了暑期空气中的湿度变大，因而脉象便会带濡（濡，软而湿润）。

（4）心平脉解

◎心平脉象 = 胃气充和之象 -+- 心气祥和胃气之象 -+- 时气见脉之象。诸如，

*春·心平脉象 = 有神之象 -+- 心气见脉之象（洪）-+- 风气见脉之象（微弦）。

＊夏·心平脉象＝有神之象 －＋－ 心气见脉之象（洪） －＋－ 暑气见脉之象（微洪）。

················

注：①胃气充和之象，参"肝平脉象"。②心气祥和胃气之象，也称胃气充和心气之象，主要表现在胃气和心气上。由于此心气已得胃气之充和，故而此心气的脏象表现必融合了胃气充和之特点（经曰"如循琅玕"）。并且由于是候心气，因而夏季心平脉的脏气表现在浮域中也很明显。③夏季暑热见脉之象，在平脉中是指"微洪"，它也融合了胃气充和之特点。微是说暑气的量少，是相对胃气而言。而且由于是候夏季时气，因而夏季心平脉的时气表现在浮域中最明显。

＊从＜脉体四纲理论＞上讲，夏季·心平脉象的结构象素是：

A. 胃气充和之象——质态柔和、行态从容、脉动和缓

Aa. "质态柔和"，说明脉质、脉力的柔和度相对都很高。夏季是一个"从热转为炎热"的季节（平原地带），在这90天中脉体会从较粗变得粗大，不仅脉动的次数增多（脉数），而且脉囊也变得格外的柔软。脉象会因热气上蒸而见浮散（浮，脉脊偏上），但散而不乱，沉候有根。

由于初夏时节天气并不是特别热，而且空气中的湿度也不大，因而很多书中对夏季心平脉的描述都是"浮而洪散"；到了夏至天气开始变得炎热，脉体也会随其变得粗大一些（脉大），因而有些书中便说"洪大如散"。可是到了长夏空气中的湿度明显增大，因而脉象带濡（濡为象素，软而湿润）。

Ab. "行态从容"，说明脉行矫健，稳健度较高。夏热脉动的次数高，但脉不慌乱，不失稳健，因而指下会有一种"众势宏大、悠扬向前"的感觉。

Ac. "脉动和缓"，说明脉律舒展（脉动50次而无一止），脉速均衡（脉迹整齐，没有忽快忽慢的情况）。脉行虽快，但步伐稳健一致。夏季脉速，成人通常是85～105次/分，也有稍快或稍慢一点的。

B. 心气祥和胃气之象——浮洪而散（洪如洪水之"来盛去衰"），参"古医文1.2"。

Ba. "来盛去衰"：自骨肉之分而出于皮肤之际，谓之来（气之升）；自皮肤之际而还于骨肉之分，谓之去（气之降）。喻：脉来势盛，脉去势衰，

如洪水波浪。

Bb. "累累如连珠,如循琅玕":累累,即连续不断;琅玕,即象珠子一样的美石。累累如连珠,喻脉象数而滑;如循琅玕,喻脉象大而滑。

C. 暑气见脉之象——夏季暑气见脉(脉数),故诸脉俱带洪,平脉带微洪(微洪而和)。带,指附带;微修饰洪,指程度轻,也指脉中暑气的量少(与胃气比)。

Ca. 夏季时脉宜"微洪",诸平脉皆宜"微洪而和"(宜指应当,代表着时气适度)。夏季暑热,诸脉的脉体偏大偏粗,脉脊会上浮,故夏季心脉"浮大而洪"。但长夏湿热(时气),脉囊舒张,形大囊薄,质象也有些软弱(质软力弱),故经曰"长夏胃微耎弱曰平"。

Cb. 古代地野宽阔,居住分散,简陋民房多而规划型建筑物甚少,设想那个时代的暑气并不比现代重,再加上饮食、劳逸等的因素,因而现代人的夏季脉象与古人的同季脉象相比也会有很多不同。古代人生活层次差距大,饮食情况由阶级层次决定,富贵之人多食鱼肉,贫贱之人多食野菜五谷,因而古代中医根据脉象就能推出来者的阶级层次。现代人生活条件好,每天吃的食物不仅能量高、热量也高,加之饮食不节,因而即便是古代的富贵病也经常出现在现代百姓的身上。

(三)肺平脉

古医文1:"秋胃微毛曰平(毛如羽毛。秋季时气见脉,若是燥气少胃气足,胃气充和则脉带微毛,故为平)……平肺脉来,厌厌聂聂(厌厌,不情愿不爽利的样子;聂聂,行动轻缓的样子。聂,同蹑。喻:脉行"轻虚而缓"),如落榆荚(榆荚,即榆树荚。喻:脉象"轻飘而浮"),曰肺平,秋以胃气为本(夏季肺金当令,肺气之脏象明显,故秋诊肺脉当以胃气是否充和为辨脉之本)。"(《素问·平人气象论》)

古医文2:"秋脉如浮……秋脉者肺也,西方金也……故其气来,轻虚以浮,来急去散(肺气祥和胃气之貌,脉来轻虚而浮,来急去散),故曰浮。反此者病。"(《素问·玉机真脏论》)

古医文3:"七月、八月、九月,秋金旺,肺气当位,其脉浮涩如短(如,而),名曰平脉;微浮涩者,大肠之平脉(肺大肠同部,表里相合,脉气相通,故大肠脉中也当有一些肺气);反此者,是病脉也。"(《敦煌医

粹》)

（1）燥气特点

①燥性干涩：燥为阳邪，其性干燥，感人则伤津液，能引发很多疾病。燥伤于外则毛发不荣、皮肤皱裂，伤于上则口干鼻燥、咽喉痛、目干涩，伤于肺则干咳、喘促、胸疼、咽喉痛。燥有凉燥和温燥之分，这是由秋季之气候特点所决定。初秋时节，夏热之余气尚在，若燥热合气，感人即为温燥；深秋时节，冬寒之气萌发，若燥寒合气，感人即为寒燥。许浚曰"燥者肺金之本，燥金受热化，以成燥涩，由风能胜湿，热能耗液而成燥也。燥于外则皮肤皱揭瘙痒，燥于中则精血枯涸。"（《东医金鉴》）

②燥易伤肺：肺为娇脏，具有金之清肃、收敛之特性，喜润恶燥。肺司呼吸，燥邪随吸而入肺，五脏唯独肺脏能接触燥气，故易伤肺。燥邪损耗肺津，轻者咳喘痰稠、胸憋闷、咽喉痛，重者胸胁痛、干咳无痰或痰中带血、呼吸困难。肺朝百脉，燥邪循脉而入气道，伤其津液则气道干涩，干涩则气血循布不利，身形会因缺少濡养而消瘦。

（2）秋季时脉

①秋·燥（平原地带），秋季各部脉中都带一些燥气（故秋脉涩），但燥气不宜过度，过度则可能转为病气。故秋三月脉俱带毛（秋气见脉则毛），但毛象不宜太过，太过则是外感燥邪之象，故经曰"病在外"。

②秋季时气在脉（秋燥），故"心、肝、脾、肾"等诸脉俱带毛，但以微毛为宜（平脉微毛）。由于肺之脏象为毛，因而秋季肺脉中的毛象尤为明显，故经曰"秋以胃气为本"。微指量少，是时气与胃气比，故平脉微毛。

（3）秋季肺脉

秋·肺脉毛（平原地带），毛指"浮而涩"，是肺气见脉之象和秋季燥气见脉之象的复合。肺脉毛，秋季肺气当位，故秋季诊肺脉时须以胃气为本，质态柔和、脉行从容和缓者是平脉，反此者病脉。平肺脉象，胃气之象也会受到时气的影响，天气越燥脉象就越涩，处暑时节脉象还明显带洪（洪，或似浪涛，或如波涌），或者带数。经曰"风胜湿"，故秋季燥气盛也有秋风刚劲之因素。

（4）肺平脉解

◎肺平脉象 = 胃气充和之象 –+– 肺气祥和胃气之象 –+– 时气见脉之象。诸如，

　　*春·肺平脉象＝有神之象 –+– 肺气见脉之象（浮而涩） –+– 风气见脉之象（微弦）。

　　*秋·肺平脉象＝有神之象 –+– 肺气见脉之象（浮而涩） –+– 燥气见脉之象（微毛）。

　　·················

　　注：①胃气充和之象，参"肝平脉象"。②肺气祥和胃气之象，也称胃气充和肺气之象，主要表现在胃气和肺气上。由于此肺气已得胃气之充和，故而此肺气的脏象表现必融合了胃气充和之特点（经曰"轻虚以浮"）。并且由于是候肺气，因而秋季肺平脉的脏气表现在浮域中当最明显。③秋季燥气见脉之象，在平脉中是指"微涩"，它也融合了胃气充和之特点。微是说燥气的量少，是相对胃气而言。而且由于是候秋季时气，因而秋季肺平脉的时气表现在浮域中最明显。

　　*从＜脉体四纲理论＞上讲，秋季·肺平脉象的结构象素是：

　　A. 胃气充和之象——质态柔和、行态从容、脉动和缓

　　Aa. "质态柔和"，说明脉质、脉力的柔和度相对都很高。秋季是一个"从温热转为凉爽"的季节（平原地带），在这90天中不仅脉动的次数逐渐减少，而且脉囊也会相对渐渐地有些收缩。肺主诸气，因而肺脉相对比它脏之脉显得有些轻虚，但质态不失胃气之柔和。初秋时节虽说天气比暑天早晚凉爽了一些，但还要经历处暑这个早晚凉爽而中午炎热的时节，因而民间有"秋后有一伏"之说，并把处暑之炎热比作秋老虎。

　　Ab. "行态从容"，说明脉行矫健，稳健度较高。秋季虽燥，但天气要比夏季凉爽了许多。秋季诸脉虽带轻虚之象，但不失稳健，因而指下会有一种"悠扬而徐缓"的感觉。

　　Ac. "脉动和缓"，说明脉律舒展（脉动50次而无一止），脉速均衡（脉迹整齐，没有忽快忽慢的情况）。处暑时节脉速要稍高一些（脉带数），寒露以后脉速会明显降低。秋季脉速，成人通常是90～75次/分，也有稍快或稍慢一点的。

　　B. 肺气祥和胃气之象——浮涩而短（毛如羽毛之"轻飘羽涩"），参"古医文1.2"。

　　Ba. "轻虚以浮，来急去散"：五脏皆应物象，经曰"肺脉毛"，毛如羽毛，《内经》是借用羽毛来描述肺平脉象，秋季的羽毛"轻飘而燥涩"。又

曰"…轻虚以浮，来急去散，故曰浮"，是以浮来描述羽毛的行态。浮即"轻虚以浮，来急去散"，轻虚为欣欣然、悠扬之貌，浮为飘浮；来急，是说脉气之来犹如风吹羽毛，上急且有些冲动；去散，是说脉气之去犹如羽毛之飘落，自然而洒脱，行迹如伞，故曰去散。于是，《敦煌医粹》中曰"秋金旺，肺气当位，其脉浮涩如短，名曰平脉"。秋气燥，物表因失水分而干涩，羽毛也是，在脉则为气有余精不足，故曰涩；浮者轻飘之貌，在脉则为脉脊偏上，故曰浮；短者脉气之来急，在脉则为脉脊短小，中间凸而两端俯，故曰短。

Bb. "厌厌聂聂，如落榆荚"：《素问》中将肺平脉象描述为"厌厌聂聂，如落榆荚"。厌厌，不情愿不爽利的样子；聂聂，行动轻缓的样子；如落榆荚，如同榆树荚飘落的样子——这些都是在描述肺平脉象的行态。喻：脉行"轻虚而缓"。

C. 燥气见脉之象——秋季燥气见脉，故诸脉俱带毛，平脉带微毛（微毛而和）。带，指附带；微修饰毛，指程度轻，也指脉中燥气的量少（与胃气比）。毛，即"浮而涩"。

Ca. 秋季时脉宜"微毛"，诸平脉皆宜"微毛而和"（宜指应当，代表着时气适度）。秋季气燥，故诸脉皆当带涩。但秋季处暑时节，早晚凉爽而中午炎热，脉中因伏有夏暑之气而带数；到了寒露天气明显转凉，冬寒之气萌发，因而脉体也会变得稍细、稍沉一些。

Cb. 古代地野辽阔，人口少，荒地多，建筑物也少，居住又分散，因而气候的变化均应节气，节气变气候也变。现代人的居住条件好，不仅饮食的热量高，而且还能随心所欲地利用电器来调节室内空气的湿度。人们在得到现代享受的同时，人体承受外气变化的能力也降低了，像燥热、燥嗽、咽喉肿痛等疾病时有发生，因而现代人的秋季脉象与古人的同季脉象相比也有很多不同。

（四）肾平脉

古医文1："冬胃微石曰平（石如石子。冬季时气见脉，若是暑气少胃气足，胃气充和则脉带微石，故为平）……平肾脉来，喘喘累累如钩（喘喘，一起一落；累累，连续不断。喘喘累累如钩，指脉动有起伏，连续不断，行迹如钩），按之而坚（北方冬季冰封气内守，故按之坚而搏），曰肾

平，冬以胃气为本（冬季肾水王，肾之脏象明显，故冬季诊肾脉当以胃气是否充和为辨脉之本）。"（《素问·平人气象论》）

古医文2："冬脉如营……冬脉者肾也，北方水也……故其气来，沉而搏（北方冬季冰封水藏，气内守，故冬肾平脉沉濡而和，按之坚搏。搏，指气来脉动有力，脉大而强），故曰营。反此者病。"（《素问·玉机真脏论》）

古医文3："十月、十一月、十二月，冬水旺，肾气当位，其脉沉软如滑（如，而），名曰平脉；微沉滑者，膀胱之平脉（膀胱肾同部，表里相合，脉气相通，故膀胱脉之中也当有一些肾气）。右肾及手心主合三焦（三焦既是命门之府，也是心包络之府，故三焦脉微洪而滑），三焦气有名无形，在手名少阳，在足名巨阳（也称太阳），并伏行不见。"（《敦煌医粹》）

（1）寒气特点

①寒则气收：寒为阴邪，易伤阳气。寒气外束，在皮毛则使毛孔收缩闭塞，卫阳内束，遂使人体出现恶寒、发热、无汗等症状。经曰"寒则腠理闭，气不行，故气收矣。"（《素问·举痛论》）

②寒则收引：寒为阴邪，可使肌肉、筋膜及脉络紧缩（故脉紧），从而牵制或压迫神经而卒发疼痛。经曰"寒气入经而稽迟，泣而不行，客于脉外则血少，客于脉中则气不通，故卒然而痛。"（《素问·举痛论》）

③寒性凝滞：寒为阴邪，其性凝滞、收引、易伤阳气。寒性凝滞，能使人体血气、津液等凝聚不散（故脉沉），遂使人体出现和"痰积、液聚、血凝、精稠"等相关的一些症状。血气喜温恶寒，寒则泣不能流，温则消而去之。经曰"积寒留舍，荣卫不居，卷肉缩筋，肋肘不得伸，内为骨痹，外为不仁，命曰不足，大寒留于溪谷也。"（《素问·气穴论》）

（2）冬季时脉

①冬·寒（平原地带），冬季各部脉中都带一些寒气（故脉迟），但寒气不宜过度，过度则可能转为病气。故冬三月脉俱带石（寒气见脉则石），但石象不宜太过，太过则是外感寒邪之象，故经曰"病在外"。

②冬季时气在脉（冬寒），故"心、肺、肝、脾"等诸脉俱带石（沉而坚），但以微石为宜（平脉微石）。由于肾之脏象为石，因而冬季肾脉中的石象尤为明显，故经曰"冬以胃气为本"。微指量之少，是时气与胃气比，故平脉微石。

（3）冬季肾脉

冬·肾脉石（平原地带），石指水中石，即"沉而坚"，是肾气见脉之象和冬季寒气见脉之象的复合。肾脉石，冬季肾气当位而诸脉俱带石（沉而坚），故冬季诊肾脉时须以胃气为本，质态柔和、脉行从容和缓者是平脉，反此者病脉。平肾脉象，胃气之象也会受到时气的影响，天气越冷脉象就越沉，故《内经》喻冬肾平脉为营（冬脉如营）。

（4）肾平脉解

◎肾平脉象＝胃气充和之象 -+- 肾气祥和胃气之象 -+- 时气见脉之象。诸如，

＊春·肾平脉象＝有神之象 -+- 肾气见脉之象（沉而坚） -+- 风气见脉之象（微弦）。

＊冬·肾平脉象＝有神之象 -+- 肾气见脉之象（沉而坚） -+- 寒气见脉之象（微石）。

················

注：①胃气充和之象，参"肝平脉象"。②肾气祥和胃气之象，也称胃气充和肾气之象，主要表现在胃气和肾气上。由于此肾气已得胃气之充和，故而此肾气的脏象表现必融了胃气充和之特点（《敦煌医粹》中曰"沉软如滑"）。并且由于是候肾气，因而冬季肾平脉的脏气表现在沉域中最明显。③冬季寒气见脉之象，在平脉中是指"微石"，它也融合了胃气充和之特点。微是说寒气的量少，是相对胃气而言。而且由于是候冬季时气，因而冬季肾平脉的时气表现在沉域中也很明显。

＊从＜脉体四纲理论＞上讲，冬季·肾平脉象的结构象素是：

A. 胃气充和之象——质态柔和、行态从容、脉动和缓

Aa. "质态柔和"，说明脉质、脉力的柔和度相对都很高。冬季是一个"从凉转为寒冷"的季节（平原地带），在这90天中不仅脉动的次数渐见减少，而且脉囊也变得稍紧一些。肾主水，因而肾脉相对比它脏之脉显得有些沉，按之坚搏，但平脉不失胃气之和滑，以及水性之濡润。

Ab. "行态从容"，说明脉行矫健，稳健度较高。冬季是一年中最寒冷的季节，肾平脉虽沉坚而搏，但不失柔和；脉行虽迟缓，但步伐沉稳，因而指下会有一种"士气激昂"的感觉。

Ac. "脉动和缓"，说明脉律舒展（脉动50次而无一止），脉速均衡

（脉迹整齐，没有忽快忽慢的情况）。初冬时节脉速较慢，到了冬至脉速转慢（脉沉迟而滑）。冬季脉速，成人通常是 65～70 次/分，也有稍快或稍慢一点的。

B. 肾气祥和胃气之象——沉滑而搏（石如水中石之"沉滑而坚"），参"古医文 1.2"。

Ba. "平肾脉来，喘喘累累如钩，按之而坚"：喘喘累累如钩，指肾脉带洪，动有起伏，连续不断。肾藏真火，其气上通于心，动于命门，故平肾脉来喘喘累累如钩，三焦之平脉微洪而滑，俱带心火之象。喘喘，一起一落，接连不断；累累，连续不断。坚者，按之坚实，但平脉不失胃气之柔和。沉者，肾脉如石而沉。

Bb. "其气来，沉而搏，故曰营"：北方冬季冰封水藏，气内守，故冬肾平脉"沉濡而和，按之坚搏"。沉者，沉取，与经中"按之而坚"呼应；搏者，按之搏指，脉动有力，脉大而强。正气强实而内守，犹如众兵叠守于营中，故《内经》喻"沉而坚搏"为营。

C. 寒气见脉之象——冬季寒气见脉，故诸脉俱带石，平脉带微石（微石而和）。带，指附带；微修饰石，指程度轻，也指脉中寒气的量少（与胃气比）。石（水中石），即"沉滑而坚"。

Ca. 冬季时脉宜"微石"，诸平脉皆宜"微石而和"（宜指应当，代表着时气适度）。冬季气寒，故诸脉皆当带石（脉沉）。初冬时节天气不是特别的冷，因而肾平脉也不是特别的沉，但脉中常伏藏一点燥气（故诸脉略带一点涩象）；到了冬至天气开始变得寒冷，肾平脉也变得沉坚而搏，故经曰"冬脉如营"。

Cb. 古代地野辽阔，人烟稀少，建筑物也少，居住又分散，所以古代的冬季要比现代冷。现代人的居住条件好，不仅饮食的热量高，而且还能随心所欲地利用电器调节室内空气的温度。人们在享受现代科技带来的舒适的同时，人体适应外气变化的能力便降低了很多，加之北方冬季室内外温差太大，像鼻炎、伤风、感冒等疾病频频发生，因而现代人的冬季脉象与古人的同季脉象相比也有很多不同。

（五）脾平脉

古医文 1："长夏胃微耎弱曰平（耎，同软。长夏湿热，脉囊舒张，形大囊薄，故诸脉要比夏季的其它时期稍微软弱一些）……平脾脉来，和柔相离（质态柔和、来去不急不躁），如鸡践地（矫健而沉稳），曰脾平，长夏以胃气为本（长夏湿热，于是脾脉要比夏季的其它时期稍微软弱一些，故长夏诊脾脉当以胃气是否充和为辨脉之本）。"（《素问·平人气象论》）

古医文2："脾脉者土也，孤脏以灌四旁也……善者不得见，恶者可见。"（《素问·玉机真脏论》）

古医文3："土无正位，寄旺四季，脾气当位，其脉大，阿阿然如缓（阿阿然，腹大便便之貌），名曰平脉；微阿阿缓者，胃之平脉（脾胃同部，表里相合，脉气相通，故胃脉之中也当有一些脾气）；反此者，是病脉也。"（《敦煌医粹》）

（1）脾脏特点

①"土无正位，寄旺四季"：春季肝木旺、夏季心火旺、秋季肺金旺、冬季肾水旺，脾脏属土，五脏唯独脾不主季令，也就是"土无正位"。脾寄旺四季，每逢各季的旺月脾气都会旺盛十八天，旺月即农历的三月份、六月份、九月份及十二月份。脾旺之日，脾脉不仅宽纵而和，还格外地有力。故《敦煌医粹》中曰"脾气当位，其脉大，阿阿然如缓，名曰平脉。"

②"脾脉者土也，孤脏以灌四旁也"：灌指输灌，四旁指全身各部，尤指其它四脏。脾能运化水谷，输送胃气达身体各处，即"灌四旁"。故脾健之时胃气充，胃气充则诸脉和；脾弱之时胃气虚，胃气虚则脏气弱。胃乃水谷之海，脏腑经脉之气皆赖之以化，故脾病则四脏亦随之而病。

③"善者不得见，恶者可见"：脾胃乃仓廪之官，为后天之本，同主消化，是脾将水谷精微之气输送到人体各部。于是，脾气健运意味着胃气充和，脾气则能被胃气完全著合，此时脾平脉象也就是胃气充和之象，故"（脾）善者不得见"；脾病失健意味着胃气失充，脾气则不能被胃气完全裹合，此时脾脉也就失去了胃气充和之象，故"（脾）恶者可见"。

（2）四季脾脉

四季·脾之平脉，春季和缓而带弦，夏季和缓而带洪，秋季和缓而带毛，冬季和缓而带石，长夏和缓而带软弱（和，质态柔和；缓，脉行从容）。滑寿曰"不沉不浮，从容和缓，乃脾家本脉也。但长夏湿气重，脾脏畏湿，湿气粘血滞气，故脾脉代。"

①代有多解：经曰"脾脉代"（《素问·宣明五气篇》），又曰"代则气

衰"（《素问·脉要精微论篇》）。"脾脉代"之代（代通带），是指旺日脾平脉之形态，大而敦；"代则气衰"之代（代通待），是指病脉之脉律，一至独绝谓之代（脉动一定次数后便停一下谓之代）。

②缓有多解：经曰"脾脉代"，后人曰"脾脉缓"。缓在平脉是指从容和缓，缓在病脉则指脉行不振或迟缓（动态），缓有时也指质软（质态）。故脾之平脉言缓，乃胃气充和之象；脾之病脉言缓，乃脾虚或湿邪困脾之象。但长夏湿气重，脾脏畏湿，湿气粘血滞气，是而长夏"脾脉缓"之缓也有行缓、质软之义。缓有多解，因脉而异。

（3）脾脉脏象

脾气著合胃气，胃气即水谷精微之气。经曰"脾脏者常著胃土之精也"（《素问·太阴阳明论》），脾健胃充之时，脾气已被胃气完全著合，故从质态上讲脾平脉象也就是胃气充和之象。脾乃中央土，其性敦厚而广福。故脾旺之日，脾之平脉当"大而敦"（敦厚）；不旺之日，脾之平脉当"大而缓"（缓，夏季指质软，余季多指迟缓）。《敦煌医粹》中曰"脾者中央土，敦而福。敦者厚，万物色不同，得福者广，蠃蚤蠕动，皆蒙土恩，其脉缓而迟（缓指质软，也可指和缓）。"

（4）脾平脉解

◎脾平脉象＝胃气充和之象 -+- 脾气祥和胃气之象 -+- 时气见脉之象。诸如，

*春·脾平脉象＝有神之象 -+- 脾气见脉之象（大而敦，大而缓）-+- 风气见脉之象（微弦）。

*夏·脾平脉象＝有神之象 -+- 脾气见脉之象（大而敦，大而缓）-+- 暑气见脉之象（微洪）。

*长夏·脾平脉象＝有神之象 -+- 脾气见脉之象（大而敦，大而缓）-+- 暑湿见脉之象（微软弱）。

·················

注：①胃气充和之象，参"肝平脉象"。②脾气祥和胃气之象，也称胃气充和脾气之象，主要表现在胃气和脾气上。由于脾气著合胃气，因而此脾气的质态、动态之表现与胃气脉相同，但形"大而敦"（脾旺之日），或形"大而缓"（不旺之日）。③长夏暑湿见脉之象，从体质上讲，在平脉中是指"微软弱（质软力弱）、微濡（濡，软而湿润）"；从形态上讲，在平脉中是

指"微洪、微薄软（脉囊）"，皆融合了胃气充和之特点。微表示程度轻，起修饰作用。

＊从＜脉体四纲理论＞上讲，四季·脾平脉象的结构象素是：

A. 胃气充和之象——质态柔和、行态从容、脉动和缓

Aa. "质态柔和"，说明脉质、脉力的柔和度相对都很高。夏季天气炎热（脉数），因而质态会偏软一些，但不失柔和；长夏天气湿热，脉象不仅会柔弱一些，还会带濡。

Ab. "行态从容"，说明脉行尚为矫健，稳健度也很高。长夏湿热重，脉象不仅会柔弱一些，行态也会有些变化，但不失从容。

Ac. "脉动和缓"，说明脉律舒展（脉动 50 次而无一止），脉速均衡（脉迹整齐，没有忽快忽慢的情况）。但长夏湿气重，脾脏畏湿，湿气粘血滞气，因此不仅脾脉的行态会受之影响，而且脾脉搏动 50 次后很快就会有一止，止后脉动如前，《内经》称之代。

B. 脾气祥和胃气之象——"大而敦"（脾旺之日），或"大而缓"（不旺之日），参"古医文 1.3"。

Ba. "平脾脉来，和柔相离，如鸡践地"：和柔相离，质态柔和、来去不急不躁；如鸡践地，行态矫健而沉稳。

Bb. "脾气当位，其脉大，阿阿然如缓，名曰平脉"：阿阿然，腹大便便之貌；缓，为和缓。脾旺之日，脾脉之来如便便之腹动，脾脉之去如鸡践地，皆纵向之行欤。

Bc. 长夏脾平脉象（本书），"大而洪缓，柔弱而濡"：大（形态），形大；洪（形态），如洪水波浪；缓（行态），脉行不够爽利（因湿气粘血滞气），但不失从容；柔（质态），柔软；弱（脉力），力弱；濡（质态），软而湿润。

C. 时气见脉之象——参"余脏"（肝、心、肺、肾）

第二节　脏病脉

一年四季有二十四个节气，即十二个节和十二个气，每个季都有三个节和三个气。因而同季之脉，节气不同脉象也会有所不同；而且即便是节气相

同，地域不同脉象也会有所不同。古书中论脉，大多都是讲四季变化对脉象的影响，却极少讲节气之变对脉象的影响。中国地域辽阔，即便是平原地带南北的气候差异也很大，因而有些地域的脉象特点也只能让读者自己去摸索感悟。于是，每当在古书中读到有疑议的脉象，我们就得先了一下此书作者的生活地域及写作年代，而且要将节气等自然因素及其变化对脉象的影响等情况都考虑进去，以便制定出符合那个地区、那个年代各个节气中的脉象特点。

前面我们讲了四季平脉的个性特点，以及节气变化对脉象所产生的一些影响，并制定了评定平脉的标准和模式。有了这些标准我们就可以做对比，与平脉不同的脉便是病脉。诊脉是为了辨证论治，也是为了了解病情，因为在治病之前我们得知道什么病可治、什么病不可治。因而在讲解五脏病脉之时，我们要先讲解逆反之脉，逆即反，与顺相对。脉象中大凡提到逆反，其所主之病都难医治，而且有些病还有性命之忧。

一、逆反之脉

1. 时脉之逆

时脉之逆是指脉之逆四时者，即"春季脉毛（短而涩）、夏季脉石（沉而坚）、秋季脉钩（洪而数）、冬季脉代（大而缓）、长夏脉弦（直而长或直而紧）"。脉之顺四时者，即"春季脉弦、夏季脉钩、秋季脉毛、冬季脉石、长夏脉濡弱"。脉逆四时，春见秋脉、夏见冬脉、秋见夏脉、冬见长夏脉，其脉悬绝沉涩者皆难治（悬绝沉涩，阴阳大伤之象）。脉顺四时，虽病可治。

2. 证脉之逆

证脉之逆是指脉之证脉相反者。一类病当对应一类脉象，为证脉相应；病证与脉象不相应者，为证脉不符。证脉不符中有一种特殊情况，中医称证脉相反，也可以称脉证相反，是指证与脉恰恰相反者。诸如，风热脉静（阳证阴脉）、泄证脉大、脱血脉实（正衰邪进），病在中证虚脉实，病在外邪盛脉虚（正不胜邪），皆难治。

3. 形脉之逆

形脉之逆是指病之形脉相失者，形指身体形态，脉指脉象。形盛脉盛，形弱脉弱，为形脉相得；形盛脉弱，形弱脉盛，为形脉相失。在讲解脉力时我们讲过：脉力的大小主要表现在势上，气盛则势盛，势盛者力大；气衰则势衰，势衰者力小。于是，由脉的强弱我们会很自然地联系到脉力的大小，以及脉气的盛衰。脉气既代表脉内的物质，也代表脏腑的功能。《内经》曰"平人而气胜形者寿，病而形肉脱，气胜形者死，形胜气者危矣。"（《素问·玉机真脏论》）

4. 病传之逆

病传之逆是指脏病之七传者，即传其所胜，如"心病传肺、肺病传肝、肝病传脾、脾病传肾，肾病传心"，皆属七传。《难经·五十三难》中曰"七传者死，间脏者生"，七传者脏气相残，最后仅剩一脏为胜，故死。古人称其"鬼贼"，为病必甚，难治。间脏者，即传其所生，如"心病传脾、脾病传肺、肺病传肾、肾病传肝，肝病传心"，皆属间脏。对邪之脏传，《难经》中还有论述。

《难经》中曰"病有虚邪，有实邪，有贼邪，有微邪，有正邪，何以别之？然，从后来者为虚邪，从前来者为实邪，从所不胜来者为贼邪，从所胜来者为微邪，自病者为正邪。何以言之？假令心病，中风得之为虚邪，伤暑得之为正邪，饮食劳倦得之为实邪，伤寒得之为微邪，中湿得之为贼邪。"（《难经·五十难》）

①风气属木，风气伤肝则肝病，肝病传于心（肝移风于心），故心病，肝属木，木生火，故为虚邪。

②暑气属火，暑气伤心，故心病，火邪伤火脏（直伤本脏），不同于它脏之传，心属火，故为正邪。

③饮食劳倦则伤脾，故脾病，脾病传于心（脾移病气于心），故心病，脾属土，火生土，故为实邪。

④寒气属水，寒气伤肺则肺病，肺病传于心（肺移寒于心），故心病，肺属金，金侮火，故为微邪。

⑤湿气属土，湿气伤肾则肾病，肾病传于心（肾移湿于心），故心病，肾属水，水克火，故为贼邪。

按：经曰"清气大来，燥之胜也，风木受邪，肝病生焉；热气大来，火之胜也，金燥受邪，肺病生焉；寒气大来，水之胜也，火热受邪，心病生焉；湿气大来，土之胜也，寒水受邪，肾病生焉；风气大来，木之胜也，土湿受邪，脾病生焉。"（《素问·至真要大论》）此段经文是讲邪盛所感则伤所胜之脏，从而脏病生焉。《难经·五十难》是讲脏病传邪，即一脏感邪或受伤之后再将病邪传给另一脏，但其所传之邪必须依附于脏气才能传给下一脏，故其五行论病时要以脏气论五行而不是以所感之邪气。清气，此指秋令清凉肃杀之气，经曰"秋气劲切，甚则肃杀，清气大至，草木凋零。"（《素问·五常政大论》）

5. 生机之逆

生机之逆是指脉之无根、阴阳离绝，以及脏气绝或真脏见者，皆为死脉。真阴已竭，命火已灭，故死。

《敦煌医粹》中曰"汗出发润，喘而不休者，肺先绝也；身如烟熏，直视摇头者，心先绝也；唇吻反出色青，四肢漐习者（漐习，手足振颤或摇动不休），肝先绝也；还口黧黑（还，同环），柔汗发黄者，脾先绝也；溲便遗失，狂言，目皮反直视者，肾先绝也。"

6. 脏象之逆

脏象之逆是指未见本脏之脏象而反见胜己之脏象者（反见鬼贼者），即"肝脉不见肝之脏象而反见肺之脏象，肺脉不见肺之脏象而反见心之脏象，心脉不见心之脏象而反见肾之脏象，肾脉不见肾之脏象而反见脾之脏象，脾脉不见脾之脏象而反见肝之脏象"，皆为脏象之逆（《内经》称逆四时，《难经》称七传）。脉见鬼贼，脏气相残，故胃气渐减，为大逆之脉。

《脉经》中曰"春肝木旺，其脉弦细而长，名曰平脉也。反得浮涩而短者，是肺之乘肝，金之克木，为贼邪，大逆，十死不治。反得洪大而散者，是心之乘肝，子之扶母，为实邪，虽病自愈。反得沉濡而滑者，是肾之乘肝，母之归子，为虚邪，虽病易治。反得大而缓者，是脾之乘肝，土之凌木，为微邪，虽病即瘥。"（《脉经·肝胆部第一》）

二、病脉通式

◎病人脉气（脉有病质）＝胃气（胃气失充）＋脏气（脏气失中）＋时气（拟定适度）＋病气＋其它（指药物气味等）

◎脏病脉象（脉有病质）＝胃气失充之象 –+– 脏气失中之象 –+– 时气

及病气映脉之象 -+- 它气映脉之象

病质是对体内病气或邪气的统称，通常有三种形态"气态、液态和固态"。病气的内含丰富，它包含了内生之邪、外感之邪、饮食之邪，以及时气太过所化之邪等。但病人之脉，多数都有病气，极少数可认为没有病气。于是，

◎病人脉气（脉无病质）＝胃气（胃气失充）＋脏气（脏气失中）＋时气（拟定适度）

◎脏病脉象（脉无病质）＝胃气失充之象 -+- 脏气失中之象 -+- 时气映脉之象（拟定时气不过）

注：①胃气失充，即胃气虚，胃气缺少的意思。②脏气失中，是就脏气与胃气的量比而言，为脏气偏多或偏少（脏气失中，胃气必不足）。③拟定适度，是指假定时气没有超出人体可以承受的量，超过了则要将其超过的部分视为病气，中医称其外邪。④病气，也称病邪、邪气，包括内邪、外邪及痰食、死血等，外邪也包括太过之时气，本书将它们统称为病质。至于《脉经》中所说的"贼邪、实邪、虚邪、微邪"，本书将其概括为五脏乘辱之邪。⑤其它，是指前面没有提到的脉气成分，包括药物气味等。⑥胃气失充之象，是指胃气不足之象，即质态不够柔和、行态不够从容、脉动不够和缓，称其"少神"。⑦脏气失适之象，是指脏象不足或脏象太过。⑧时气及病气映脉之象，在脉象中扣除时气适度之象即是病气映脉之象，时气要根据节气及当前的气候状况来推。病气有外感及内伤之分，前者是外邪，后者是内邪，病气还包括痰食、死血等，有时也包括药物之毒性。⑨它气映脉之象，是指一些特别情况所产生的脉象部分，尤指药物作用所产生的脉象部分。

三、病脉分解

五脏病脉又称脏病脉象，是指胃气不能充和脏气之象，其特点是：

①病脉有根：病脉有根，即"沉取各部皆不空，诊尺脉有阴有阳"，有别于死脉之无根。

②病脉少神：病脉少神，即"少柔和、少胃气（柔和度低），少和缓、少精神（动态不稳、脉行不振）"，有别于平脉之有神及死脉之无神。

③脏象失中：脏象失中，即脏象太过或脏象不及。脏象太过，是因邪气

映脉所形成的脉象部分与脏象相似，皆见于正虚邪充之脉（胃气少），经曰"此为太过，病在外"；脏象不及，即脏少胃少，经曰"此为不及，病在中"。如《脉语》中曰"凡肝弦、心洪、脾缓、肺毛、肾石，俱要中和。太过固病，不及亦病。太过者，脉来强实是也，病在外；不及者，脉来虚微是也，病在中。"

④脉有病气：病脉大致有两类，一类是脉中有病气，一类是脉中无病气。病气，一来于外感（称外邪，为外感六邪），二来于内伤（称内邪，为内伤七情），三来于药物（称药毒），四来于痰食、死血等（称不内不外之邪）。此外还有一种情况，病因是脏气的生克乘侮，本书将其概括为五脏乘辱之邪，也就是《难经》及《脉经》中所说的"实邪、虚邪、微邪、贼邪"。

（一）肝病脉

古医文1："病肝脉来，盈实而滑，如循长竿（弦多胃少之貌，喻"端直而长、质偏硬、弹性差"），曰肝病。"（《素问·平人气象论》）

古医文2："春脉如弦……其气来实而强，此为太过，病在外；其气来不实而微，此为不及，病在中。……太过则令人善怒（怒，一本写作忘），忽忽眩冒而巅疾（忽忽，恍惚之义，精神不爽之貌；眩，指眩晕；冒，指闷眛；巅，指头顶）；其不及则令人胸痛引背，下则两胁胠满（胠，指腋下）。"（《素问·玉机真脏论》）

古医文3："春胃微弦曰平，弦多胃少曰肝病（弦多者，脉过于弦，即脉过于长，又过于紧矣；胃少者，少柔和、少和缓），但弦无胃曰死（肝之真脏），胃而有毛曰秋病（贼邪见脉而脏气相残，金之克木，但脉中胃气尚可扶助本脏之气，故今不病；但到秋季，贼邪变强而脏气变衰，故秋病），毛甚曰今病（贼邪见脉，脉中虽有胃气，但因贼邪强及肝气衰，故今病而不待秋季矣。肝见贼邪者，病难治，甚则死于秋）。脏真散于肝，肝藏筋膜之气也（此言肝之所藏，一是肝气，二是筋膜之气。故肝脉之弦多胃少者，乃风邪伤于筋膜，筋膜又将风邪传于肝经所致，是正邪）。"（《素问·平人气象论》）

（1）脉象分析

①"春胃微弦曰平，弦多胃少曰肝病"：春季时脉宜微弦（弦，直而

长），诸平脉皆宜"微弦而和"，故经曰"春胃微弦曰平"。春主风气（风脉弦），风邪伤于筋膜，筋膜又将风邪传于肝，映脉则弦多胃少，故经曰"弦多胃少曰肝病"。

②"病肝脉来，盈实而滑，如循长竿"：盈（形态），大而满；实（体质），强而有力，但不柔和；滑（质态），胃气映脉之象。如循长竿，喻肝脉之弦多胃少：端直而长（形态），质偏硬（质态），弹性差（柔和度低）。

③"其气来实而强，此为太过，病在外"：实（质态），质态偏硬，柔和度低；强（脉力），脉力强劲，但柔和度低。故肝脉"实而强"者，乃弦多胃少之貌。但"弦多胃少"之弦未必都是肝气，是肝气著邪而使弦象偏重。假令风伤筋膜，筋膜又将风气传于肝，则弦可为风，经曰"脏真散于肝，肝藏筋膜之气也"；《伤寒论》曰"脉浮而紧者，名曰弦也"，故弦也可为寒。故太过者病在外，是外感邪气，是因邪气有余而为太过，故病在外。

④"其气来不实而微，此为不及，病在中"：不实（体质），势弱质软，脉中无病质；微，脉象微、脏象不足之义。故肝脉"不实而微"者，乃弦少胃少之貌。不及者病在中，乃胃气虚、脏气弱，是因肝气之虚微而为不及，故病在内。

⑤"太过则令人善怒（一本写作善忘），忽忽眩冒而巅疾；其不及则令人胸痛引背，下则两胁胠满"——忽忽，恍惚之义，精神不爽之貌；眩，指眩晕；冒，指闷昧；巅，指头顶；胠，指腋下。足厥阴之脉会于巅上，贯膈布胁肋。岁木太过，则使肝胆之经气上逆，故"善怒，忽忽眩冒而巅疾"。肝气不及，不及则足少阳及足厥阴之经气不能正常上行，故令人胸痛引背；若是肝胆之经气下陷，则使两胁胠满。

（2）脉见鬼贼

经曰"（肝脉）胃而有毛曰秋病，毛甚曰今病"，脉解见"古医文3"。肝脉之兼见秋脉者，乃金克木，《难经》与《脉经》均称其贼邪，《类经》称鬼贼，若脏传则是"肺之乘肝"。脉见鬼贼，其病难治。鬼贼得时气之助，病甚者逢邪旺之季则死，故《脉经》中曰"…大逆，十死不治"（参"脏象之逆"）。

《内经》中曰"未有脏形，春夏而脉瘦，秋冬而脉浮大，命曰逆四时也……未有脏形，于春夏而脉沉涩，秋冬而脉浮大，命曰逆四时也。"（《素问·平人气象论》）——经中旨意深广，读者可依据四纲变换类推。

（二）心病脉

古医文1："病心脉来，喘喘连属（喘喘，《甲乙经》作累累），其中微曲（钩多胃少之貌），曰心病。"（《素问·平人气象论》）

古医文2："夏脉如钩……其气来盛去亦盛，此谓太过（钩之太过），病在外；其气来不盛去反盛，此谓不及（钩之不及），病在中。……太过则令人身热而肤痛，为浸淫（浸淫，此处是指热邪之浸蚀、扩展或蔓延所引起的皮肉生疮）；其不及则令人烦心，上见咳唾，下为气泄（气泄，此指小肠气不固所引发的泄泻）。"（《素问·玉机真脏论》）

古医文3："夏胃微钩曰平，钩多胃少曰心病（钩多者，脉过于钩，即脉过于洪，又过于数矣；胃少者，少柔和、少和缓），但钩无胃曰死（心之真脏），胃而有石曰冬病（贼邪见脉而脏气相残，水之克火，但脉中胃气尚可扶助本脏之气，故今不病；但到冬季，贼邪变强而脏气变衰，故冬病），石甚曰今病（贼邪见脉，脉中虽有胃气，但因贼邪强及心气衰，故今病而不待冬季矣。心见贼邪者，病难治，甚则死于冬）。脏真通于心，心藏血脉之气也（此言心之所藏，一是心气，二是血脉之气。故心脉之钩多胃少者，乃暑邪伤于血脉，血脉又将暑邪传于心经所致，是正邪）。"（《素问·平人气象论》）

（1）脉象分析

①"夏胃微钩曰平，钩多胃少曰心病"：夏季时脉宜微钩（钩，来盛去衰），诸平脉皆宜"微钩而和"，故经曰"夏胃微钩曰平"。夏主暑气（暑脉数），暑热淫伤血脉，血脉又将暑邪传于心，映脉则钩多胃少，故经曰"钩多胃少曰心病"。

②"病心脉来，喘喘连属，其中微曲"：在《针灸甲乙经》中喘喘写作累累，但对病心脉来讲累累不如喘喘确切。喘喘，一起一落，接连不断。病心之脉来，喘喘如水之沸鼓；连属，接连不断，在脉为数；其中微曲，热气上鼓血液之象。喘喘如水之沸鼓，与"其气来盛去亦盛"相应。

③"其气来盛去亦盛，此为太过，病在外"：脉中热盛，脉来喘喘如水之沸鼓，脉去气落而不衰，故"来盛去亦盛"，是钩多胃少之貌。但"钩多胃少"之钩未必都是心气，是心气著邪而使钩象偏重。假令暑伤血脉，血脉可将暑热传于心，故钩可为热。故太过者病在外，是外感邪气，是因邪气

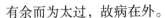

有余而为太过，故病在外。

④"其气来不盛去反盛，此为不及，病在中"：来不盛，心阳不足；去反盛，心阴偏盛。病心之脉"其气来不盛去反盛"，与平心之脉"其气来盛去衰"恰恰相反。心者君主之脏，属火，其气以阳盛和阴为平。故"其气来不盛去反盛"者，乃心阳不足、阳未和阴之象，为钩之不及，故病在中。

⑤"太过则令人身热而肤痛，为浸淫；其不及则令人烦心，上见咳唾，下为气泄"——浸淫，是指热邪之浸蚀、扩展或蔓延所引起的皮肉生疮。黄元御曰"浸淫者，皮肉生疮，黄水流溢，到处湿烂"。岁火太过，阳热有余而病在外，故令人身热而肤痛。心火不及，心气不足则君火衰而病在内，心阴不足，故令人烦心。心气不足，虚阳侵肺，故"上见咳唾"；心经于小肠脉相表里，心病及小肠，小肠气不固，故"下为气泄"。

（2）脉见鬼贼

经曰"（心脉）胃而有石曰冬病，石甚曰今病"，脉解见"古医文3"。心脉兼见肾脉者，乃水克火，《难经》与《脉经》均称其贼邪，《类经》称鬼贼，若脏传则是"肾之乘心"。脉见鬼贼，其病难治。鬼贼得时气之助，病甚者逢邪旺之季则死，故《脉经》中曰"…大逆，十死不治"（参"脏象之逆"）。

（三）肺病脉

古医文1："病肺脉来，不上不下（不升不降，涩滞不畅之貌），如循鸡羽（轻虚而涩，毛多胃少之貌），曰肺病。"（《素问·平人气象论》）

古医文2："秋脉如毛……其气来毛而中央坚，两旁虚，此为太过，病在外；其气来毛而微，此为不及，病在中。……太过则令人逆而背痛，愠愠然（愠愠然，悲郁之貌）；其不及则令人喘，呼吸少气而咳，上气见血，下闻病音（病音，指喘息时喉下发出的呻吟声或痰鸣声）。"（《素问·玉机真脏论》）

古医文3："秋胃微毛曰平，毛多胃少曰肺病（毛多者，脉过于毛，即脉过于轻浮，又过于涩矣；胃少者，少柔和、少和缓），但毛无胃曰死（肺之真脏），毛而有弦曰春病（微邪见脉，木之侮金，微邪虽来但势不够强，虽欲伤却未能伤及根本，故今不病；但到春季，微邪变强而脏气变衰，故春病），弦甚曰今病（微邪见脉，脉中虽有胃气，但因微邪强及肺气衰，故今病而不待春季矣。肺见微邪者，病可治）。脏真高于心肺，以行荣卫阴阳也（此言肺朝百脉，乃五脏之华盖，故脏真高于心肺；肺主气而司呼吸，气为帅，故能统行荣卫阴阳）。"（《素问·平人气象论》）

（1）脉象分析

①"秋胃微毛曰平，毛多胃少曰肺病"：秋季时脉宜微毛（毛，浮涩而短），诸平脉皆宜"微毛而和"，故"秋胃微毛曰平"。秋主燥气（燥脉涩），燥邪淫伤皮毛，皮毛又将燥邪传于肺，映脉则毛多胃少，故经曰"毛多胃少曰肺病"。

②"病肺脉来，不上不下，如循鸡羽"：此乃"毛多胃少"之貌。不上不下（往来涩滞），与肺平脉之"厌厌聂聂，如落榆荚"相比，则过于涩矣；如循鸡羽（轻虚而涩），与肺平脉之"轻虚以浮，来急去散"相比，则少柔和矣。

③"其气来毛而中央坚，两旁虚，此为太过，病在外"：肺乃多气之脏，故经曰"肺脉毛"，若得胃气之充和，脉则轻虚而软。其"中央坚，两旁虚"者，乃燥气入脉。燥气在上，伤津则失柔和，故映脉则"中央坚，两旁虚"。其两旁虚者，邪在脉中，胃气必虚，燥象之外皆见虚矣。此病肺脉象，虚中有实，故经曰"此为太过，病在外"。

④"其气来毛而微，此为不及，病在中"：其气来毛而微者，毛之不足，即肺气衰，故经曰"此为不及，病在中"。

⑤"太过则令人逆而背痛，愠愠然；其不及则令人喘，呼吸少气而咳，上气见血，下闻病音"：愠愠然，悲郁之貌；病音，指喘息时喉下发出的呻吟声或痰鸣声。肺脉毛之太过者肺气躁而津液伤，伤则气涩而郁，故令人逆（气逆）；肺附于背，故令人背痛；肺脉循胃口，肺气逆上而充于面，故其貌愠愠然而无光泽。肺气不足则宗气弱，弱则气少而不足以息，故令人喘；气不归原，旋动，故令人咳。津液伤则阴虚内损，气破血络上则咯血，故经曰"上气见血"；气逆则痰浊上行，阴伤气躁，痰气粘着于喉管，故不能出，息则痰鸣，病苦则呻吟，故经曰"下闻病音"。

（2）脉见微邪

经曰"（肺脉）毛而有弦曰春病，弦甚曰今病"，脉解见"古医文3"。肺脉兼见春脉者，乃木之侮金，《难经》与《脉经》均称其微邪，若脏传则是"肝之乘肺"。脉见微邪，其病可治。木之侮金，微邪虽来但势不够强，虽欲伤却未能伤及根本，故今不病；到了春季，微邪变强而脏气变衰，故春病。微邪见脉，脉中虽有胃气，但因微邪强及肺气衰，故今病而不待春季矣。

（四）肾病脉

古医文1："病肾脉来，如引葛（沉挺而硬，如按牵引之葛藤），按之益坚（按之更加坚搏，石多胃少之貌），曰肾病。"（《素问·平人气象论》）

古医文2："冬脉如营……其气来如弹石者，此为太过，病在外；其去如数者，此为不及，病在中。……太过则令人解㑊（解㑊，指行迹懈怠，四肢不欲举动，没精神），脊脉痛而少气不欲言；其不及则令人心悬如病饥，䏚中清（䏚，指脊两旁两肾附近之空软处），脊中痛，少腹满，小便变。"（《素问·玉机真脏论》）

古医文3："冬胃微石曰平，石多胃少曰肾病（石多者，脉过于石，即脉过于沉，按则又过于坚矣；胃少者，少柔和、少和缓），但石无胃曰死（肾之真脏），石而有钩曰夏病（微邪见脉，火之侮水，微邪虽来但势不够强，虽欲伤却未能伤及根本，故今不病；但到夏季，微邪变强而脏气变衰，故夏病），钩甚曰今病（微邪见脉，脉中虽有胃气，但因微邪强及肾气衰，故今病而不待夏季矣。肾见微邪者，病可治）。脏真下于肾，肾藏骨髓之气也（此言肾之所藏，一是肾气，二是骨髓之气。故肾脉之石多胃少者，乃寒邪入肾经，或伤骨入髓，骨髓又将寒邪传于肾，是正邪）。"（《素问·平人气象论》）

（1）脉象分析

①"冬胃微石曰平，石多胃少曰肾病"：冬季时脉宜微石（石，沉而坚），诸平脉皆宜"微石而和"，故"冬胃微石曰平"。冬主寒气（寒脉沉），寒气浸骨入髓，骨髓又将寒邪传于肾，映脉则石多胃少，故经曰"石多胃少曰肾病"。

②"病肾脉来，如引葛，按之益坚"：如引葛，如牵引葛藤，过于沉挺，又过于硬；按之益坚，按之更加坚搏，石多胃少之貌。《内经》以"如引葛，按之益坚"来侧重描述病肾脉象的位置和质态，此与前面的"石多胃少曰肾病"相应。

③"其气来如弹石者，此为太过，病在外"：如弹石者，石之过矣，即

脉来过于坚，又过于搏，故为太过。肾水寒，寒为阴邪，阴邪伤肾，寒邪映脉则肾脉过于石，故病在外。

④"其去如数者，此为不及，病在中"：其去如数者，去而匆急之貌，似数非数，病为真阴亏损，故经曰"此为不及，病在中"。

⑤"太过则令人解㑊，脊脉痛而少气不欲言；其不及则令人心悬如病饥，眇中清，脊中痛，少腹满，小便变。"——解㑊，指行迹懈怠，四肢举动无力；眇，指季肋下方挟脊两旁之空软处，两肾贴附其内旁。脊脉者肾脉之所至，肾水寒则筋急，故脊脉痛。少气不欲言者，阳气虚而神惫矣；肾藏精，精气伤则少气而不欲言（为病之在外）。其不及者肾气虚（真阴虚），虚则心肾不交，故令人心悬而怯，症如病饥。阴阳互根，真阴虚者真阳必虚，肾虚则真火不旺，故眇中清（清冷），季肋以下寒。肾脉贯脊、走腹、属肾、络膀胱，故肾气虚者脊中痛，少腹满（胀满），小便变。肾主骨而生髓，脊中痛者髓不充。少腹满者，下焦寒。小便变者，反其常矣，故或黄或赤，或遗淋，或癃闭（为病之在中）。

（2）脉见微邪

经曰"（肾脉）石而有钩曰夏病，钩甚曰今病"，脉解见"古医文3"。肾脉兼见夏脉者，乃火之侮水，《难经》与《脉经》均称其微邪，若脏传则是"心之乘肾"。脉见微邪，其病可治。火之侮水，微邪虽来但势不够强，虽欲伤却未能伤及根本，故今不病；到了夏季，微邪变强而脏气变衰，故夏病。微邪见脉，脉中虽有胃气，但因微邪强及肾气衰，故今病而不待夏季矣。

（五）脾病脉

古医文1："病脾脉来，实而盈数，如鸡举足（实，脉动有力，但少柔和；盈，大而饱满；数，脉来如数，匆急之貌。如鸡举足，脉来疾急，少和缓），曰脾病。"（《素问·平人气象论》）

古医文2："善者不可得见，恶者可见……其来如水之流者（如河水之流，喻"脉象宽阔润滑，有起伏"），此为太过，病在外；如鸟之啄者（如鸟之啄食，迟疑之貌，少和缓，喻"脉象迟缓，少精神"），此为不及，病在中。……太过则令人四肢不举，其不及则令人九窍不通，名曰重强（重强，指症状之沉重、拘强）"（《素问·玉机真脏论》）

古医文 3："长夏胃微耎弱曰平，弱多胃少曰脾病（弱多者，脉过于弱，力弱质软；胃少者，少柔和、少和缓、少精神），但代无胃曰死（真脏见），耎弱有石曰冬病（微邪见脉，水之侮土，微邪虽来但势不够强，虽欲伤却未能伤及根本，故今不病；但到冬季，微邪变强而脏气变衰，故冬病），石甚曰今病（微邪见脉，脉中虽有胃气，但因微邪强及脾气衰，故今病而不待冬季矣。脾见微邪者，病可治）。脏真濡于脾，脾藏肌肉之气也（此言脾之所藏，一是脾气，二是肌肉之气。故脾脉之弱多胃少者，乃暑湿入脾经或浸伤肌肉，肌肉又将湿邪传于脾，是正邪）。"（《素问·平人气象论》）

（1）脉象分析

① "长夏胃微耎弱曰平，弱多胃少曰脾病"：长夏天气湿热（湿脉缓），其脉象要比同季其它时期的脉象稍微软弱一些，故"长夏胃微耎弱曰平"。脾脏畏湿，湿热伤脾，故经曰"弱多胃少曰脾病"。杨士瀛曰"土之脉温厚，气行乎脏腑之中，平和不可得见，其衰则现焉"，故脾脉现者胃气皆不足。

② "病脾脉来，实而盈数，如鸡举足"：实（体质），脉动有力，但少柔和；盈（形态），大而饱满；数（行态），脉来如数，匆急之貌。实而盈数，是从脉体的体质、形态、动态来描述病脾脉象；如鸡举足（行态），比喻"脉来疾急，少和缓"。前面的弱多胃少，是从脉体的体质来描述病脾脉象，但要将病脉之少神融合进去。胃少者，少柔和、少和缓、少精神。长夏湿气重，脾脏畏湿，湿气粘血滞气，故少精神（行态）。

③ "其来如水之流者，此为太过，病在外"：湿伤脾则脾脉缓，因是外感湿邪，故病在外；又因是正虚邪充之脉，脾胃虚而感湿，故为太过。脾土太过，故脉宽阔盈实。如水之流者，如河水之流（水域宽），喻"脉象宽阔润滑，有起伏"：夏季炎热，其脉当带洪；长夏湿热，其脉又当带濡（濡，软而湿润）。长夏湿热，脉囊张而弛，加之脾胃虚弱，故经曰"弱多胃少曰脾病"。

④ "如鸟之啄者（啄，一本作喙），此为不及，病在中"：如鸟之啄者，如鸟之啄食，迟疑之貌，点滴无伦，喻"脉象迟缓，少精神"。如鸟之喙者，如鸟之嘴，坚而锐，喻"脉脊短而硬，不柔和"。脾衰则胃气少，故脾土坚硬而失胃气之柔和；脾气衰，故脉行迟缓而少精神，脉脊短而窄。

⑤ "太过则令人四肢不举，其不及则令人九窍不通，名曰重强"——

重强，动作极不协调之貌，尤指肢体沉重拘强。脾主四肢，湿胜困脾则中气不能运达四肢，故令人四肢不举。脾乃中央土以灌四旁，故脾气弱则余脏皆弱，气弱则不行矣。胃气者以降为顺，脾不健运则胃气不降，不降而郁则升，挟浊气而上塞七窍；脾气下陷则阴气落，落则下闭二阴（二窍），故令人九窍不通。

（2）脉见微邪

经曰“（脾脉）耎弱有石曰冬病，石甚曰今病”，脉解见“古医文3”。脾脉兼见冬脉者，乃水之侮土，《难经》与《脉经》均称其微邪，若脏传则是“肾之乘脾”。脉见微邪，其病可治。水之侮土，微邪虽来但势不够强，虽欲伤却未能伤及根本，故今不病；到了冬季，微邪变强而脏气变衰，故冬病。微邪见脉，脉中虽有胃气，但因微邪强及脾气衰，故今病而不待冬季矣。

第三节 垂死脉

古医文1：“雀啄，连三、五至而歇，歇而再至，如雀啄食，脾绝也。屋漏，良久一至，屋漏滴水之状，胃绝也。弹石，从骨间劈劈而至，如指弹石，肾绝也。解锁，散乱如解绳索，精血竭绝也。虾游，沉时忽一浮，如虾游然，静中一动，神魂绝也。鱼翔，浮时忽一沉，譬鱼翔之似有似无，命绝也。釜沸，如釜中水，火燃而沸，有出无入，阴阳气绝也。”（《诊家正眼》）

古医文2：“○（慢性疾病）满五十动而一止，或不止者，无病也；四十动后一止者，是肾先绝，四年而死；三十动后一止，肾肝无气，三年而死；二十动后一止，肾肝心无气，二年而死；十五动后一止，肾肝心脾无气，一年而死。○（危重疾病）一动一止，两日死；两动一止，四日死；三动一止，六日死；四动一止，八日死；五动一止，十日死；十动一止，一年死。”（《东医宝鉴·止代脉定死期》）

古医文3：“○（危重患者）脉四损，三日死（平人四至，病人脉一至，名曰四损脉），五损一日死（平人五至，病人脉一至，名曰五损脉），六损一时死（平人六至，病人脉一至，名曰六损脉）。○四脏气绝，脉为四损；五脏气绝，脉为五损；五脏六腑俱绝，脉为六损也。○（病危患者）

病人气绝，口张、足肿，五日死。"（《东医宝鉴·诸死脉》）

古医文4："○（危重患者）一动一止两日死，两动一止四日逝，三动一止六日亡，四动一止八日事，五动一止只十日，十动一止一年去，春草生时即死期。○二十一动两年住，清明节后始倾亡；三十动止三年次，立秋节后病则危；四十动止四年毙，小麦方熟是死期；五十动止五年绝，草枯木脱时死矣。"（《身经通考·将死之脉》）

中医根据脉诊，可以往前推病因，又可以往后推生死、死期。许浚以"止代脉定死期"，能推出慢性病患者四年死或一年死等，还能推出危重病患者一日死或十日死等；并且根据四损、五损、六损之脉，分别推出危重患者三日死、一日死、一时死等。像这样脉象显示死期在十日之内者，都可称作垂死脉。垂死之人，不仅脉有止代，休止频率高（脉律），有些病人还会出现一些奇怪的脉象，诸如"屋漏（胃绝）、弹石（肾绝）、解锁（精血竭绝）、虾游（神魂绝）、鱼翔（命门火绝）、釜沸（阴阳气绝）"等，古人又称其怪脉。人将死而脉在动，是生息已绝，故为垂死脉。

一、损脉

平人四至，病人脉一至，名曰四损脉；平人五至，病人脉一至，名曰五损脉；平人六至，病人脉一至，名曰六损脉。明代以前没有钟表，中医诊脉都是以自己之息来量病人之脉至。现代不同了，我们可以用秒来计时。如果拟定平人每分钟脉至 70 ~ 80 次，那么四损脉就是每分钟脉至 17 ~ 20 次（三日死），五损脉每分钟脉至 14 ~ 16 次（一日死），六损脉每分钟脉至不足 14 次（一个时辰死）。

按：明代以前西方医学还没有进入中国，那时百姓有病都是看中医。现代不同了，由于西医在临床中居主导地位，因而进入医院的患者，基本上都是先接受西医的救治。在这种情况下，即便中医有起死回生之术也是惘然。由于中西医的药物机理不同，因而长期接受西药治疗的患者，一旦进入危险期，其病情发展的规律就不一定完全符合中医的论证理论，尤其是西医正在救治的患者。

二、怪脉

李中梓在《诊家正眼》中例出的"七种怪脉"，从脉名上讲都具有一定的喻象性。比如"弹石、釜沸……"，着重描述的是脉体的质态；"雀啄、屋漏、鱼翔……"，着重描述的是脉体的行态。下面我们就综合诸多医家的讲解，并结合<脉体四纲理论>，对这些脉象进行分析和讲解。

（1）雀啄：象如雀啄米（喻象），脉在筋肉间（位置），连连凑指三、五下而歇（动态），歇而复来，无神（体质），是脾绝。《东医宝鉴》中曰"脾元谷气已绝于内，醒者十二日死，困者六、七日亡。"

（2）屋漏：象如屋漏滴水（喻象），脉在筋肉间（位置），动如屋顶残溜之水，良久一滴（动态）；又如水滴溅池，溅起无力，脉空（体质），是胃气绝。《东医宝鉴》中曰"胃气、荣卫俱绝，七、八日死。"

（3）弹石：象如弹石（喻象），脉在筋骨间（位置），劈劈而至（行态），急促（动态），指下如弹石（脉力极不柔和），是肾绝。《东医宝鉴》中曰"乃肾经真脏脉见，遇戊己日则不治。"

（4）解锁：象如解绳索（喻象），散乱（质态），无序（动态），是精血竭绝。《东医宝鉴》中曰"肾与命门之气皆亡，戊己日笃，辰巳日不治。"

（5）虾游：象如虾游（喻象），脉在皮肤（位置），如虾游水面，隐隐然静，静中一动，杳然不见，须臾又来，是神魂绝。《东医宝鉴》中曰"醒者七日死，困者三日死。"

（6）鱼翔：象如鱼翔（喻象），脉在皮肤（位置），头定尾摇（行态），浮时忽一沉（动态），如鱼翔之似有似无，是命绝。《东医宝鉴》中曰"三阴数极，又曰亡阳，当以死断。"

（7）釜沸：象如釜沸（喻象），脉在皮肤（位置），有出无入，如汤涌沸（行态），息数皆无，是阴阳气绝。《东医宝鉴》中曰"乃三阳数极，无阴之候。朝见夕死，夕见朝死。"

第四节　脏死脉

据《内经》所述，死脉也有很多种，诸如"脉绝不至者死，脉不往来者死，诸脉浮无根者死，真脏见者死"，等等。为了规范讲解内容，本节所要讲解的脏死脉是指真脏脉。真脏乃无胃气之脉，《内经》对此论述很是详细，后人虽稍有发挥，但皆不离经旨。清代名医李中梓曰"真脉，真脏脉也，即死脉也。文有不同，义无差异。总之不见胃气之脉，乃名真脏脉"。
为了引出论项，我们先引用明代名医吴昆的一段论述：

明·吴昆曰"○肝病则脉弦，弦而劲急，如循刀刃者，真肝脉见也，
庚日笃，辛日死，死于申酉时。○心病则脉洪，洪而鼓躁，如操带钩者，真
心脉见也，壬日笃，癸日死，死于亥子时。○脾病则脉软，若脉来如屋之
漏，如水之流，介然不鼓者，真脾脉见也，甲日笃，乙日死，死于寅卯时。
○肺病则脉涩，涩而轻短，如风吹毛者，真肺脉见也，丙日笃，丁日死，死
于巳午时。○肾病则脉石，石而搏击，如雀之啄者，真肾脉见也，戊日笃，
己日死，死于辰戌丑未时。其有过期者，仓公谓其能食故也。"（《脉语·真
脏脉见决死期》）

真脏是死脉，诊到真脏就要推算死期。说到"推算"二字，因为这里
涉及了天干和地支的问题。所以，若想用中医脉诊来推算死期就要丰富一些
知识。

①五行：五行，即"金、木、水、火、土"。五行相生，即"金生水、
水生木、木生火、火生土、土生金"；五行相克，即"金克木、木克土、土
克水、水克火、火克金"。

②五脏：五脏，即"心、肺、肝、脾、肾"。心属火，肺属金，肝属
木，脾属土，肾属水。

③天干：天干，即"甲、乙、丙、丁、戊、己、庚、辛、壬、癸"。
甲、乙属木，丙、丁属火，戊、己属土，庚、辛属金，壬、癸属水。

④地支：地支，即"子、丑、寅、卯、辰、巳、午、未、申、酉、戌、
亥"。丑、辰、未、戌属土，寅、卯属木，巳、午属火，申、酉属金，亥、
子属水。

以"真肝脉见"为例：肝属木，克木者为金，故要先对五行为"金"
的天干查日期，再对五行为"金"的地支查时辰，故而吴昆曰"…庚日笃，
辛日死，死于申酉时"。不过，现代来看这些也仅能作参考，因为现代医疗
条件好，有病就要去医院，危重患者看的都是西医，用的都是西药，因而死
期的中医推算就不是很准确了。但是每日都要经历十二个时辰，这十二个时
辰与脏腑的联系是永恒不变的，因而在推算病人死亡之时辰上依然是很准确
的。如"病风者（危重者木枯，金为贼邪），以日夕死（酉时金最旺）；病
水者（危重者水邪胜，水为鬼贼），以夜半死（子时水最旺）"等。

一、脏死脉气

脏死脉是指无胃气之脉，可分成两类：一类是脉中没病气，全是脏气，故名真脏，如杨上善所说"无余物和杂，故名曰真也"；另一类是脉中有病气，余下的则全是脏气。

由于脉有病气，因而脉象会与真脏有所不同。比如"从体质上讲，有病气者要比纯脏气者更坚实有力；从形态上讲，有病气者要比纯脏气者偏粗偏大一些；从行态上讲，有病气者要比纯脏气者更劲急一些"，等等。为了便于区分，通常我们都是用有无病气进行加注。胃气已绝但邪气在脉，邪气映脉之象若与真脏相似，我们就会以为脉中全是脏气，这也是古人将无胃气之脉统称为真脏脉的一个原因。于是，

◎脏死脉气（无胃气）＝脏气＋病气（有病气）

◎脏死脉气（无胃气）＝脏气（纯脏气）

二、脏死脉解

对脏死脉的讲解，《内经》主要分布在"平人气象论"和"玉机真脏论"中，前面讲的是有病气的脏死脉象，后面讲的是纯脏气的脏死脉象，望读者能从四纲理论上进行分析，便可轻松分辨出两者的不同之处。在分列中我们只作提示不作讲解，望初学者独自用心领悟。

中医既是裁缝也是厨子，裁缝裁制衣服容易，但要缝制出高品质的服装却非常的难；厨师做几样好菜容易，但要做出高品味的菜肴却非常的难。裁缝要量体裁衣，中医要诊脉论病；厨师要调料配菜，中医要辨证下药。李中梓曰"脉之治乱，生死攸分"，我们让读者自己对脏死脉中的两类脉进行对比分析，不仅是为了提高读者的分辨能力及对四纲理论的运用能力，也是为了中医的行医安全。

1a. 死肝脉：死肝脉来，急益劲（匆急如数，比真脏更加强劲有力），如新张弓弦（较琴瑟弦粗，极紧挺，极不柔和），曰肝死。

1b. 真肝脉：真肝脉至，中外急（浮中取脉皆急），如循刀刃（弦细锐利），责责然（忿怒逼人貌），如按琴瑟弦（较新张弓弦细）。

2a. 死心脉：死心脉来，前曲后居（前曲，浮取脉曲；后居，沉取牢实），如操带钩（钩上牢下，脉极坚，起伏小），曰心死。

2b. **真心脉**：真心脉至，坚而搏（坚而强，有力），如循薏苡子（脉脊短缩而坚涩，质态坚硬），累累然（脉来鼓躁，接连不断）。

3a. **死肺脉**：死肺脉来，如物之浮（空虚无根之象），如风吹毛（散漫无根之貌，行迹无规则），曰肺死。

3b. **真肺脉**：真肺脉至，大而虚（气之无根，虚浮无力），如毛羽中人肤（独涩轻飘貌），**色白赤不泽，毛折乃死**。

4a. **死肾脉**：死肾脉来，发如夺索（强劲紧急，沉挺而无柔和），辟辟如弹石（极坚之貌，来去落差大），曰肾死。

4b. **真肾脉**：真肾脉至，搏而绝（搏之极，阴已竭矣），如以指弹石状（尘而坚硬，来去落差小），辟辟然。

5a. **死脾脉**：死脾脉来，锐坚如乌之啄（锐者脉脊之短锐），如鸟之距（质态坚硬而无柔和），如屋之漏（点滴无论次，脉代，休止频率高），如水之流（如溪水之流淌，水流小而无起伏，去而不返。《脉经》将流写作溜，义长），曰脾死。

5b. **真脾脉**：真脾脉至，弱而乍数乍疏（和缓全无，势弱而无力矣。乍数乍疏，躁而不鼓。《脉经》一本将数写作散，与疏相应）。

按：《素问·玉机真脏论》在描述真脏脉时，附有关于肤色变化的论述，如"真肺脉至，大而虚，如毛羽中人肤，色白赤不泽，毛折乃死"。五脏皆以毛折死者，是因五脏皆靠胃气养，胃气无则皮毛枯，于是不泽而毛折者乃精气尽败，故皆死。又，白本肺金之色，赤乃心火之色，故"色白赤不泽"，乃火之克金，是贼邪见矣。

附：本章框架图（五脏脉论）

脏平脉〔脏象（脉气、时气、脏象、象点），平脉通式，平脉分解（肝平脉象，心平脉象…）〕

脏病脉
- 逆反之脉（时脉之逆、证脉之逆、形脉之逆、病传之逆、生机之逆、脏象之逆）
- 病脉通式（脏病脉象＝胃气失充之象 －＋－ 脏气失中之象 －＋－ 时气映脉之象）
- 病脉分解（肝病脉象、心病脉象、肺病脉象、肾病脉象、脾病脉象）

垂死脉〔损脉（脉四损、脉五损、脉六损），怪脉〔屋漏、弹石、解锁、虾游、鱼翔、釜沸）〕

脏死脉〔脏死脉气（脏死脉气＝脏气＋病气），脏死脉解〔死肝脉，真肝脉）〕

本章阅读指导

本章创新理论

第三章是"诊脉方法"，在其他人的书中诊脉方法通常都是在基础理论篇的前章讲解，而本书的作者却将它安排在最后一章。很多读者看了都会有疑问，其不知作者的这一安排是经过考证的，因为不论是脉证分析还是诊脉推病，都需要掌握大量的理论数据，没有足够的基础理论就要给患者诊脉推病，不仅是纸上谈兵，还会浪费很多的时间精力，这是不明智的做法。在这一章中，作者插入了十几条古医文，看上去好像无关紧要，可是当您将28脉读完回过头来再读就会另有收获了。所以这一章中的古医文，初学者可以暂且不读。

第三章的创新内容主要分布在第二节，是指"四纲规格"和"诊脉推病"。四纲规格主要是针对传统数据中的象证分析及诊脉推病中的象素提取所设计的，实际是向读者提供了一套完整的可参数据。

在诊脉推病中，作者富有创意地推出了"四纲脉解图"，这对规范辨证推病思路及快速把握诊脉推病的基本规律都有帮助。公式化及纲体化的讲解模式，是以往任何一本脉书所没有的，这是本书的又一个看点。

第三章　诊脉方法

第一节　诊脉要求

一、时间要求

古医文 01："诊法常以平旦（平旦卯时），阴气未动，阳气未散，饮食未进，经脉未盛，络脉调匀，气血未乱，故乃可诊有过之脉。"（《素问·脉要精微论》）

古医文 02："持其寸口，数其至也，五十动而不一代者，五脏皆受气。"（《灵枢·根结》）

诊脉的时间要求，包含两项内容：一是对患者言（急重病患者除外），诊脉的最佳时间是在清晨，要求患者不进饮食，心情平静，尽可能不做运动；二是对医生言，要求医生专心诊脉，平气调息，细诊一部脉必须候满 50 动。现代临床要求，细诊一部脉所用的时间不得少于 60 秒。

在我国古代，人们都有日出而起、日落而息的作息习惯，大臣们上朝在卯时，农民日出而耕，商铺开门的时间也很早，因而有公职的人上班又称点卯。现代不同了，现在不仅有电灯照明，还有电视、电脑等娱乐办公设备，因而好多人都有晚睡、晚起的习惯。按上班的时间来说，多数人都习惯于早六点左右起床。因而诊脉的时间定在早晨 7：00～8：30 比较合理，要求患者最好不进饮食，或者少吃一点易消化的低能量食物，起床之后尽量少做运动。

二、体位要求

古医文 03："病者侧卧，则在下之臂被压，而脉不能行；若覆其手，则腕扭而脉行不利；若低其手，则血下滞而脉滞；若举其手，则气上窜而脉驰；若身覆，则气压而脉困；若身动，则气扰而脉忙。故病轻者，宜正坐直腕仰掌；病重者，宜正卧直腕仰掌，乃可诊脉。"（《王氏医存》）

诊脉的体位要求，是针对患者言：一是对"轻病患者"，医生当提示患者松开袖口，松解腕部之饰物（包括手表），指示其正坐在自己的侧面，医生要随着患者的坐姿调整自己的坐势，以避开患者之气息，随后指导患者将前臂自然伸平，掌心向上（直腕仰掌），手腕自然放置在脉枕上，使其腕部与心脏的位置大致持平，掌指自然放松（五指松屈）；二是对"重病患者"，医生当协助患者的家人使其平卧，让患者的两臂沿其身体两侧自然平伸，掌心向上，手腕也当放置在脉枕上（尽可能呈自然态），并使其掌指尽量放松。

三、指位要求

古医文 04："是必三指齐截，斯中指翘出，而后节节相对，自不待腕之能舒，而节无不转，转无不灵矣（医生无需考虑自己的腕部舒展情况，只要指节能灵活展转就可以了）。第食指肉薄而灵，中指则厚，无名指更厚木，故必用指端棱起如线者，名曰指目，以按脉之脊。无论洪大弦革，即细小丝微（即，就是，即便是），咸有脊焉。不啻睛之视物，妍媸毕判，故古法称诊脉曰看脉。"（《学古诊则》）

古医文 05："卢氏所用指目，正人指内动脉所出之处。若此脉正与病者之脉相击，将疑病脉之大而有力矣。似不如用螺纹略前者正压脉上，为常法也。但指在脉上，须有进退展转，巧为探取之法，心灵手敏而不涉成见，庶得之矣。"（《脉义简摩》）

古医文 06："凡初下指，先以中指端按得关位，掌后高骨为关，乃齐下前后二指，为三部脉。前指寸口也（寸口，指寸部），后指尺部也。"（《伤寒活人书》）

古医文 07："长人则下指宜疏，短人则下指宜密。"（《脉诀汇辨》）

诊脉的指位要求，本书作两项解释：一是对切触各部脉体的手指部位的解释（何为指目？），二是对置于寸口三部的手指分布位置的解释（三指如何定位？）。

古人称诊脉为看脉，称切触脉体的指端部位为指目。指目是指端最敏感的部位，古时专指"指端棱起如线处"（图6A）。除了指目，我们还可以取

"螺纹略前处"切脉（图6A）。但是人的指头内部都有动脉，诊脉时绝不可将自己的指内动脉误作为患者之脉。

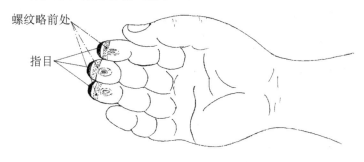

图6A

1. 三指的正确定位（解释1）——三指在三部中的定位要有顺序，且要考虑脉口长度（脉口长度，通常与自身的身高、臂长成正比）。切脉时三指皆呈弓形，指头平齐，以指目或螺纹略前处按于脉口（图6B）。具体做法如下：先将中指定于关部（掌后高骨处为关部），随后余指齐下，次将食指定于寸部（关前为寸），无名指定于尺部（关后为尺），接着便是调整三指的疏密程度。然而医生与患者相比，身高未必相等，体态未必相同；而且手臂有长短，手指有粗细……，诸多因素都要考虑进去。

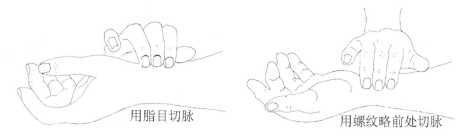

用脂目切脉　　　　　　　　用螺纹略前处切脉

图6B

2. 三指的疏密程度（解释2）——诊脉时三指的疏密程度的确定，必须考虑患者的身高、臂长等因素（患者与医生相比）。身材较高者（指患者），布指宜疏（指医生），身材较矮者（指患者），布指宜密（指医生）；手臂较长者（指患者），布指宜疏（指医生），手臂较短者（指患者），布指宜密（指医生）。此外，医生手指的粗细也要考虑进去（与一般形态的手指相比，粗者宜密，细者宜疏）。

按：诊小儿的脉，脉理与成人相同。但因小儿的脉口太短而容不下医生的三个指头，故策用单指候诊，很多医生都是用食指诊小儿的寸口脉。

四、指力要求

古医文 08："初持脉，如三菽之重，与皮毛相得者，肺部也；如三六菽之重，与血脉相得者，心部也；如九菽之重，与肌肉相得者，脾部也；如十二菽之重，与筋平者，肝部也；按之至骨，举指来疾者，肾部也。"（《难经》）

古医文 09："心肺俱浮，以皮毛取之而得者，肺之浮也，以血脉取之而得者，心之浮也，故曰浮脉皮脉。肝肾俱沉，以筋平取之者，肝之沉也，以至骨取之而得者，肾之沉也，故曰沉脉筋骨。肌肉在浮沉中间，故曰中候也。"（《医宗金鉴》）

古医文 10："《刊误》曰：浮以候腑，沉以候脏，中以候胃气。又有谓浮候经、中候腑、沉候脏者，皆不必拘。大概寸关尺，候身之上中下；浮中沉，候经络脏腑之表里；而上下去来，候阴阳血气之升降嘘吸者也。"（《脉义简摩》）

古医文 11："轻手取之曰举，重手取之曰按，不轻不重，委屈求之曰寻。初持脉轻手候之，脉见皮肤间者，阳也，腑也，亦心肺之应也，所谓浮按消息是也。重手取之，脉附于肉下者，阴也，脏也，亦肾肝之应也，所谓沉按消息是也。不轻不重，中而取之，脉应于血肉之间者，阴阳相适，中和之应，脾胃之候也，所谓中按消息是也。"（《脉诀刊误》）

<指力要求>有两项内容，一是指力的规范，二是指力的运用。

1. 指力的规范——指力有三种"举、寻、按"，又称"浮取、中取、沉取（包含伏取）"。浮取（指力轻），指目在浮域；中取（指力不轻不重），指目在中域；沉取（指力重），指目在沉域。其实，沉取中还包括伏取（指力最重），伏取指目在骨间（沉域的底区）。

2. 指力的运用——指力的运用，主要是寻找脉脊、确定脉位、动察脉象。由于指力具有大小和方向，因而在动察脉象的过程中指力的合理调节也十分的重要。

（1）寻找脉脊（阶段1）：三指在三部定位以后，就要开始寻找脉脊。三指平布，同时切脉，指力从轻到重（浮→中→沉），谓之总按。

手指诊脉，一要靠理论，二要靠感觉。这里所说的感觉是指脉动情况在指目中的影像反映，于是当指下始有影像反映时，手指所感觉到的脉体部位就是脉脊（脉脊如同房脊）。

（2）确定脉位（阶段2）：寻到脉脊之后，便是确定脉位。先以单指分诊寸关尺，其过程是（假定医生是用右手诊脉）：先用食指诊寸脉，诊寸脉毕则微微抬起食指，再以中指诊关脉；诊关脉毕，则微微抬起中指，再以无名指诊尺脉。初诊时，先重指切骨而后徐徐举指至皮毛，次按浮中沉之序候气，指下脉动最明显的脉体位置便是脉位，通常用"浮、中、沉、伏"等来表示。

诊脉时一定要注意：诊胖人的脉时，指力相对要大一些，因为胖人的形质较常人的厚；诊瘦人的脉时，指力相对要小一些，因为瘦人的形质较常人的薄。

（3）动察脉象（阶段3）：脉位确定之后，便是动察脉象。审脉时医生要适当地调节指力，使指目在脉位之上下做小空间内的移动，但不能离开脉体的动象范围。从诊脉的程序上看，动察脉象也是审脉工作的开始。

第二节　诊脉方法

一、诊脉程序

诊脉的基本程序：

1. 确定三部（准识指目，疏密三指，三指三部）

2. 调配指力（寻找脉脊，确定脉位，动察脉象）

3. 审察脉象（审脉之根，察脉之神，审脉之势，察脉之形）

4. 建立象证关系

1. 确定三部

（1）准识指目：准确地运用指目或螺纹略前处切脉。

（2）三指三部：依次将中指、食指、无名指，分别定于关部、寸部、尺部。

（3）疏密三指：参考患者的身高、臂长等相关因素，确定三指的疏密程度。

2. 调配指力

（1）寻找脉脊：以单指或三指同时按脉，指下刚好有影像反映时，指下的脉体部位便是脉脊。

（2）确定脉位：单指诊脉，按浮、中、沉之序候气，指下最明显的脉体位置就是脉位。

（3）动察脉象：审脉时使指目在脉位之上下做小空间内的移动，开始动察脉象。

3. 审察脉象

（1）审脉之根：详见＜审脉方法＞

（2）审脉之神：详见＜审脉方法＞

（3）审脉之势：详见＜审脉方法＞

（4）审脉之形：详见＜审脉方法＞

4. 建立象证关系

中医将脉象或象素与病证之间的系列关系统称为象证关系，象指脉象、象素，证指病证。建立象证关系是中医脉诊中的一项重要内容，它融合了28种脉象中的很多数据，而且大部分的传统数据都分布在《下篇》。从临床上讲，建立象证关系的过程也就是诊脉推病的过程，诊脉推病的方法我们很快就会讲给大家。

二、审脉方法

（一）审脉指法

（1）初诊久按

初指时间短，久指时间长。初诊为刚开始诊脉，为粗略的察看或审察，候脉不足五十至；久为详细的审察，候脉通常在五十至以上。从诊脉的过程来看，初诊与久按是以诊脉的细致程度来划分的两种审脉指法，这两种指法的巧妙结合对审脉质量的提高颇有帮助。

具体的问题须做具体性的分析，抽象的问题需做喻象性的分析。为了提高读者的分析能力及实践能力，我们将《重订诊家直诀》中的一些相关句子摘录出来，供读者阅读（初学者可先不读）：

摘录1："如下指浮大，按久索然者，正气大虚之象，无问暴病久病，虽证显灼热烦扰，皆正衰不能自主，随虚阳发露于外也。"

摘录2："下指濡软，按久搏指者，里病表和之象，非脏气受伤，即坚积内伏，不可以脉沉误认为虚寒也。"

摘录3："下指微弦，按久和缓者，久病向安之象，气血虽殆，而脏气未败也。"

摘录4："大抵病人之脉，初下指虽乏力，或弦细不和，按至十余至渐和者，必能收功；若下指似和，按久微涩，不能应指，或渐觉弦硬者，必难取效。"（均摘录于《重订诊家直诀》）

（2）单诊总按

独以一指诊脉为单诊，以三指同时按脉为总按。单诊与总按，是审脉时不可缺少的两种审脉指法，这两种指法的交替运用不仅可以有效剔除单诊时可能出现的假象，还可以提高审脉的质量和速度。

理论未必都是真理，经实践反复验证是正确的理论才是真理。对待传统的中医理论，首要的任务是继承，因为有继承才会有创新，有创新才会有发展。下面的句子也摘录于《重订诊家直诀》，论述精辟，对提高读者的辨别能力及推理能力都有帮助（初学者可先不读）：

摘录1："凡单诊弱、总按强者，此必其脉弦滑。一指单按，气行自畅，无所搏激；三指总按，则所按之部位大，气行不畅而搏激矣；此脉本强，而总按更强于单按也。单按强、总按弱者，此必其脉气本弱。但食指较灵，单按指下较显；名、中二指较木，总按即不显其振指也；此脉本弱，而总按更弱于单按也。"

摘录2："单按细、总按大者，是其脉体弦细，而两旁有晕也。总按指下部位大，而晕亦鼓而应指矣。如总按大、单诊细者，其细多是指下梗梗如弦，起浮不大，其中气之怯弱可知。更有单按浮、总按沉，单按沉、总按浮者，其浮即晕也（晕为虚阳鼓脉之象。阴阳互根，阴虚已久则必致阳虚，阳虚已久则必致阴虚。阴虚而不留舍其阳，单按之，阳气搏指，故脉见于浮，此为晕；总按之，阳气溃散，故脉见于沉。阳虚而不充鼓其脉，单按之，阳气躲闪，故脉见于沉；总按之，阳气困迫，故脉见于浮，亦为晕）。抑或脉体本弱，轻按气无所搏，力不能鼓，重按气乃搏鼓也。"

摘录3："单按大、总按细者，必其人血虚气燥，脉体细弱，而两旁之晕较盛也。食指灵而晕能应指，名、中二指木，而晕不能应指矣。单诊大、总按细者，其细多是指下驶疾，累累似滑，是气不足于上充，而勉强上争也，其中气之竭蹶更可知矣，强弱亦如是也。总是禀赋薄弱，或劳倦内伤，或久病气血困惫，胸中窄狭，动作乏力，乃多见之，是因虚生实，清浊混处，气郁不舒之象也。"

摘录4："又有医者，操作用力，指尖动脉盛大，与所诊之脉气相击，而亦见盛大者；又有医者，久行久立，指头气满，皮肤贲起，因与脉力相隔而不显者（此言诊脉时经常遇到的两个问题，也是医生在诊脉时必须排除的两个干扰因素）。此皆极琐细之处，前人所不屑言，而所关正非浅鲜也。大抵单诊、总按，而指下显判大小强弱之有余不足者，其有余总属假象（脉本虚弱，不论单诊或是总按，其脉皆当弱小；若反见脉象明显有余，或显强，或显大者，皆属于假象）。在无病之人，固为正气衰微，即有病之人，亦正气不能鼓载其邪，使邪气不能全露其形于指下，而微露此几希也。当以正虚邪实例治之，固不得重于用攻，亦不得以为邪气轻微，专于用补也（此属辨证施治之法，建议读者深摩其理）。"

（二）审脉技巧

（1）审其脏腑：浮主候腑，沉主候脏，中主候胃气。

（2）审其表里：浮主候表，沉主候里，中主候表里之中间（浮主皮肤及络脉，中主肌肉及经脉，沉主筋骨及体腔内）。

（3）审其阴阳：浮候腑，浮中之浮候腑中之阳，浮中之沉候腑中之阴；沉候脏，沉中之浮候脏中之阳，沉中之沉候脏中之阴。

（4）审其虚实：虚者正气不足，实者邪气有余（皆病脉）。虚者，为气、为血、为阳、为阴、为精、为津；实者，为寒、为风、为湿、为热、为燥、为暑、为火。

按： 古人将寸口的每一部都分成上中下三个区域，称其浮、中、沉，本书又称其为"浮域、中域、沉域"，而且每个区域都可以再分。比如，浮域又可再分成上下两个分域，分别称其为浮中之浮和浮中之沉；同样，沉域也可再分成上下两个分域，分别称其为沉中之浮和沉中之沉。同时，沉和浮还可以根据指目所切触的脉体深度而理解为指力的大小。

很多读者对"浮主候表，沉主候里"都很理解，但对"浮主候腑，沉主候脏，中主候胃气"却甚难领会。意会地讲，在寸口内，斯腑气运行于上，脏气运行于下，轻取之，腑气显，脏气不显，故"浮主候腑"；重取之，腑气躲，脏气乃显，故"沉主候脏"；中取之，脏腑之气均不当显，斯显者乃其养气，即水谷之精气，又名胃气，故"中主候胃气"。而且审脉中我们还会发现，脏脉与腑脉，其脉象好似从两个脉道中发出的，并不像来自于同一个脉道。这种现象的出现，为我们分辨脏腑之脉提供了细辨条件。这种能够自然调配脉象信息，并将其分路发射出去的现象，本书称其为脉口的自然调射现象。

三、审脉内容

从根本上讲，审脉内容包括：

1. 审脉之根：沉候乃三候之根，尺部乃三部之根；两肾乃五脏之根，命门火乃生机之根。

2. 审脉之神：神指胃气（物质和功能），神指血气（物质和功能），神指脉动的神态（脉体的行态）。

3. 审脉之势：气以动显，气者见于势（气盛则势盛，气衰则势衰）。

4. 审脉之形：血以形显，血者见于形（血实则形实，血虚则形虚）。

按：有关"势和形"，我们在"四纲结构"中就作了讲解，是从脉力及柔和度上引出的，并围绕哲学中的质和量而展开的论述，读者可以参考这部分内容。对于"气、血、势、形"，周学海在《脉简补义》中有两段精辟的论述，现摘录下来供大家阅读：

摘录1："气，无形也；血，有形也。气，动也；血，静也。动则无形者形矣，静者之形亦因动而见矣。然推其本，则气以动昭也，血以形显也。故候气者观其动，候血者观其形。"

摘录2："血，有形者也，故脉以形见，血实形实，血虚形虚。气，有势者也，故脉以势见，气盛势盛，气衰势衰。"

四、诊脉须知

（一）注意事项

（1）叮嘱患者：对有预约的患者，诊脉时间最好安排在早晨八点之前，并嘱咐患者最好不吃东西，或在一个小时之前少吃一点易消化的清淡一些的食物，比如喝一点粥或吃一点稀饭；嘱咐患者不要做太多的活动，不要吸烟，不要喝饮料，心情要放松。

（2）询问患者：对没有预约的患者，诊脉前医生一定要问清患者的饮食情况，比如吃了什么东西，是什么时间吃的，有没有饮酒或喝饮料等；并要了解患者的交通情况，如果路途较远则要让患者休息一下。

（3）劝慰患者：如果患者的情绪不够稳定则要劝慰患者，待其情绪平稳后再诊其脉。

（4）修整指甲：医生必须经常修整指甲，保持指甲平滑，以免诊脉时切伤患者的皮肤；诊脉时也要使手指温和，手指太凉会刺激患者的皮肤而影响或改变患者的脉象。

（二）四纲规格

<脉体四纲理论>的建立引出了象素的概念，这为脉象的细腻化分析提供了理论支持。象素是脉象的结构要素，也是脉象的组合元素，是剖析脉象、联系病因及病证的信息公式。从临床上讲，诊脉首先是提取象素，如果象素的提取出了问题就会影响到推病。为了引导读者快速准确地提取象素，我们有原则地将一些象素放在四纲中，称其为"四纲规格"。如图，

<位置纲>中的象素：浮、沉、伏（脉位——偏高、偏低、更低，脉脊——跷、立盘坐、倚卧）。

<体质纲>中的象素：脉力（有力为实、无力为虚），柔和度（柔和——柔软有弹性，不柔和——偏软少弹性或偏硬）。

<形态纲>中的象素：长短（脉脊）、粗细（脉体）、厚薄（脉囊）、滑润涩（脉囊—形态，脉质——质态）、紧松弛（脉囊）。

<动态纲>中的象素：脉速（快——数、疾，慢——缓、迟），脉律（代、促、结），行态（姿态及精神——挺、摆、抖、慌、茶）。

（三）象义会通

我们讲解完象义会通之后，马上就会进入下一个环节的诊脉推病。在利用象素推病之前，我们得先了解一些象素的含义，会通这些象素的含义之后才能够进行推病，也就是建立象证联系。周学海在《重订诊家直诀》中有一项讲解叫"24象会通"，讲的就是这部分内容：

〇浮沉，以诊气之升降也。阳不能降，则脉见于浮；阴不能升，则脉见于沉。前人每以脉之在浮、在沉，与脉之能浮、能沉相混。能浮、能沉，乃高深之义也。

〇迟数，以诊气之躁静也。躁有因热、有因燥，静有因寒、有因虚，而皆有因郁。

〇强弱，以诊势之盛衰也。应指有力谓之强，无力谓之弱。《内经》凡言脉之大小，多指动势之盛衰也。

〇刚柔，以诊形之软硬也。形软有因血虚、有因湿热，形硬有因血实、有因风寒，此即《内经》之所谓缓急也。

〇滑涩，以诊形之枯润也。血有余则脉滑，血不足则脉涩。然血由气行，故亦可征气之盛衰。云气血必有津以载之，始能推行滑利。故《内经》以滑为阴有余，涩为阳有余，阴即津液也。

〇断续，以诊气血之通塞盛衰也。有形之断续，长短是也；有动之断续，促结涩代是也，此条专言动之断续。应指有力、有神属于通塞，无力、无神关于盛衰。亦有无力而有神者，微衰而兼涩也。来去停均、五十不代，谓之续；叁伍不调、有来有去，谓之断。其败也，虾游、鱼翔、屋漏、雀啄。塞者血塞也，衰者气衰也，败者气血俱败也。

〇长短，以诊气之郁畅也。气畅则虽弱而亦长，气郁则虽强而亦短。按：气有出入，有升降。出入，横也；升降，直也。风寒外束，气出不利，脉来弦紧；痰饮中结，气升不利，脉来厥厥如豆，是长短皆有气郁也。经曰：长则气治，短则气病，亦言其大概而已。

〇厚薄，以诊血之盈虚也。以形体言，非浮沉之谓也。故有浮而厚，有沉而薄。浮中沉三候俱有，按之不断，谓之厚；仅在一候，按之即断，谓之薄。

〇宽窄，以诊气血之寒热盈虚也。气热则血涨，气寒则血消；血实则气充，血虚则气怯。

○敛散，以诊气之寒热也。以两旁之边际言，非宽窄之谓也。宽窄指脉体之大小，敛散指边际之清浊。故气寒血盈，宽而亦清；气热血虚，窄而亦浊。亦非刚柔之谓也，刚柔指脉体之硬软，敛散指脉边之紧松。故血虚气寒，软而亦紧；血实气热，硬而亦松。脉中有脊，而两旁浑浑不清也。

○粗细，以诊气血之寒热盈虚也。宽厚相搏谓之粗，窄薄相搏谓之细。

五、诊脉推病

（一）纲目合推

从哲理上讲，任何事物的产生或存在都是矛盾双方相互作用的结果，它必然经历了一个从对立到统一的辩证过程。打个比方说，假如您和对方在谈一份协议，您提出了一个条件，对方提出了一个要求，此时条件和要求之间就存在着对立。这种对立只有在双方达成了协议时才会转向统一，可见协议中的统一是包含了双方意愿的彼此都认可的和谈结果。相仿，

脉位在浮（条件）＋虚纲之目（要求）——→芤脉、革脉、散脉（统一）

脉位在沉（条件）＋实纲之目（要求）——→牢脉（统一）

矛盾具有两个方面，称之为矛盾的主要方面和次要方面；从某种意义上讲，次要的必须服从主要的。打个比方说，一个人可以同时拥有两套房子，但他/她绝不可能使其全身同时处在这两套房子里；这时我们就将他/她所居住的那套房子视为主要的，另一套房子则为次要的。同理，

动态纲之律纲（主要的）↗休止有规律者（按律纲分）：代脉
动态纲之速纲（次要的）↘休止无规律者（按律纲分）：结脉、促脉
动态纲之速纲（主要的）↗脉动较快者（按速纲分）：促脉
动态纲之律纲（次要的）↘脉动较慢者（按速纲分）：结脉、代脉

由此可见，纲目中的合推也是一个阶梯性的推理过程（此如 1＋1＝2，2＋1＝3，二者合一，逐步深入…）。

（二）诊脉推病

诊脉也是为了推病，诊脉不仅是获取脉象信息的过程，也是了解人体的

功能情况和健康状况的过程。从传统意义上讲，诊脉是靠脉象推病；但从根本上讲，诊脉主要是靠象素推病。象素是脉象的结构要素，也是脉象的组合元素，很多中医把不准脉，其中很大的一个原因就是他们没有将象素从脉象中完全提取出来。

利用 <脉体四纲理论> 进行诊脉和推病是本书的一个创新，希望读者都能用心领会并掌握这种方法。

1. **诊左关脉**〔诊肝脉，沉取〕（模拟化的诊测数据）

> <位置纲> 中的象素：沉（脉位偏下）
> <体质纲> 中的象素：有力（脉力），坚实（柔和度低，质态偏硬）。
> <形态纲> 中的象素：大（脉粗大）
> <动态纲> 中的象素：缓（一指脉速，脉行比常脉稍慢；二指行态，脉行不够从容）。

推理（象素分析）：脉动"有力"为脉中有邪气，质态"坚实"为阴毒积聚，"大而沉"为体态臃肿之象，"缓"为脉行不振、缓慢。"沉而有力"为里实（肝木实），"大而沉缓"为体大身重行缓（建议查肝，看有无肿大、痞块或硬化?!）。

结论（象证关系）：肝脉"沉大实缓"（脉动有力、质态坚实，统称为"实"），为肝气郁滞（为脘腹满、为胁肋胀痛、为心烦、为郁闷、为厌食），为肝硬化，为肝部有肿块（上述情况均为可能!）。

2. **诊右关脉**〔诊胃脉，浮取〕（模拟化的诊测数据）

> <位置纲> 中的象素：浮（脉脊偏上）
> <体质纲> 中的象素：无力（脉力），软而湿润（均指质态，柔和度低，软而湿润为"濡"）。
> <形态纲> 中的象素：大（脉粗大）
> <动态纲> 中的象素：缓（一指脉速，脉行比常脉稍慢；二指行态，脉行不够从容）。

推理（象素分析）：脉动"无力"为气虚（阳虚），质"软"为血虚（阴虚），质态"湿润"为脉内有湿气（湿滞）。"大而浮"为气多血少（气多则热，热挟湿则腐血，使人体物质腐败），"缓"为气行无力、为湿气粘血。"浮而无力"为阳气虚（胃土虚），"浮大而湿润"为湿热郁闷（建议查胃，看有无溃疡、糜烂或水肿?!）。

结论（象证关系）：胃脉"浮大虚缓而濡"（无力为虚，软而湿润为濡），为胃虚满（饥不欲食或厌食），为胃胀疼（胃脘胀痛），为胃中虚热挟湿（为胃部溃疡，为糜烂性胃炎——上述情况均为可能!）。

附：本章框架图（诊脉方法）

诊脉要求
- 时间要求（诊脉的最佳时间是在清晨,细诊一部脉所用的时间不得少于60 秒）
- 体位要求（对轻病患者…,对重病患者…）
- 指位要求（三指的正确定位,三指的疏密程度）
- 指力要求〔指力的规范(举、按、寻),指力的运用(寻找脉脊,确定脉位,动察脉象)〕

诊脉方法
- 诊脉程序(1. 确定三部,2. 调配指力,3. 审察脉象,4. 建立象证关系)
- 审脉方法〔审脉指法(初诊久按,单诊总按),审脉技巧(审其脏腑,审其表里,审其阴阳,审其虚实)〕
- 审脉内容(审脉之根,审脉之神,审脉之势,审脉之形)
- 诊脉须知(注意事项,四纲规格)
- 诊脉推病〔纲目合推,诊脉推病(1. 诊左关脉…,2. 诊右关脉…)〕

下篇　四纲脉解

　　从本篇起我们会接触到很多传统数据，这些都是古人留给我们的脉诊经验，因而又叫经验数据。我们之所以称其为数据，是因为这里涉及到了脉证方面的精度问题。我们知道，问题一旦涉及到数据就会强调精度，也就是说这类问题对精度的要求相当的高，诊脉推病就是。诊脉在四诊中被称作切，位居四诊之末，古人谓其为巧。巧乃精工之作，探取之法，是技术和经验的完美结合。技术是历练出来的，书本中的经验我们可以学习吸取，而且在历练中我们自身的经验还会得到丰富。

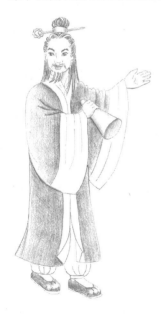

　　过去一遇到"一脉多证"就会感到头疼，是因为我们不知道所以然。掌握了＜脉体四纲理论＞之后我们就会发现，所谓的"一脉"并非是象素完全相同的一脉，是因其已知象素相同而权作"一脉"，又因其隐蔽象素不同而分主"多证"。由于古人留给我们的脉证数据大多都存在着缺纲现象，这就给我们的论证工作带来了困难。为了排除这些困难，我们就要设法制定出一个能够解决这类问题的策略。对初学者来说，最好的策略就是"缺纲补纲"，也就是先将隐蔽象素提取出来，再将一些象素填加进去。这样做不仅能使其象证关系清晰化，还能提高我们的实践能力。但是，在讲解中我们不能对每一个象证关系都做象素的填补，有些工作还得靠读者自己来完成。为了省去一些重复性的解释，本书设计了几个意义性的符号，要求读者尽快熟记：

　　"—"，表示不确定或因脉而定；"×"，表示缺少或不论；"□"，表示将议。

第一讲　位置纲脉解

位置是指脉体与三候之间的位置关系，脉位是指在三部之中诊得脉气，其质象表现最明显的脉体位置，或者说以适当的指力诊得最显脉象时指目与三候的对应关系。诊脉需要用指力，有指力就会有浮沉。浮沉的说法虽有不同，但其意义却大体相通。因而每当涉及浮沉，读者都当从指力、脉脊及脉位上去考虑。于是，＜位置纲＞也称＜浮沉纲＞，纲中有3个目：浮脉、沉脉、伏脉。

1. 浮脉：脉见于皮毛，脉位在肤脉（在肤或在脉）。

2. 沉脉：脉见于筋骨，脉位在筋骨（在筋或在骨）。

3. 伏脉：脉见于骨间，脉位在骨间（腕后桡骨之凹偏内侧间）。

1. 【浮脉】

古医文1（脉名）："**浮，轻手乃得，重手不见。为阳，为表。**除沉伏牢三脉之外，皆可互见。"（《陈修园28脉纲目》）

古医文2（脉象）："浮，阳脉也，按之不足，举之有余，脉在肉上行也，瞥瞥如羹上肥。"（《东医宝鉴》）

古医文3（单脉）："浮脉主表，里必不足，有力风热，无力血弱（有力之浮，为淫风浮荡，为邪热蒸腾；无力之浮，为阳气虚浮，为孤阳上越。浮脉阴虚血弱，升力大而重力小）。"（《四言举要》）

古医文4（单脉）："浮为中气虚，为阴不足，为风，为暑，为胀满，为不食，为表热，为喘急。此脉随病见也。"（《脉义简摩》）

古医文5（兼脉）："浮紧伤寒[②]（浮为病在表，紧为寒。寒伤皮毛则腠理闭，故脉紧；腠理闭则热，气怫郁，故脉浮），浮缓伤风，浮数伤热（浮为邪气犯表之象，数为热），浮洪热极（浮为脉脊偏上，洪为血热若沸之象。故浮洪为脉体扩张，为热极），浮洪而实，热结经络（浮洪为气腾血热之象，实为盈而有力。故浮洪而实，体大力大，为邪热内结之象，为热结经络）。浮迟风湿，浮弦头痛，浮滑风痰，浮虚伤暑，浮濡汗泄，浮微气虚，浮散劳极。"（《脉义简摩》）

古医文6（兼脉）："浮迟表寒，浮洪表热，浮缓中风、风湿，浮濡伤暑，浮滑风痰，浮细气虚（浮为脉见于皮毛，细为气血两虚之象。又浮候气，故浮细为气虚），浮涩血虚（浮为气多，气与血相比；涩为脉道不润，即血少。故浮涩为血虚，为脉道不润之象），浮散极虚（浮为气多血少，散为气散，血不舍气之故。故浮散为血虚至极，以致气无所居，为阴血欲竭、阳气欲脱之候）"（《脉学阐微》）

一、脉象

1. 脉象

浮脉（脉象）：举之有余，按之不足，如水漂木，如捻葱叶。

*举之有余，阳气有余，浮取脉当有力；按之不足，阴血不足，沉取脉当虚软。

*如水漂木，漂浮之貌，轻举便得；如捻葱叶，举之若坚，按之虚软。

按：给脉象命名就像给孩子起名字一样，脉名可能是代表了脉象的一些特点，但并不代表脉象的所有特征，脉象的具体特征要看脉象的定义内容。浮脉是脉象，它的特征性象素是浮。从定义上看，浮脉是阴虚阳盛之脉，也可以说是气多血少之脉，脉中可能有病气，也可能没病气。这类脉的特点是浮取有力，沉取则不足，质态偏软，形大满指。

经曰"秋脉如浮……故其气来，轻虚以浮，来急去散，故曰浮"，《内经》中所定义的"浮"是秋季肺平脉象，又曰肺脉毛。然而我们现在所讲的是病人之浮脉，与《内经》中的"秋脉如毛……其气来毛而中央坚，两旁虚，此为太过，病在外"相似。

2. 象素

脉浮（象素）：脉脊上顶皮肤，脉见于皮毛。

*脉脊指脉体的最顶部，脉脊上顶皮肤，动则其皮毛亦动，故脉见于皮毛。

按：从四纲理论上讲，只要"脉见于皮毛"，我们就可以称其脉浮（象素），但不能称其为浮脉（脉象）。因为古今所定义的浮脉，当具有"满指浮上，举之有余，按之不足"之特点。

（二）脉因

1. 病人脉浮

脉浮（象素），有因风，有因热，有因虚，有因脱，等等。

（1）脉因风而浮：外邪袭人，以风为先，正虚邪干，入侵于形，风气浮窜，是而脉浮（风邪入脉，浮弦而有力）。又，肝为风脏，肝阴虚则不能潜阳，肝血虚则不能平气，故肝经虚热；热引肝阳上升，化生内风，其脉也浮（肝风之脉，浮大弦，沉取虚软）。

（2）脉因热而浮：邪热入脉，蒸腾动血，热气上鼓，是而脉浮（邪热入脉，浮洪有力）。又，五志化热（五志即喜、怒、思、悲、恐），热多化而为火，其脉也浮（五志化火，其脉浮洪虚缓）。

（3）脉因虚而浮：阴虚则不敛阳，血虚则不舍气，使阳气浮荡，故而脉浮（浮大无力，沉取虚软）。从脉体力学的角度上讲，因虚而浮之脉，由于升力较重力大，故浮，其脉形大。

（4）脉因脱而浮：阴血已竭，阳气上脱，故而脉浮（浮大而散，沉取脉无根蒂）。因脱而浮，浮中之浮取之，脉似有力，但柔和度低，而且沉取时脉空无根。

按：本书将脉浮之浮归结为两类情况：一类种是脉无病质之浮，是指阴虚血虚、阳气上脱等；另一类是脉有病质之浮，是指风邪入侵、邪热蒸腾等。病质有三种形态"气态、液态和固态"，传统医学中的病气及邪气均在病质的定义范围。

2. 平人脉浮

瘦人的肌肤薄，故瘦人之脉多浮。倘若其脉的体质、形态、动态皆正常，则为平脉。秋三月秋金旺，肺气当令，诸脉皆当带毛，毛即浮。

（三）脉证

1. 浮脉（脉象）

＊浮脉主表实，亦主里虚：为风、为热、为郁、为痞、为满，为喘嗽、为中风、为发热，为虚满不食，为伤风头痛，为阴虚血弱。

（1）浮脉主表实：浮取候表，故"举之有余"者为表实。表实者病在表，邪气在经络肌表，其脉浮而有力（浮取有力，但柔和度低）。

（2）浮脉主里虚：沉取候里，故"按之不足"者为里虚。里虚者病在里，阴虚则不敛阳，血虚则不舍气，故阳气虚浮于上，其脉浮大满指（沉取无力，质态虚软）。

按：邪气在脉，胃气必弱，故其脉必失胃气充和之妙。故脉有邪气者，脉动虽为有力，但是柔和度低，而且在行态和质态上皆有表现。《脉理求真》中曰"盖元气之来，脉来和缓（主要表现在质态和行态上）；邪气之至，脉来劲急（主要表现在行态及柔和度上）。必得脉如阿阿，软若阳春柳，方为脾气胃脉气象耳。"

2. 兼浮（象素）

（1）浮缓中风、风湿，浮迟中风、风寒、表寒，浮数风热、伤热。

（2）浮紧伤寒[②]、风寒，浮散气散、劳极，浮虚伤暑，浮洪虚热、热极。

（3）浮软卫弱，浮濡伤湿、自汗，浮弦痰饮、中风、头痛，浮大伤风鼻塞。

（4）浮芤失血，浮滑痰饮、风痰、热痰，浮滑疾宿食[①]，浮涩津血少、营气伤。

──注释──

①宿食（病证）：指饮食久滞肠胃、过宿不化之证，又名宿滞、宿食不化，其病因是饮食不节、脾胃虚弱或虚寒。

②伤寒（病名）：《内经》称外感热性病为伤寒，《千金要方》称外感风寒的太阳表证为伤寒，《伤寒例》称冬季感寒所致之证为伤寒（又名正伤寒）。

按：脉中的"浮缓，中风(《脉学阐微》)，风湿(《医宗必读》)"，属于一脉多证。但从＜脉体四纲理论＞上讲，"一脉"并不是指象素完全相同的一脉，是因其已知象素相同而权作"一脉"，又因其隐蔽象素不同而分主"多证"。为了明示其象证关系，我们对其填加了一些象素：

A. 浮、缓（已知象素）＋慌、软〔*〕（所填象素）＝中风（已知

病证)

B. 浮、缓（已知象素）＋茶、濡〔＊〕（所填象素）＝风湿（已知病证）

＊从行态上看，"风性上行，升发数变"，故中风之脉，浮缓而慌；"湿性粘滞，易阻气机"，故风湿之脉，浮缓而茶。从质态上看，中风之脉，质态虚软；风湿之脉，质态濡润。

3. 诊点

（1）浮主表，有力为表实，无力表虚。

（2）新病脉浮多为风，久病脉浮乃为虚。

（3）浮而有力多风热，无力而浮是血虚。

（4）浮洪而实，热结经络。

（5）浮弦为风，浮涩为虚损。

（6）右尺浮虚，元气不足，命门火衰。

（7）诊客邪暴病，应指浮象可证，若切虚羸久病，当以根气为本。

（8）肝肾并浮，为风水①（水肿）。

（9）浮大而长，风眩②、癫疾，兼洪者癫疾病发。

（10）浮而数，风热入肝经（左关）；浮而促，怒气伤肝（左关），表有痈疽③（随部而论），心胸逆满。

$$\boxed{浮促}>\begin{cases}-寸：痈疽在上焦（寸脉主射上焦，故知痈疽在上焦）\\-关：痈疽在中焦（关脉主射中焦，故知痈疽在中焦）\\-尺：痈疽在下焦（尺脉主射下焦，故知痈疽在下焦）\end{cases}$$

——注释——

①风水（病名）：指由脾肾虚弱及风邪内犯一同引发的水肿，从上肿者为风（面肿），从下肿者为水（胫足肿）。

②风眩（病名）：又名风头眩，指由风热内窜、痰热内乱或痰气上攻等所引发的眩晕，或指癫痫病。

③痈疽（病名）：泛指发在肌肉筋骨间的疮肿，其疮面浅而大者为痈，其疮面深而恶者为疽，《内经》中曰"阴气不足，阳气有余，营气不行，乃发痈疽。"

4. 四纲

* 浮而数，表热（《濒湖脉学》），风热（《景岳全书》）。

　　<位置纲>中的象素：浮（脉脊上顶皮肤）
　　<体质纲>中的象素：□（"□"表示将议）
　　<形态纲>中的象素：大（隐蔽象素））
　　<动态纲>中的象素：数（兼慌者为风，兼鼓者为热）

注：风热，一指风、热相合之邪，一指人体感受风邪所导致的热证。王怀隐曰"风邪伤于皮毛，入于脏腑，则令恶风壮热，胸膈烦闷，目涩多渴，故曰风热也。"（《太平圣惠方》）

解：浮为病在表、为风、为热，数为热。故浮而数，为表热，为风热，其脉大。浮脉，兼慌者风，兼鼓者热（慌、鼓，皆指行态）。风热之脉，浮取有力，多兼洪；表热之脉，浮取未必有力，多兼缓。

5. 六部

浮 <
　－左寸：心伤风，鼻塞，发热，头痛，目眩。
　－左关：风在中焦，心烦，喜怒，恶心，厌食，目胀痛，腹胀溲涩①。
　－左尺：风热客膀胱（脉浮数），下肢肿痛，小便赤涩（小便不利），淋痛，男子小便血，女子崩带（脉浮而艽）。

浮 <
　－右寸：感冒②，咳嗽痰多，胸满气短，肩膊劳倦，或有风痰聚在胸③。
　－右关：中气弱，脾胃虚（脉浮而迟），脘满腹胀，胃有宿食（浮滑疾或浮大而涩），不欲食，灼心胃痛④。
　－右尺：风热客下焦（脉浮数），关节肿痛，大便秘涩（大便难出），淋浊，元气不足，命门火虚（脉浮而虚）。

——注释——

①腹胀溲涩：肝失疏泄，肝气郁结则腹胀，影响津液排泄则溲涩，即小便难（脉浮弦）。

②感冒：肺感风寒，喘嗽，咳白痰，流清涕，头痛，身倦，脉浮紧，或浮迟；肺感风热，喘急，咳黄痰，黄涕，头眩，神疲，脉浮洪，或浮数。自汗者，脉浮濡。

③风痰聚在胸：胸闷，咳嗽，气短，痰有泡沫；少数患者胸中隐痛，呼吸时自觉气不抵气海（脉浮滑）。

④灼心胃痛：风痰在膈，使水谷精微之气不得上输，胃气郁闷，故灼心胃痛，脉浮缓。

2. 【沉脉】

古医文1（脉名）："**沉**，轻手不见，重手乃得，按至肌肉以下。**为阴，为里**。除浮芤革散四脉之外，皆可互见。"（《陈修园28脉纲目》）

古医文2（脉象）："沉，阴脉也。轻手不见，重手乃得曰沉。沉若烂棉，寻之至骨。"（《东医宝鉴》）

古医文3（单脉）："沉为阳郁之候，为寒，为水，为气，为郁，为停饮，为癥瘕，为胀实，为厥逆，为洞泄。"（《脉义简摩》）

古医文4（单脉）："沉脉主里，主寒主积，有力痰食（痰食内积，脉体沉重，故脉沉。痰食之脉，痰气内结，沉取之则痰气冲动，故沉而有力），无力气郁（气郁不宣，脉势受困，久而脉气消沉，故沉而无力。气郁之脉，气不消沉者脉气郁动，浮取则脉不明显，沉取则迫气动，故沉而有力）。"（《四言举要》）

古医文5（兼脉）："沉大里实，沉小里虚（沉主里，大为形大，为邪气有余；小为形小，为正气不足。故沉大为里实，沉小为里虚）；沉迟里冷，沉缓里湿；沉紧冷痛，沉数热极；沉涩痹气，沉滑痰食；沉伏闭郁，沉弦饮疾（沉主水，弦为形直、质韧之象，为痰丝悬聚。故沉弦为水夹痰丝之象，为痰饮，为饮疾）。"（《医宗金鉴》）

古医文5（兼脉）："沉滑痰食，沉实内有积滞，沉数内热，沉紧阴寒，沉弦痰饮壅闭，沉缓内郁寒湿（沉主寒主里，缓为行缓，主湿。故沉缓为寒湿内蓄之象，为内郁寒湿），沉微阳微气虚（沉为重力大而升力小，微是脉势之微，脉力小，阳气少。故沉微为身沉气少之象，为阳微气虚），沉涩血虚气滞（沉为气升无力，涩为津亏血少之象。津亏血少则气行蹇涩，故沉涩为津血少，为血虚气滞）。"（《脉学阐微》）

（一）脉象

1. 脉象

沉脉（脉象）：举之不得，按之有余，如石沉水，如绵裹砂。

＊举之不得，浮取不见，无浮之象；按之有余，阴气有力，或为质坚。

＊如石沉水，沉重之喻，必极其底；如绵裹砂，外柔内刚，按之益坚。

按：沉脉是脉象，它的特征性象素是沉。从定义上看，沉脉是阴盛阳虚之脉，也可以说是气少血多之脉，脉中可能有病气，也可能没病气。这类脉的特点是浮取不见，中取脉不明显或似有若无，沉取有力或质坚。沉脉之"如绵裹砂"（绵，古代指用蚕丝做成的片），说明我们定义的沉脉，诊其沉中之浮具有"沉而滑"之特点，诊其沉中之沉又具有"沉而坚"或"沉而搏"之特点。但是，由于是"裹砂"，因而质坚有些偏过，其义与"石多胃少"相近。经曰"冬脉如营……故其气来，沉而搏，故曰营"，《内经》中所定义的"营"是冬季肾平脉象，又曰肾脉石。

沉脉之"按之有余"者，或为有力，或为质坚。有力者，或为阴气重，或因气郁，或因热极，也有因脉势受困而脉沉者，故沉取乃见，按之有力；质坚者，或因阳气太弱，或因阴性病质映脉，故按之益坚。

2. 象素

脉沉（象素）：脉见于筋骨，脉位在筋骨。

＊沉候脉气，自觉手指按在筋骨上，始见脉动，为脉见于筋骨；再用力则动明显，自觉手指依然按在筋骨上，为脉位在筋骨。

按：从四纲理论上讲，只要"脉见于筋骨"，我们就可以称其脉沉（象素），但不能称其为沉脉（脉象）。因为古今所定义的沉脉，具有"如石沉水，如绵裹砂"之特点。

（二）脉因

1. 病人脉沉

脉沉（象素），有因阳气衰弱，有因阳气郁伏，有因热极似阴，有因病质沉聚，等等。

（1）脉因阳气衰弱而沉：阳气衰弱者，气之升出无力而不能统运营气于表，故其脉沉（久按则微）；若是阴盛，则必生寒，寒则脉迟，故脉沉迟（久按衰小）。

（2）脉因阳气郁伏而沉：阳气郁伏而不发，以致脉气不能浮应卫气于外，其脉脊始见于肌肉之下，故其脉沉（沉而有力，久按不衰）。

（3）脉因热极似阴而沉：热极之脉，体当粗大，但因脉势受困，故浮取不见；沉取迫气动，故形始见（沉实有力，挺挺然）。

（4）脉因病质沉聚而沉：病质是对体内一切致病物质的统称，包括病气和邪气。病质有两类，一类是阴性病质，诸如寒、湿、痰、饮、水等；一类是阳性病质，诸如热、火等。病质的结合物，古人称其为积聚、癥瘕；瘀血，本书称其为病质的前期物。由于阴性病质沉重，映脉而脉沉（或伏）。

按：本书将脉沉之沉归结为两类情况：一类种是脉无病质之沉，是指气降、气陷、气滞、气郁等；另一类是脉有病质之沉，是指寒湿、水蓄、痰食、瘀血、积聚、癥瘕等。

2. 平人脉沉

胖人的肌肤厚，故胖人之脉当沉（胖人得浮脉多是病脉）。倘若其脉的体质、形态、动态皆正常，则为平脉。冬三月冬水旺，肾气当令，诸脉皆当带石，石即沉。

男子阳气盛，其脉寸盛尺弱；女子阴气盛，其脉寸弱尺盛。故男子尺脉常沉，女子寸脉常沉，倘若其脉的体质、形态、动态皆正常，则可视作平脉。

*假设男得女脉，即寸弱尺盛：男子寸弱为不足，病在内；男子尺盛为太过，病在外。假设女得男脉，即寸盛尺弱：女子寸盛为太过，病在外；女子尺弱为不足，病在内。不足为虚，太过为实。内指腔内，尤指腔内的脏腑及器官，包括颅腔内的髓质及血管；外指腔外，尤指四肢及头之表部。

（三）脉证

1. 沉脉（脉象）

*沉脉主里实，亦主里虚：为寒、为水（一名水气）、为气、为郁、为痛，为痰食、为停饮、为病水（水肿），为胁胀、为瘀积、为癥瘕，为少

气、为厥冷、为洞泄。

（1）沉脉主里实：沉取候里，故"按之有余"之里实者，主病为郁、为胀、为积、为痰食……，是因郁积或脉有病质而沉，故主里实。此类脉沉而搏，按之搏指，但柔和度低。

（2）沉脉主里虚：沉取候里，故"按之有余"之里虚者，主病为停饮、为病水、为瘀积、为癥瘕……，是因病质积聚而脉沉，又因阳气不足而言虚。此类脉沉中之浮当沉而虚，沉中之沉当沉而坚，即"按之益坚"。

按：传统的脉诊，基本上是靠背套脉条推病。比如古人说浮脉，脉一见浮后人就往浮脉上套，套得上便是巧合，套不上则难免出差错，因而很难做到周全细致。如今我们有了＜脉体四纲理论＞，就不用再靠背套脉条推病了，而是靠象素推病。不同的象素可以组合成很多脉象，脉象是千变万化的，但象素的内涵及意义是不变的。所以用象素推病，运用起来要比靠套脉条推病灵活得多，而且轻松实际。

本书所定义的沉脉，结合了传统沉脉的很多特点，宗旨是为了与传统的象证数据接轨，也是对传统的经验数据进行象证分析的需要。理论是为实践服务的，必须做到活学活用，这样才会在继承中创新，在创新中发展。比如"沉脉主里虚，主病可为洞泄"，洞泄之脉，如果脉中没病气，其脉象当是"沉而虚"，这与定义中的沉脉"按之有余"不太一致。但是，如果我们说"沉（象素），主病可为洞泄（久病洞泄，气虚脉沉）"，便无可挑剔了，这就是"活学活用"所带来的便利和好处。

2. 兼沉（象素）

（1）沉大里实，沉小里虚，沉细少气；沉虚里虚，沉实里实、积滞、热极。

（2）沉弱寒热，沉微阳微，沉缓里湿、寒湿、水蓄，沉牢冷积，沉结冷积。

（3）沉伏霍乱，沉伏闭郁；沉紧冷痛，沉喘寒热，沉急伤寒、拘痛。

（4）沉滑痰食，沉涩气郁、伤精、痹气；沉数内热，沉迟内寒、痼冷。

（5）沉细气虚血少，虚湿，伤冷饮，精亏气少，下利水谷，四肢逆冷。

按：兼沉之脉，很多书中的经验数据都属于"一兼一或一兼二"的情况，并没有完全涉入四纲。这会提醒我们，在做象证分析的时候一定要将书中的已知象素及脉证关系利用好（比如"沉细"，沉、细均为已知象素），首先要将隐藏在脉证关系中的隐蔽象素提取出来（比如由细推出虚，虚为隐蔽象素），必要时还要往脉象中填加一个或几个象素，目的是使书中的象证关系更加清晰完美。而且要根据寸口与人体及人体脏器的映射关系，让象证关系在寸口的各部脉中"对号入座"。

以"沉细气虚血少，虚湿，伤冷饮，精亏气少，下利水谷……"为例——心脉沉细神气伤（症：怔忡，失眠，多梦等），肺脉沉细肺气伤（症：咳逆，胸满，气短等），兼数呕吐或咯血；胃脉沉细伤冷饮（症：胃胀，胃痛，不欲食等），脾脉沉细虚湿（症：脘腹堵闷，肌痿弱，食不消化等）；肾脉沉细精亏气少（症：小腹冷胀痛，小便滑，或尿频，或尿有余沥等），下利水谷，兼濡尿失禁、尿精或尿血。尺主下焦，尺藏沉细者，妇女则可能是孕脉（月经过月未来者则极可能是孕脉）。

沉细 > 　左寸：心力不足，失眠，多梦，怔忡。
　　　　　左关：肝血不足，善惊恐，筋弱无力，胁胀闷不舒，时刺痛。
　　　　　左尺：肾气损伤，小腹冷胀痛，小便滑或尿频，尿有余沥。

沉细 > 　右寸：宗气不足，咳逆，胸满，气短。
　　　　　右关：中气不足，脘腹堵闷，肌肉痿弱，食不消化。
　　　　　右尺：命门火不旺，下利水谷，四肢逆冷。

3. 诊点

（1）沉而弦涩，主痰红火炽之证。

（2）肺脉当浮，两寸并沉是肺萎（肺痿）。

（3）肝肾并沉，则为石水①（肝肾并浮，则为风水）。

（4）寸脉沉滑，胸中有水气②；有微热，面目肿者是风水。

（5）表寒重者，阳气不能外达，脉必先见沉紧，而后转浮（阳气化热则脉转浮）。

（6）脉沉（象素），有力为里实，无力为里虚，随部而论（如图）。

沉 > 　左寸：无力夜不寐、心悸、恶人声，有力口渴、心烦躁、谵语。
　　　　左关：无力惊恐、筋痿弱、肢节无力，有力多怒、肥气③（肝积）、筋急。
　　　　左尺：无力足寒、腰冷、腰重，有力腰痛、疝痛④、左睾丸偏大。

$$\boxed{沉} > \begin{cases} 右寸：无力虚喘、气短、吐清痰,有力气壅、老痰咳吐不出。 \\ 右关：无力胃寒、恶心、呕吐,有力邪气壅、宿食陈积。 \\ 右尺：无力腰重如带重物、腰痹不能转摇,有力腰痛、疝痛、痢或积。 \end{cases}$$

——注释——

①石水（病证）：指由肝肾之虚所引发的水肿，也指单腹肿（其肝病腹大者，病在肝则相当于现代医学中的肝腹水或肝硬化腹水）。

②水气（病名）：指水饮、痰饮，也指水肿、水胀。

③肥气（病名）：指肝积，在左胁下，若覆杯。

④疝痛（病症）：指疝气所引起的疼痛，疝又名疝气、奔豚气、贼风入腹、蟠肠气、小肠气、膀胱气、膀胱小肠气、肾系阴肿等。疝气是指邪气聚于小腹、腹股沟、男女外生殖器等部所引发的肿证和痛证，故而有些书也称其疝痛（《圣济总录》中曰"疝者痛也，邪气聚于阴，致阴器肿大而痛"）。疝气十分常见，名目繁多，病多在小腹部与阴部。疝气会引起精气凝聚，气血不行，从而出现疝块，疝块固化也就是现代医学中的囊肿或肿瘤。诸如，

a. 狐疝，病在小腹及阴囊（《儒门事亲》："卧则入小腹，行立则出小腹，入囊中"）；

b. 血疝，病在小腹两侧（《疡医大全》："血疝者，桩如黄瓜，在小腹两侧"）；

c. 癥疝，病在腹中（《诸病源候论》："腹中气乍满，心下尽痛，气积如臂，名曰癥疝"）；

d. 筋疝，病在阴器（《儒门事亲》："或茎中痛，痛极则痒，或挺纵不收，或白物如精，随溲而下"）；

e. 腑疝，病在腹中脐下（《诸病源候论》："腹中脐下有积聚，名曰腑疝"）；

f. 寒疝（冷疝），病在阴茎及睾丸（《疡医大全》："寒疝者，筋挛卵缩……结硬如石，阴茎不举，或控睾丸而痛"）。

4. 四纲

*沉而细，少气，臂不能举（《三因方》），气虚血少（《寸口诊法》），痹湿（《四言举要》）。

$$\left\{\begin{array}{l}\text{<位置纲>中的象素: 沉(已知象素)}\\\text{<体质纲>中的象素: 无力(脉力),—(质态)。}\\\text{<形态纲>中的象素: 细(已知象素)}\\\text{<动态纲>中的象素: ×}\end{array}\right.$$

注: 痹湿(病名),指湿邪、湿毒为患所导致的气血闭阻不通之证,亦指痹与湿。痹(病名),一指由风寒湿邪侵犯经络、阻滞气血所引起的,以关节活动不利、肢体肌肉筋膜疼痛拘急为主要症状的一类疾病,也就是通常所说的痹证;一指由病邪闭阻腠理、玄府、经络等所引发的一类疾病,诸如形痹、脏痹、腑痹等,也包括前一种情况中的痹证。湿,指湿邪、湿毒(病气名),亦指由湿邪或湿毒损伤人体所引发的一些疾病,称其伤湿(病名)。

解: 沉为脉内重力大,细为气血皆少。故脉"沉而细",为少气,为气虚血少。若病在身形(形指皮肉筋骨脉),则为肌肉萎缩无力之象,故曰"臂不能举"。风寒湿三气杂至合而为痹,风能散气(风散卫气,使表卫不固而自汗,致使精气随汗失泄),寒伤气(寒伤营气,使营气泣落,血脉凝涩,致使真气消铄),湿伤气血及津液(湿伤气则气滞,湿伤血则血粘,湿伤津液则生痰,使血液的纯度降低),故脉沉而细为痹湿(为痹,为伤湿)。

5. 六部

$$沉\left\{\begin{array}{l}\text{-左寸: 心寒作痛(寒气走心而痛),心下有冷气(寒气胸中窜,}\\\text{水气膈上停,脉沉缓或沉濡;胸中有痰,脉沉滑),胸满,}\\\text{气短,胸痛引胁,心悸,头昏眩,颈憋闷或颈粗。}\\\text{-左关: 肝气郁滞(肝气不伸),膈肌不舒(肝经伏寒,膈肌收引),}\\\text{胁满刺痛(伏寒在经,凝气,两胁刺痛),脘腹胀(肝气}\\\text{不伸,令脾土郁闷,故脘腹胀),心烦,郁闷,厌食,筋}\\\text{急,癖内痛(肝主筋,寒则筋急)。}\\\text{-左尺: 肾寒作痛(肾内寒,寒作痛;若为积,积作痛),尿频浊,}\\\text{或尿有余沥(脉沉细),男子精冷,女子血结,小腹胀满,}\\\text{腰脊冷痛,腰腿重,或胫痠阴痒(脉沉而细)。}\end{array}\right.$$

沉 〈

－右寸：肺冷作咳（寒气熏喉而咳），胸中有水气（冷饮伤肺，肺中有水气，脉沉缓或沉濡；胸有痰饮，脉沉弦或沉滑），虚喘，少气，咳嗽胸中痛（脉沉紧而滑），胸痛引背，头昏痛，项强硬或项厚。

－右关：胃寒（胃虚寒，脉动无力），胃有寒积（积并寒，脉动有力），痰食（脉多沉滑），悬饮（脉沉弦或沉紧），食不消，中满，嗳酸（吞酸），胃胀痛，心痛（寒气上熏入膈，散胸中，熏及心包，故心痛）。

－右尺：肾寒作痛（肾内寒，寒作痛；若为积，积作痛），洞泄，下利或小便滑（脉沉细），或小便不畅，脐下冷胀痛，腰膝背痠痛，手足时冷，病水（水肿），行走无跟，腰脚痛。

解：诊脉一定要"四纲同看，纲中细看"，依据＜四纲理论＞推断平脉或病脉。若是病脉，则要根据脉象推出病因和病证。由于诊脉时我们所涉入的是四纲，因而可以从四个方面观察脉象，摄取象素。但在传统数据中，由于已知象素不足以涉入四纲，因而经常会出现缺纲现象。缺纲现象不仅会让我们感到脉证关系不够清晰，同时也是产生"一脉多证"现的根本原因。

3.【伏脉】

古医文1（脉名）："**沉而几无为伏**，著骨始得，较沉更甚。**主邪闭**。"（《陈修园28脉纲目》）

古医文2（脉象）："伏，隐脉也。伏者脉行于筋下也，轻手取之绝不可见，重手取亦不得，必推开筋，附着于骨乃得见也。"（《东医宝鉴》）

古医文3（单脉）："伏主寒凝经络脏腑，或霍乱吐泻，腹疼沉困，或宿食沉蓄，或老痰胶固，或厥逆重阴。"（《脉义简摩》）

古医文4（单脉）："凡邪伏幽深，则脉常隐伏不出，如湿邪阻膈，火闭、寒闭、气闭，疼痛、郁结之症，及吐泻太过之际，多见伏脉（吐泻最伤正气，故在吐泻太过之际所见的伏脉，为正衰之伏）。左寸伏，头眩痛，胸堵闷，心悸气短，有时隐痛；左关伏，头眩痛，肝气上冲肋胀痛，心烦喜怒，脘满不思食；左尺伏，肾虚腰痛，少腹胀满，疝瘕寒痛。右寸伏，胸满气短，咳嗽，气促痰多，胸中痹硬；右关伏，胃脘胀满不思食，中脘积聚疼痛；右尺伏，脐下冷痛，寒气挛急。"（《脉学阐微》）

古医文 5（兼脉）："伏涩吐逆神思多（伏涩为气血大伤之象，在心脉多是劳思伤神，在胃脉则是胃阴损伤；在肾脉，左为遗精已久，右为久利水谷）。"（《医学入门》）

古医文 6（兼脉）："沉伏闭郁（沉伏为经脉闭塞、血郁之象，沉者脉见于筋骨，伏者脉入骨间。闭者必有气闭于内，郁者为气、为精、为血。气血内郁，久必虚损而气衰矣）。"（《医宗金鉴》）

（一）脉象

1. 脉象

伏脉（脉象）：浮取不得，中取不见，推筋着骨，始现骨间。

*重按至骨，骨不动而筋旁移，为推筋着骨，脉行于筋下。

*推筋着骨，伏脉始现于骨间，古人因此称伏脉为隐脉。骨间即腕后桡骨之凹偏内侧间，凹如浅匙，乃脉之伏隐处。

按： 伏脉有单伏、双伏之说，也有阴伏、阳伏之别。古时称"一手脉伏为单伏，双手脉伏为双伏；关前脉伏为阳伏，关后脉伏为阴伏"。

2. 象素

脉伏（象素）：脉见于骨间，脉脊在骨间。

*推筋着骨，自觉指目入骨间而始见脉动，为脉见于骨间；再用力则脉动明显，自觉脉动最明显时，为脉位在骨间。

按： 伏者极沉之谓，沉脉"脉见于筋骨，脉位在筋骨"，伏脉"脉见于骨间，脉位在骨间"。从四纲理论上讲，只要"脉见于骨间"，我们就可以称其脉伏（象素）。

（二）脉因

脉伏（象素），有因格拒，有因邪闭，有因正衰，有因病质沉聚，等等。

（1）格拒之伏：格拒之伏是指由脉质自闭所导致的伏脉，分格阳和格阴两种情况。脉质自闭是指由阴阳脉质自相格拒所导致的气机闭塞现象，属危重之候。

（2）邪闭之伏：邪闭之伏是指由邪气塞闭气道、脉道等所导致的伏脉，或因寒闭，或因气闭，或因火闭，为阻隔闭塞之候。邪闭可导致脉郁，也就是一些书中所说的闭郁。

（3）正衰之伏：正衰之伏是指由气衰或元阳大伤所导致的伏脉。但气血亏损之脉，在未造成气衰或元阳大伤之前，其气虚偏重者脉当沉，血虚偏重者脉当浮。

（4）沉重之伏：沉重之伏是指由阴毒、积块、结核、癥瘕等所导致的伏脉。由于上述物质的密度较大，脉体沉重，故使脉体沉伏于骨上（沉者脉见于筋骨，伏者脉见于骨间）。

（5）剧痛之伏：剧痛使升降忽乱（痛则脉收而气结），气机壅窒，不能旋转，故而脉伏。

（三）脉证

1. 伏脉（脉象）

*伏脉主邪闭、内郁，又主正衰、阴质凝聚及阴毒聚结。为呕吐、为霍乱、为溏泄，为精聚、为血郁、为血块，为停痰、为宿食、为冷积、为水蓄（水气），为息肉、为结核、为结石、为癥瘕，为剧痛、为久痛、为疝瘕（男子为疝，女子为瘕），为诸气上冲，为气机壅窒，为寒裹热，为恶脓贯肌，为气厥身重，为营卫气闭而厥逆，为经脉阻滞而气郁闭。

按：伏乃沉之甚，极重指按之，著骨始得，极沉入骨间者为伏。在主证方面，伏脉与沉脉有些接近，但比沉脉要重一些。于是在对伏脉进行象证分析的时候，我们也可以参考沉脉，如"沉脉属阴脉，多见于下利、浮肿、呕吐及情绪郁结、气滞、血瘀等证。故沉脉，其病在里在下，属寒属久病。"（《脉学简微》）

2. 兼伏（象素）

（1）沉伏闭郁，霍乱（症：吐泻），闭痛（症：胸腹暴痛），积块，癥瘕等。

（2）伏而滑，恶脓贯肌（一云恶脓死肌）。

（3）微而伏（三部脉），久病得之则死。

（4）伏涩吐逆，心神损伤，心下热痛（寸）；溏泄或水泄，肝血冷，中气寒（关）；痢病或泻泄，滑精或带下（尺）。

$$\text{伏涩} > \begin{cases} \text{左寸：神思多，思伤神。} \\ \text{左关：肝血冷} \\ \text{左尺：男子滑精已久，精气衰，女子带下，或为泄痢。} \\ \text{右寸：肺气伤} \\ \text{右关：吐逆，水谷精气大伤。} \\ \text{右尺：久利水谷，元气衰，小腹冷胀痛。} \end{cases}$$

3. 四纲

*伏而涩，吐逆，神思多（《医学入门》）。

$$\begin{cases} <位置纲>中的象素：伏（已知象素） \\ <体质纲>中的象素：—（脉力），—（质态）。 \\ <形态纲>中的象素：涩（已知象素） \\ <动态纲>中的象素：× \end{cases}$$

注：吐逆（病证名），指呕吐（有物无声为吐，胃气上冲为逆）。

解：伏涩，在心脉者是思虑过度而伤神，思则气凝，气凝则脉沉；深思化火，火闭则脉伏。在胃脉者是水谷精气大伤，吐逆最伤胃气，水谷精气大伤，故而脉见伏涩。在肾脉者，左为遗精已久，右为久利水谷。

4. 六部

$$\text{伏} < \begin{cases} \text{左寸：血郁（症：头眩痛，胸堵闷，心隐痛，心悸气短），心气} \\ \quad\text{不足，沉思忧郁，抑郁伤神（思则气凝，忧则气滞；沉思} \\ \quad\text{忧郁，化火脉伏），神不守舍。} \\ \text{左关：血冷，胁下有寒气（症：心烦喜怒，肋胀痛，脘满不思} \\ \quad\text{食），肝血在腹，血癖，腹肿（查：肝是否有硬化及肿} \\ \quad\text{大），腰脚痛。} \\ \text{左尺：肾寒（症：小腹胀满痛，坐卧不宁，腰膝痠痛，四肢} \\ \quad\text{沉重，膝以下冷），精虚（因：遗精，伤精；症：骨蒸，} \\ \quad\text{痿痹，寒热），疝瘕（症：小腹冷痛，兼有结核、痞块），} \\ \quad\text{寒痛。} \end{cases}$$

┌─右寸：肺中寒痰（因：肺伤于寒，或因吸入寒气，或因急食冷
│　　　　饮，或因背感风寒；症：咽喉发痒，咳嗽痰多，胸口隐
│　　　　痛），胸中冷积（因：痰食冷气上郁胸中，结成冷积；症：
│　　　　欲吐不吐，痰多，心胸隐痛），胸中气滞（气郁），呕吐
│　　　　（呕吐最伤胃气及宗气）。
伏 <─右关：胃有停滞（因：胃中伏寒，或有痰食；症：水谷不化，胃
│　　　　脘胀满，不思食），中脘积块作痛（腑会中脘，邪停中脘，
│　　　　结而成积，积块作痛）。
└─右尺：肾寒（症：同左尺），命火衰（症：食不消化，利见水谷，
　　　　脐下冷痛，腹中痼冷），小腹中有病块（症：小腹
　　　　内痛，触诊，多能摸到硬块）。

本纲要点分析

从本纲起，我们会对每一纲中的每一目都作脉证分析（象证分析）。在脉证分析中，我们同样会遇到一些问题。为了解决这些问题，我们首先得知道脉象在脉证分析中的作用，以及脉口的自然调射现象。

1. 脉象在脉证分析中的作用

脉象是联系病因与病证的信息环节，是临床诊断疾病的一项重要依据。我们对脉象的分析，必须从脉体的四纲入手，依据＜脉体四纲理论＞提取象素，分析脉象，并要综合中医基础理论建立脉证关系。然而象素是脉象的结构要素，也是脉象的组合元素，是剖析脉象、联系病因与病证的信息公式。如果是象素的提取出了问题，就会影响到象证关系的正常建立。

脉象是联系病因与病证的中间环节，如果是脉象的分析出了问题，就会导致辨证中的因果错位，因指病因，果指病证，我们通常所说的脉证不符很多就属于这类情况。

2. 寸口脉中的自然调射现象

分辨同部之中的脏脉与腑脉，一定得借助脉口的自然调射现象。《刊误》中曰"浮以候腑，沉以候脏，中以候胃气。"——在寸口的脉管内，斯腑气运行于上，脏气运行于下，轻取之，腑气显，脏气不显，故曰"浮以候腑"；重取之，腑气躲，脏气乃显，故曰"沉以候脏"；中取之，脏腑之

气均不当显，斯显者乃其"养气"，即水谷之精气，又名胃气，故曰"中以候胃气"。

审脉中我们还会发现，脏脉与腑脉，其脉象好似从两个脉道中发射出来的，并不像来自于同一个脉道。这种现象的出现，为我们分辨脏腑之脉提供了不可缺少的分辨条件。这种能够自然调配脉象信息，并将其脉象分路发射出去的现象，就是脉口的自然调射现象。不难想象，如果没有脉口的自然调射现象，我们就无法在同部中分辨脏脉与腑脉，也就无法确立脉证关系；倘若这种现象真的消失，则说明脉中的气血已乱。

3. 浮沉中的六种意象型理念

（1）部域之浮沉：部域是指寸口各部脉的搏动空间，简称脉动空间，不具可视性。部域之浮沉，是指部域的上域和下域，是按照部域的意象高度，将每一个部域都分成上、中、下三个区域：其上域为浮，下域为沉，中域为中。如图，

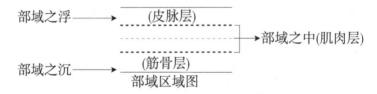

部域之浮 —————→ ——————————
　　　　　　　　　 （皮脉层）
　　　　　　　　　 - - - - - - - - - - - - - ┐
　　　　　　　　　 - - - - - - - - - - - - - ├→ 部域之中(肌肉层)
部域之沉 —————→ （筋骨层）
　　　　　　　　　 部域区域图

（2）象域之浮沉：象域是指脉象的显现区域，它可以很准确地反映出脉体的外部形状。象域有大有小，清晰者易见，模糊者难辨。由于象域与部域都能再分，因而如果我们将每一部脉的象域都等分为二，那么象域的上域即为浮（象域之浮，又称象之浮域），下域即为沉（象域之沉，又称象之沉域）。于是，通过对象域的分析我们就可以很准确地推出脉体的形状，如大小、长短、粗细等。为此，我们定义了象高、象脊和象底：象高是象脊与象底之间的意象高度，象脊即象域的最顶部，象底即象域的最底部。而且，由于存在着"力传递现象"，我们经常会觉得象脊要比脉脊高，若是诊浮脉我们还会觉得象脊是在部域之外。

（3）脉名之浮沉：脉名之浮沉，是指28脉中的浮脉和沉脉，它们都有自己的象域。浮脉的脉脊必上顶于皮肤（脉脊指脉体的最顶部），其脉位必在部之浮域（在肤脉）；沉脉的脉底必下抵于筋骨（脉底指脉体的最底部），其脉位必在部之沉域（在筋骨）。然而浮脉之脉位在浮，并不意味着它的象

域就都在部之浮域；沉脉之脉位在沉，也不意味着它的象域就都在部之沉域。为了便于分辨同一象域中的不同脉象，我们可将象域等分为二。

（4）气血之浮沉：气血是指脉口中的气血。我们知道，动脉是由脉管、血液、脉气三部分组成的。脉管柔韧，有弹性，能舒缩，是气血运行的管道；血液是人体不可缺少的生命物质，是人身多种生命物质的化合；脉气又称经气，是物质和功能的综合体，它包括在脉内运行的宗气、营气、卫气、脏气等，病人之脉气则可能含有病质。

从脉体力学的角度上讲，脉囊通常要受两种力：一种是来自脉外的部体物质的空间压力，简称为外力；另一种是来自脉内的脉内物质的张力和重力，统称为内力。无论外力的改变或是内力的变化，都会使脉囊产生收缩或舒张。寒收热张，寒热是使脉囊收缩或舒张的促变因素。

<阴阳学说>中说，阴平阳秘者为平人（无病之人）。阴平阳秘是指阴阳的相对平衡，对气血而言，则是指气血的相对平衡，但为动态平衡。可见脉内物质的改变，诸如"脉内气血的变化、病质的侵入、药物的注入，以及脉内新物质的生成等"，都是促使脉象变化的根本因素。我们要想评价一类事物，首先得制定一个标准，或者选定一个参照。如果我们以气血充适者为参照（拟定脉内气血处于阴平阳秘状态，气血平和，即"气在气位，血在血位，气血互根"），那么病脉则可能有以下三种情况（拟定脉内无病质）：一是脉内气多血少（相对而言），称气有余（脉浮）；二是脉内血多气少，称"血有余"（脉沉）；三是脉内气血俱少，其气血互根、脉体细小者，称正气衰（其气血相离、脉体浮大无根者，称阳气脱）。

以上三个方面讲的是气血的量变情况，并没有涉及病质的涉入。但是与"参照指数"相比，它们的象域、脉位、质态、脉力、脉形、脉速及行态等，都会随着气血的量变而发生一些改变。临床证实，病质的进入也会引发气血的量变，甚至于质变。我们知道，气之密度较小而血之密度较大，气力向上（升力），而血力向下（重力）。故而"气盛者脉必浮（脉位在浮），血盛者脉必沉（脉位在沉）；气多者脉当浮，血多者脉当沉（气血比较而言）"——此即气血之浮沉。

（5）脉位之浮沉：脉位之浮，是指脉位在部之浮域；脉位之沉，是指脉位在部之沉域。脉位是指在三部之中诊得脏气（与胃气），或腑气（与胃气），其质象表现最明显的脉体位置，或者说以适当的指力诊得最显脉象时指目与三候的对应关系。所以，浮脉的脉位在肤脉，沉脉的脉位在筋骨，伏脉的脉位在骨间。

（6）指力之浮沉：指力之浮沉，是指统划在浮沉当中的两种轻重不同的指力。浮即浮取，指力轻；沉即沉取，指力重，临床具有如下意义：

A. 浮取为腑，沉取为脏：浮取为腑，可诊腑脉之血气；沉取为脏，可诊脏脉之血气（诊某一部脉时）。

B. 浮取为气，沉取为血：浮取为气，可诊气之盛衰；沉取为血，可诊血之虚实（诊某一股脉时）。

4. 浮沉伏三脉的受力情况

意会地讲，浮者浮上，故浮脉之脉位在肤脉；沉者沉下，故沉脉之脉位在筋骨；伏者伏卧，故伏脉之脉位在骨间，骨间即腕后桡骨凹偏内侧间。

从脉体的受力情况上看，脉体通常要受两种力的作用：一种是外力，另一种是内力，即张力和重力。气体向上的张力也就是升力，于是有以下四种情况：

（1）脉不浮不沉（脉位在肌肉）

如果升力与重力大致相当，胃气充和，则脉"不浮不沉"。

（2）脉浮（脉位在肤脉）

如果升力明显大于重力，则脉"浮"。

（3）脉沉（脉位在筋骨）

如果升力明显小于重力，则脉"沉"。

（4）脉伏（脉位在骨间）

A. 如果升力与重力相对都很小，且升力更小，则脉伏（为正衰之伏）；

B. 如果升力较小，但重力却异常大，则脉伏（为沉重之伏）；

C. 如果脉势受困，但脉体的下沉力较大，则脉伏（为邪闭之伏）。

按：脉体的下沉力，以后简称为下沉力。**下沉力 = 气体向下的张力 + 重力**。倘若脉势未被困，则脉内"气体向下的张力"可以忽略不计。脉质亏损之脉，如果元阳没有大伤，则血多气少者脉多为沉，血少气多者脉多为浮。

由于伏之脉位较沉之偏下，因而对于伏、沉二脉，我们可以作如下想象：

①一个正常人被捆绑或禁锢起来，他的身体活动情况如何？活动受限，久必坐卧，脉沉或伏。

②一个身体臃肿的人，他的身体活动情况如何？喜坐喜卧，极难跳跃，脉沉或伏。

③一个身体极度衰弱的人，他的身体活动情况如何？有气无力，卧床不起，脉伏。

我们做上述讲解的目的，是想引导读者尽快进入意向分析的思维模式。读者若能领悟上段话的喻义，也就不难区别伏、沉二脉了。伏为沉之极，在主证方面，二脉有些接近，但伏脉要比沉脉稍重一些。

5. 浮、沉、伏三脉之主证

（1）浮脉（脉象）：举之有余，按之不足，如水漂木，如捻葱叶。

＊浮脉主表实，亦主里虚：为风、为热、为郁、为痞、为满，为喘嗽、为中风、为发热，为虚满不食，为伤风头痛，为阴虚血弱。

（2）沉脉（脉象）：举之不得，按之有余，如石沉水，如绵裹砂。

＊沉脉主里实，亦主里虚：为寒、为水（一名水气）、为气、为郁、为痛，为痰食、为停饮、为病水（水肿），为胁胀、为瘀积、为癥瘕、为少气、为厥冷、为洞泄。

（3）伏脉（脉象）：浮取不得，中取不见，推筋着骨，始见骨间。

＊伏脉主邪闭、内郁，又主正衰、阴质凝聚及阴毒聚结。为呕吐、为霍乱、为溏泄，为精聚、为血郁、为血块，为停痰、为宿食、为冷积、为水蓄（水气），为息肉、为结核、为结石、为癥瘕，为剧痛、为久痛、为疝瘕（男子为疝，女子为瘕），为诸气上冲，为气机壅窒，为寒裹热，为恶脓贯肌，为气厥身重，为营卫气闭而厥逆，为经脉阻滞而气郁闭。

第二讲　体质纲脉解

对脉体的体质的分析，要从质态入手，包括势和形两个方面。由于势、形的综合表现是推断气血虚实的重要依据，因而＜体质纲＞也称＜虚实纲＞，它内含两个纲，即＜虚纲＞和＜实纲＞。实为正气足（平脉），或为邪气重（病脉）；虚为正气不足（病脉），或为真气少（病脉）。

<虚纲>中有 7 个目：虚脉、芤脉、革脉、散脉、濡脉（软脉）、弱脉、微脉。<实纲>中有 3 个目：实脉、牢脉、动脉。

<虚纲> + 形态 → $\begin{cases} 形态较粗者：虚脉、芤脉、革脉、散脉 \\ 形态较细者：濡脉、弱脉、微脉 \end{cases}$

一、虚纲脉解

<虚纲>有 7 个目：虚脉、芤脉、革脉、散脉（形态较粗），濡脉（一云软脉）、弱脉、微脉（形态较细）。

1.【虚脉】

古医文 1（脉名）："**虚**，不实也，应指无力，浮中沉三候俱有之即就（浮候之虚为阳虚、气虚，沉候之虚为阴虚、血虚，中候之虚是胃气虚，或云中气虚）。前人谓豁然空大，见于浮脉者非。**主虚**。有素禀不足，因虚而生病者；有邪气不解，因病而致虚者（素禀不足，即先天不足，以致后天发育不良，或后天功能不达标，甚者后天功能不全，是因虚而生病者；后天患病，久而不愈，邪气不解，耗损真气，以致脏腑功能低下，是因病而致虚者）。"（《陈修园 28 脉纲目》）

古医文 2（脉象）："虚，阴脉也，迟大而软，轻举指下豁然而空。"（《东医宝鉴》）

古医文 3（单脉）："凡洪大无神者即阴虚也（阴虚则不敛阳，使虚阳上浮而形大），阴虚……或盗汗，或遗精，或上下失血，或惊忡不宁，或咳嗽劳热；细小无神者即阳虚也（阳虚则脉虚寒，使脉囊回缩而形小），阳虚……或头目昏眩，或膈塞胀满，或呕恶亡阳，或泻痢疼痛（虚脉之虚，为气血两虚，为气虚累血或血虚累气）。"（《脉义简摩》）

古医文 4（单脉）："脉虚身热为伤暑，自汗怔忡惊悸多，发热阴虚须早治，养血益气莫蹉跎。血不荣心寸口虚，关中腹胀食难舒，骨蒸痿痹伤精血，却在神门两部居（神门指两手尺部脉，非指心经之神门穴。盖神者元神之谓，即肾阴和肾阳，门者门户之谓）。"（《濒湖脉学》）

古医文 5（兼脉）："虚而沉小为弱，主血虚；虚而浮小为濡，主气虚；虚而模糊为微，主阴阳气绝；虚而势滞为涩，主血虚，亦主死血；虚而细小为细，主气冷；虚而形缩为短，主气损，亦主气郁。"（《脉义简摩》）

古医文6（兼脉）："虚而兼浮，表虚自汗；虚而兼沉，里虚多泄；虚而兼迟，多为虚寒；虚而兼数，阴虚劳热；虚而兼大，阴虚不敛；虚而兼细，气弱血虚；虚而兼涩，心血之虚；虚而兼小，脾阳不振。"（《脉学阐微》）

（一）脉象

1. 脉象

虚脉（脉象）：体虚囊薄，应指少神，举则势弱，按则形虚。

＊体虚囊薄，是由脉质亏缺所致，脉囊的松弛度较大；应指少神，神即胃气，亦指正气，或指荣卫。

按：浮取不足，是阳气虚，囊薄软；中取不足，胃气虚（中气虚），脉失和；沉取不足，是阴血虚，即阴血少。虚脉，举按皆得，故知形大。可见本书所定义的虚脉，具有"三候皆虚、无病气、体形大"之特点。

2. 象素

脉虚（象素）：体质虚，力弱而质软。

＊衡量体质有三个指数，即脉力、质态、柔和度。是而大凡言虚者，只要脉中无病气，其脉必力弱、质软、少柔和。

按：从四纲理论上讲，只要"力弱（脉力）、质软（质态）"，我们就可以称其脉虚（象素），但不能称其为虚脉（脉象）。因为古人所定义的虚脉，具有"举则形大，脉浮软；按则形软，质态软；三候皆虚，脉不衰；脉行乏力，萎靡迟"之特点（如图）。

<位置纲>中的象素：浮（脉脊上顶皮肤）
<体质纲>中的象素：乏力（脉力），质软（质态）。
<形态纲>中的象素：大
<动态纲>中的象素：萎靡（行态），迟（脉速）。

（二）脉因

1. 虚之论

脉虚（象素），有言阳气虚者，有言阴血虚者，有言胃气虚者，有言脏气虚者，等等。大凡言虚，都是指不足，或言气或言血，或言阴或言阳，或言精液或言功能，说法不同但意义相通。由于阴阳互根，故言阴虚者，其阳也虚，只是阴虚偏重而已；言气虚者，其血也虚，只是气虚偏重而已。

（1）阳气虚：浮取不足、质态软，我们称其阳气虚。

（2）阴血虚：沉取不足、质态软，我们称其阴血虚。

（3）胃气虚：中取不足、质态软，我们称其胃气虚。

（4）脏气虚：浮中沉脏象皆不足，我们称其脏气虚。

按：《景岳全书》中曰"虚脉，正气虚而无力无神也。"——相对现代汉语而言，古汉语文字的喻象性较强，释之当酌以意象，切不可仅凭现代文字之义硬套。是而古之正气虚之"虚"，义非空虚，当作"虚弱、不足"讲；古之无力、无神之"无"，义非无有，当作"缺少、微有"解。而且在语气和程度上，读者还须酌实把握。对于《景岳全书》中的"浮而无力为血虚，沉而无力为气虚；数而无力为阴虚，迟而无力为阳虚"，读者要细心领会。

2. 虚脉论

定义中的虚脉，具有三候皆虚、脉形大之特点，因而虚脉虽为阴阳气血俱虚之脉，但虚而不衰，只是阴血之虚稍重一点儿，而且脉中无病气。《濒湖脉学》中曰"举之迟大按之松，脉状无涯类谷空。莫把芤虚为一例，芤来浮大似慈葱。"

芤脉也是阴阳气血俱虚之脉，但芤脉之阴虚及血虚都很重，以致阴不敛阳、血不舍气，故形大而中空。芤脉似慈葱，慈葱即质地柔挺的葱叶。虚脉"举则势弱，按则形虚"，有别于浮脉"举之有余，按之不足"。浮脉乃阴血不足之脉，浮脉之"举之有余"，多指阳邪入脉，故表实里虚，等等。还有一种情况，是阳气上脱，浮取脉似有力，沉取脉空，但这不是定义中的浮脉，是脱脉。

（三）脉证

1. 虚脉（脉象）

＊虚脉主虚证[①]，为伤暑，为小儿惊风，为恍惚易惊，为惊忡[②]不宁，为头目昏眩，为呼吸气短，为失眠健忘，为虚烦[③]多汗；为心烦喜怒，为血

不荣筋，为筋膜痿弱，为脘腹胀满，为消化迟钝，为身倦乏力；为劳热④骨蒸⑤，为下肢痿痹，为腰膝酸痛，为阳痿不举，为遗精早泄，为泻痢，为冷痛。

按：虚脉乃阴阳气血俱虚之脉，三候皆虚。浮候表、候气、候腑，中候表里之中、候胃气、候中气，沉候里、候血、候脏。可见，虚脉乃是同部脏腑俱虚之脉。虚脉形大，但它不同于"浮强沉弱"之浮脉，也不同于"浮大中空"之芤脉。

——注释——

①虚证（证候）：指由精气不足所引发的一切证候，与实证相对。虚证分阴虚、阳虚、气虚、血虚四种情况，由于书中所定义的虚脉皆具形大之特点，故当属于阴虚偏重、血虚偏重这两种情况。阴虚则不敛阳，血虚则不舍气，阳气上浮，故而形大质软。

②惊忡（病证）：指惊和忡，或指由惊而发的心砰砰地跳。惊指卒发恐惕之证，忡指忧虑不安之证。

③虚烦（病证）：指由虚所致的心烦，或心胸烦热之证。烦，指内热、心烦，亦指热。

④劳热（病证），指虚劳发热之证，《丹溪心法》中曰"劳热则蒸"。

⑤骨蒸（病证），指虚热发于骨髓之证，《外台秘要》中曰"骨髓中热，称为骨蒸"。

2. 兼虚（象素）

（1）虚而迟，阳虚体寒，皆属虚寒；虚而数，阴虚发热，劳热骨蒸。

（2）虚而浮，血不舍气，表虚自汗；虚而沉，里虚多泄，体内寒。

（3）虚而大，阴不敛阳，劳役必损元气；虚而小，脾阳不振，足胫寒，痿痹脚疼。

（4）虚而洪，精血虚，热蒸腾，泻之忌脉；虚而细，气弱血虚，女子血脉病，男子失精盗汗。

（5）虚而涩，肾病必难于嗣（嗣指繁衍后代），男子房劳肾水焦，女子正值行经期，或腹中有死血；虚而滑，吐利内伤，身体虚热。

（6）三部脉虚而涩，或虚而滑，或虚而缓，久病见之死；三部脉虚而弦急，久病亦死；两尺脉虚涩而小，必殒其躯（殒，折损、死亡）。

（7）肝肾并虚，精血俱伤，久病难医治。

3. 六部

虚 <
- 左寸：心血不足，虚惊自扰（小儿惊风），虚烦多汗，惊悸，怔忡，健忘，眩晕，耳鸣（耳为心、肾之窍）。
- 左关：心烦喜怒，目昏花，魂游多梦（魂不守舍，肝阴虚而不舍魂），筋痿弱，手足筋颤（筋颤不舒，血不荣筋之故），女子经水失常（月经量多，肝不藏血之故，甚者崩漏；月经量少，肝血虚损之故，甚者经闭）。
- 左尺：真水衰（肾精不足，肾阴虚），劳热骨蒸，下肢痿痹不仁，腰膝酸痛；男子阴痿（也称阳痿），遗精早泄，女子宫痿，月事不调。

虚 <
- 右寸：宗气不足，呼吸气短，虚咳喘，失眠多梦，气怯自汗，身热多汗（脉虚身热为伤暑，阴虚发热，阳虚畏寒）。
- 右关：食不消化，食少纳呆，脘腹胀满，浮肿，便溏，中气虚弱（脾胃虚热，则喜冷饮，嗳腐，肌痿弱，手足无力；脾胃虚寒，则喜热饮，嗳酸，身倦乏力，痠痛）。
- 右尺：真火衰（命门火衰，肾阳虚），寒证蜂起，脘腹冷痛，食少便溏，腰以下肿；男子阳痿，遗精早泄，女子带下，月事不调。

2. 【芤脉】

古医文1（脉名）："**浮而中空为芤**，有边无中，如以指著葱之象。**主失血。**"（《陈修园28脉纲目》）

古医文2（脉象）："芤，阳脉也，浮大而软，按之中空旁实，如按葱叶。芤者，葱叶也。"（《东医宝鉴》）

古医文3（单脉）："芤为孤阳脱阴之候，为失血脱血，为气无所归，为气无所附，为阴虚发热，为头晕目眩，为惊悸怔忡，为喘急盗汗。芤虽阳脉，而阳实无根，总属大虚之象。"（《脉义简摩》）

古医文 4（单脉）："寸芤积血在胸中，关内逢芤肠胃痈，尺部见之多下血，赤淋红痢漏崩中。"（《濒湖脉学》）

古医文 5（兼脉）："芤紧或数肠内痈，极虚芤迟为亡血失精，涩芤瘀血结成团。左寸浮芤，积瘀，吐痢红；左关浮芤，失血，肢体瘫；左尺浮芤，尿血，女经漏。右寸浮芤，衄血，胸暴痛；右关浮芤，甲错，身体瘦；右尺浮芤，大肠便血（浮芤之浮为脉脊上浮，芤为失精失血之象）。"（《医学入门》）

古医文 6（兼脉）："芤见微曲，则芤必挟瘀积阻滞。芤兼弦强搏指，症见血溢身热，则芤又为真阴槁竭。"（《脉理求真》）

（一）脉象

1. 脉象

芤脉（脉象）：芤似葱叶，浮大囊软，寻按气躲，中空旁实。

＊芤似葱叶，举则浮大囊软，寻则气躲，按则重虚，中空旁实。

按：芤为阴质重损、阳气浮越之脉，按之诸气躲，故中空旁实，这是本书将芤脉划在＜虚纲＞的主要依据。《脉语》中曰"芤，阴去阳存之脉也。"，由于芤脉为阴去阳存之脉，脉脊上浮，于是古人称芤为"如浮脉"，这便是很多书将芤脉划在＜浮纲＞的根本原因。对此，有些读者不免要问：为什么《中医寸口诊法》不把芤脉划在位置纲中，而是划入了体质纲中呢？

这个问题并不难解释，我们说过任何一个脉象都会涉入四纲，这就要看它最适合哪个纲了。比如"芤脉"，从位置上看脉脊上浮，因而可以划归在位置纲中；从体质上看芤脉中空而虚，因而又可以划在体质纲中；从形态上看芤脉形大，因而还可以划入形态纲中。于是，在很多书中都出现了"在不同的纲里可以存在着相同的目"的情况。由于观察和分析问题的时候我们是从四纲着手的，但是在处理或解决问题的时候，我们还是要明智地选择问题的主要方面。读者要用心思考一下，芤脉的定义中最注重的是虚还是浮或者是大？当然是虚，于是本书就将芤脉划在了虚纲。

2. 象素

脉芤（象素）：中空旁实（寻按之）

＊芤者（象素），为阴血重虚而阳气浮越，寻按之则诸气躲，故中空

旁实。

按：从四纲理论上讲，只要脉见"中空旁实"，我们就可以称其脉芤（象素），但不能称其为芤脉（脉象）。因为古今所定义的芤脉，具有"浮大囊软"之特点。

（二）脉因

脉芤（象素），有因失血/脱血，有因失精，有因痈脓，有因瘀血，等等。

按：芤因失血，然由于某些原因所造成的人体少量失血，则未必就见芤脉，因为脏腑所具有的调释能力及造血功能，足能使体内的"补血工作"在短期内完成，比如"肝脏的藏血功能，脾脏的生血功能，奇恒之府髓的造血功能，等等"。人体若是大量失血，则不仅不能使体内的自我"补血工作"在短期内完成，还会使脏腑功能受到严重影响，则必见芤脉。但是，不因失血脱血所现的芤脉，久病见之则为阴血枯竭之候。

（三）脉证

1. 芤脉（脉象）

*芤脉主失血、精血重损，女子经病及妇人月事病，亦主痈脓、瘀血。为吐血、为衄血[2]、为便血、为尿血，为痔瘘出血、为肠痈下血，为胃痛[1]、为肠痈、为血脓、为脓肿，为瘀血、为裹血，男子为遗精、精漏[5]、盗汗，女子为崩血、漏血（经漏、漏下）。

2. 兼芤（象素）

（1）微芤，衄血。

（2）芤紧/芤数，肠内痈。

（3）芤而涩，瘀血结成团。

（4）芤见微曲，则芤必挟瘀积阻滞。

（5）浮大而芤，男子小便血，妇人崩带[3]（尺脉）。

（6）极虚芤迟，失血[4]，脱血，精漏，亡精，亡血（尺脉）。

（7）芤兼弦强搏指，症见血溢身热，则为真阴耗竭，是属危候。

——注释——

①胃痛（病证）：又名胃脘痛，指胃脘生痛之病证，痛生于中脘穴者为胃脘外痛，痛生于胃腔者为胃脘内痛。

②衄血（病证）：泛指非外伤性所致的包括鼻出血在内的头部诸窍出血及肌表出血证，或专指鼻出血。

③崩带（病证）：指崩血、带下，中医称从妇女阴道内流出的黏性分泌物为带，如果黏性分泌物过多就称其带下。

④失血（病证）：是对人体各种出血证的统称，或出于上窍，或出于下窍。失血，从齿失者曰齿衄，从鼻失者曰鼻衄，从咽失者曰呕血，从喉失者曰咳血、曰咯血、曰吐血、曰唾血，从肛门失者曰便血（又称下血、大便出血），从尿道口失者曰尿血（又称溺血、溲血、小便出血），从子宫口失者曰崩漏（崩中、经漏、漏下）。

⑤精漏（病证）：一名肾精漏，指男子因肾虚不固精所引起的精液常自遗泄症。

3. 诊点

（1）三部脉芤，久病生，卒病死。

（2）肝脉芤，肝血不藏；脾脉芤，脾血不摄。

（3）浮芤失血，随脉而论，诸如"吐血，衄血，尿血，便血，女子经漏，男子痔漏…"。

4. 四纲

＊芤紧或芤数，肠内痈（《医学入门》）。

     <位置纲＞中的象素：浮（隐蔽象素）
     <体质纲＞中的象素：芤（已知象素）
     <形态纲＞中的象素：紧（已知象素）、大（隐蔽象素）
     <动态纲＞中的象素：数（已知象素）

注：肠内痈（病名），又名肠痈，指肠里生痈之证。肠痈，皆由湿、热、痰、瘀等郁积于肠道内膜所致。

解：肠内瘀积，脉迟紧者，尚未成痈（肠痈前身）；郁阏化热，则为肠痈（肠痈痞肿）。故脉滑数者，痰火盛（肠痈痰郁），数为热，滑为热腐津

111

液血气（脓欲成）；脉洪数者，脓液灌巢（肠痈脓成），洪为脓液已成。脓已成，脉芤紧或芤数者，痈欲溃（肠痈脓肿）；脉浮虚芤濡或浮虚芤数者，痈已溃（肠痈下血）。

5. 六部

芤 ⟨
- 左寸：心血妄行，吐血，衄血（脉微芤），心悸（惧怯），怔忡（心砰砰跳）。
- 左关：肝血不藏，吐血，腹中瘀血，或胁间血气痛（因鼓胀而抻拉神经，故痛），目昏暗。
- 左尺：小便下血，痔漏出血，女子崩漏，男子失精/亡血，下焦虚热。

芤 ⟨
- 右寸：肺络损伤，咯血，衄血（脉微芤），胸中积血，痰中带血，喘嗽。
- 右关：脾血不摄，呕血不食，脘腹痛，胃痛咯血/呕血，肠痈裹血/下血，脾胃虚热。
- 右尺：大便下血，尿血，女子经病，男子精漏，发热盗汗，下焦火炎（虚火）。

3.【革脉】

古医文1（脉名）："**浮而搏指为革**，中空外坚，似以指按鼓皮之状，浮见也，视芤脉中更空而外更坚也。**主阴阳不交**。孤阳越于上，更知真阴竭于下矣。"（《陈修园28脉纲目》）

古医文2（脉象）："夫脉浮紧名为弦。脉弦而大，弦即为寒，大即为虚，寒虚相薄，脉即为革（阴极虚而阳浮越，阴阳不交，又外感于寒，寒虚相搏，故而脉革）。"（《敦煌医粹》）

古医文3（单脉）："为亡血，为失精，为半产，崩漏，为胀满，为中风，为感湿。"（《脉义简摩》）

古医文4（单脉）："革，气血虚寒。革易常度也，妇人则半产漏下，男子则亡血失精，又为中风寒湿之诊。"（《诊家枢要》）

古医文5（兼脉）："浮大弦急，则为革脉。坚实者，脉体之实，血分之象，宜在沉分；空虚者，脉体之虚，气分之象，宜在浮分。革脉则实反在上，空反在下，其空固血虚也，其实非血实，亦非气实，乃阴寒凝结，自成形体，阻塞清道，非有形，亦非无形。如满天阴霾，雨泽不降，治之仍在气分。"（《脉简补义》）

古医文6（兼脉）："革主表寒，亦主中虚。左寸革者，心血虚痛；革在左关，瘕瘕为祟；左尺得革，精空可必。右寸革者，金衰气壅；革在右关，土虚而痛；右尺得革，殒命为忧（妇人得之，半产漏下）。"（《脉诀汇辨》）

（一）脉象

1. 脉象

革脉（脉象）：革似皮鼓，浮大囊紧，表实里虚，比芤更虚。

＊革似皮鼓，举则浮大囊紧，寻则气躲，按则极虚，中空旁实。

按：革乃表寒中虚、虚寒相搏之脉，寻则气躲，按则中空；因寒在浮分，故而表实。革与芤，古书中称其如浮脉，以别于浮脉。李时珍曰"革脉弦而芤，如按鼓皮。"（《濒湖脉学》）

2. 象素

脉革（象素）：芤而弦，即"中空旁实，囊紧"。

＊芤，中空旁实（寻按之）；弦，浮而紧（举之）。

按：从四纲理论上讲，只要脉具"芤而弦"，我们就可以称其脉革（象素）。革（象素），它的子象素是"芤、弦"。芤弦为革，芤脉囊软，革脉囊紧，皆是形大中空之脉。

（二）脉因

脉革（象素），有因虚阳感寒，有因孤阳上越，等等。

（1）脉因虚阳感寒而革：久病阴虚、失精、失血，或新病失血，或素体虚弱等，都可能出现虚阳上浮（脉芤）；虚阳上浮，又逢感风寒，或寒湿浸伤于浮分，虚与寒搏，故而脉革。

（2）脉因孤阳上越而革：久病所致的阴血枯竭，或久病失精所致的亡精，或久病失血所致的亡血，或新病大量失血等，都可能出现孤阳上越；孤阳上越，必挟夹一丝丝阴气，阴气上僭，蒙蔽囊顶，故而脉革。

按：芤弦为革，芤则囊软，革则囊紧，均为气多血少之脉。革脉之囊

113

紧，或因孤阳上越，或因虚阳重感寒湿。革脉的出现，根气未竭者尚可救治，沉取无根者皆是危候，阴阳离绝者必死之脉。《脉经》中曰"三部脉革，长病得之死，卒病得之生。"

（三）脉证

1. 革脉（脉象）

＊革脉主阴虚、失血，亦主表寒中虚、虚寒相搏，为虚泻，为胀满，为阴不敛阳，为中风寒湿，为精气不固，男子失精或亡血，女子崩漏或带下，妇人半产（小产）。

2. 兼革（象素）

革之兼脉，我们翻阅了很多资料，但未见一例。

3. 诊点

（1）三部脉革，久病必危。

（2）革为阴血重虚，兼感风、寒或湿（随脉而论），为中风①，为寒湿②，为胀满。

（3）革为失精走血③（男子），半产漏下（女子），又为荣虚、贫血。

革 >
  - 左寸：心血虚，痛。
  - 左关：疝瘕为祟，胁胀痛。
  - 左尺：尿血，贫血④，男子失精，女子漏血。

革 >
  - 右寸：肺衰气壅，喘。
  - 右关：土虚木乘，脾胃痛。
  - 右尺：殒命之忧（男子），半产崩漏⑤（女子）。

——注释——

①中风（病名）：广义的中风指一切外感风邪之证，狭义的中风指《内经》中的卒中，诸如口眼喎斜、半身不遂等。

②寒湿（病证）：指人体感受寒湿邪气所导致的经筋疼痛、关节挛痹、肌肉萎弱等证，也指由寒湿困伤脾胃所导致的浮肿、腹胀、泄泻等证。

③走血（病证）：指下焦失血，包括便血、溺血、漏血等。

④贫血（病证）：指身体严重亏血。

⑤崩漏（病证）：指崩中、漏下，即崩、漏并存之证。崩（病名），又名血崩、崩血、崩中、暴崩等，指非月经期内的阴道突然大出血证（《素问》："阴虚阳搏，谓之崩"）。漏（病证名），一名漏血，指女子阴道淋沥出血不止之证。

4. 四纲

*芤而弦曰革，主阴虚、失血(《脉确》)。

<位置纲>中的象素：浮（隐蔽象素）
<体质纲>中的象素：芤（已知象素）
<形态纲>中的象素：弦（已知象素）、大（隐蔽象素）
<动态纲>中的象素：不振（隐蔽象素）

注：阴虚（病机），指阴分不足、津血亏损，阴虚者虚热。弦而芤为革（象素），弦的子象素为浮和紧：弦为浮直而紧（囊紧），芤为中空旁实。

解：阴虚则不敛阳，血虚则不舍气，阳气上冲，中空则脉芤；失血，血去气存则脉芤。又，芤弦为革，芤主阴虚、失血，从而革也主阴虚、失血。

5. 六部

革 <
　－左寸：心血虚痛，心悸，心绞痛，心胸烦闷。
　－左关：疝瘕为祟，右胁胀痛，心烦喜怒，脘满不思食。
　－左尺：肾阴重损，虚泄，男子失精亡血，女子经血失调，腰脊酸痛。

革 <
　－右寸：金衰，肺气壅滞，喘促，咳嗽，痰涌。
　－右关：土虚，肝木乘土，脘满腹胀，脾胃疼，消化迟钝。
　－右尺：肾阳空动，男子殒命为忧，女人半产崩漏。

4.【散脉】

古医文1（脉名）："**浮而不聚为散**，按之散而不聚，来去不明，**主气散。**"（《陈修园28脉纲目》）

古医文2（脉象）："散，阴脉也，举之则似浮，而散大无力，按之则满指，散而不聚，来去不明，漫无根柢。"（《医宗宝鉴》）

古医文3（单脉）："散为气血耗散，腑脏气绝。在病脉主虚阳不敛，又

主心气不足。"(《诊家枢要》)

古医文4（单脉）："左寸怔忡右寸汗，溢阴左关应软散，右关软散胕跗肿，散居两尺魂应断。"(《濒湖脉学》)

古医文5（兼脉）："浮散虚剧。"(《四言举要》)

古医文6（兼脉）："代散必死……古人以代散为必死者，盖散为肾败之应，代为脾绝之兆。肾脉本沉，而按之不可得见，是先天资始之根本绝也；脾脉主信，而代脉去来必愆其期，是后天资生之根本绝也。故二脉独见，均为危亡之候；而二脉交见，尤为必死之征。"(《脉义简摩》)

（一）脉象

1. 脉象

散脉（脉象）：散如飞絮，浮大囊软，气散无根，来去不明。

＊散如飞絮，举则浮大囊软，寻则松散，按则无根，散而不聚。

按：散为虚阳不敛、气血耗散之脉，按之无根，精气散而不聚。朱丹溪曰："散，大而软（质态），按之无有（质态），散而不聚（质态），去来不定（行态），至亦不齐（脉律），若散珠之无拘束（行态）。"(《丹溪脉诀》)

    <位置纲>中的象素：浮（浮大之浮）

    <体质纲>中的象素：软（囊软、质软）、散而不聚、按之无根（阴血已竭）

    <形态纲>中的象素：大（浮大之大）

    <动态纲>中的象素：至数不齐（脉律）、来去不明、无拘束（皆行态）

2. 象素

脉散（象素）：质散不聚（质态）

＊质散不聚，在病脉则沉取有根，故乃阴阳不敛、心气不足之候；在危脉则沉取无根，故乃阴阳离决、气血耗散之候。

按：从四纲理论上讲，只要脉见"质散不聚"，我们就可以称其脉散（象素），但不能称其为散脉（脉象）。因为古人所定义的散脉，具有"按之满指（形大），有阳无阴，散而不聚，来去不明，至数不齐，无拘束"等特点，为真散脉。

（二）脉因

脉散（象素），有因虚阳不敛（如散脉），有因元气离散（真散脉），等等。

＊真散脉：举之浮散，按之无根，来去不明，如杨花散漫，漫无根蒂。

＊如散脉：举之浮散，按之有根，来去分明，至数清晰，不失统纪。

按：事物的存在都有相对性，有了真也就有了假，散脉也是。假散脉，古人称其如散脉。本书所定义的散脉为真散脉，阴血已竭，无根无神，故为危殆之候。至于如散脉，虽为阳气浮散，但阴血尚存，有根少神，故非危殆之候。

（三）脉证

1. 散脉（脉象）

＊散脉主气散，亦主产妇之吉（孕妇则不吉）。为气血耗散，为腑脏气绝，为阴血已竭，为元气离散，为亡血而气欲去（皆真散脉）；为阴血重虚，为虚阳不敛，为心气不足，为气血皆虚（皆如散脉）。

按：散脉分真散脉和如散脉两类，真散脉有表无里，主气血耗散、脏腑气绝，故举之阳气散乱，按之空荡无根，为危殆之候；如散脉之阴阳气血皆虚，但阴血虚之较甚，故举之阳气发散，按之松软有根，为病脉（久病见之为病进，亦非吉象）。真散脉见于两尺，乃肾败之应，为元气离散，故为必死之候。

《四言举要》中曰"散脉无根（真散脉），形损难医。"，形是古人对人体"皮、肉、筋、骨、脉"的统称。肺合皮、脾合肉、肝合筋、肾合骨、心合脉，形乃五脏之所合，为五脏之外候。盖五脏为根，形为枝叶，精血为其营养，故"散脉无根，形损难医"。

2. 兼散（象素）

（1）浮散虚剧，代散必死，久病夹散为绝脉。

（2）滑而浮散，摊缓风（一名瘫缓）。

（3）脉沉重而中散者，因寒食成癥。

（4）脉直前而中散绝者，病消渴，或为浸淫痛。

（5）妇人脉滑而散者为妊娠，滑疾而散者胎必三月，按之不散者已五月。

——注释——

①摊缓风（病证）：又名瘫缓，指瘫痪之轻症。摊者经筋无力，四肢不举，不能行动；缓者经筋弛缓，四肢虽能举动，但需凭物方能运动。

②消渴（病名）：一作痟渴，是对具有多饮、少食、多尿或多食、善饥、善渴等症状的一类疾病的统称，亦指糖尿病（症为多饮、善饥、善渴、多尿、小便甜）。

③浸淫痛（病证）：《内经》称身热肤痛或身热骨痛证为浸淫，指患病部位的皮肤灼热疼痛，有的还伴有骨痛。此证多见于风湿病患者，尤其是在西医的临床中用过大量激素类药物的风湿、类风湿、痛风病患者。

④蛊疾（病名）：一名蛊、蛊证，指因胀满已久而使受累之气血积聚不能释放所结成的痞块，或指由虫毒和气血一同结合成的痞块（蛊中实有物，非虫即血）。

3. 诊点

（1）散脉，无根者死，有根者生，久病见之当属绝脉。

（2）散脉，产妇得之则生易，孕妇得之则死易。

（3）心部脉散（如散脉），病者心多喜，心气虚。

（4）散在左关，溢饮②；散在右关，胀满，蛊疾/蛊坏（见"兼脉"之注释④）。

4. 六部

散 ⎰
- 左寸：心神涣散，怔忡①（心砰砰地跳），不寐。
- 左关：胁胀，溢饮。
- 左尺：肾水竭，久痢精枯，或肾衰竭（久病查肾，尿液中是否有毒素）。

散 ⎰
- 右寸：喘急，自汗淋漓。
- 右关：胀满，蛊疾（或蛊坏），胕跗③肿（小腿及脚面肿）。
- 左尺：肾已败，危者肾绝，阳消寿终。

——注释——

①怔忡（病名）：又名心松、松悸，指心砰砰地跳，亦指心理恐惧证（如同将被抓捕一般）。

②溢饮（病证）：一名饮溢，指大渴暴饮，以致水气溢于肠胃之外，归渗于四肢形体之证。

③胻跗（病证）：胻指膝以下的足胫部分，胫指小腿；跗同胕、跌，指足背部。

④蛊疾（病名）：一名蛊、蛊证，指因胀满已久而使受累之气血积聚不散所结成的痞块，或指由虫毒和气血一同结合成的痞块（蛊中实物，非虫即血）。

5.【濡脉】

古医文1（脉名）："**虚而浮小为濡**，如絮浮水面，**主气虚**（濡主气虚，但脉内升力较重力大，故血虚更重）。亦主外湿。"（《陈修园28脉纲目》）

古医文2（脉象）："濡，阴脉也。即软脉也，极软而浮细，轻手乃得，不任寻按曰濡，软而无力也。"（《东医宝鉴》）

古医文3（单脉）："濡为少气，为无血，为疲损，为自汗，为下冷，为痹。"（《诊家枢要》）

古医文4（单脉）："濡为气虚之候，表虚少气为原（濡主气血两虚，是气虚在先，血虚在后，即气虚累血，故表虚少气为原）。左寸心惊噫气，左关体弱目昏，左尺伤精阴痿（阴痿，即阳痿），小水频数血崩。右寸虚汗，或为痔漏下血，右关食积，右尺虚泄未宁。"（《古今医统》）

古医文5（兼脉）："濡而弱，为内热外冷，自汗，为小便难。"（《医经小学》）

古医文6（兼脉）："心脉沉濡（沉主里、主寒，濡主湿、主汗，主精、主血。故沉濡为里湿，为气泄引汗，为盗汗，为伤津，为失精，为走血），虚损，足多汗（心脉沉濡者，濡为盗汗，故为虚损病，肾邪上传于心者足多汗）；肝脉沉濡，恍惚，下体重（肝脉沉濡者，濡为血虚，肝主藏血，血舍魂，肝血虚则魂无所舍，故神志恍惚；濡为气虚，肝主疏泄，肝气虚则津液留蓄，湿液下渗则下体重。下体即人体下焦，尤指下肢两腿）；肾脉沉

119

濡，便血，女胎脱（肾脉沉濡者，濡为肾气虚、为失精、为走血，故男为精漏，女为滑胎小产，或为便血）；肺脉沉濡，虚损，主憎寒发热（肺脉沉濡者，濡为气虚引汗，故为虚损，气虚则憎寒，血虚则发热）；脾脉沉濡，主少气（脾脉沉濡者，濡为脾被湿困，为中气虚，故水谷不化而少气）。"（《医学入门》）

（一）脉象

1. 脉象

濡脉（脉象）：濡脉浮细，软而湿润，轻取乃得，重取不得（不任寻按）。

注：定义中的濡脉（脉象），为理论数据，包括古医书中的经验数据（濡，古时亦作软），自身有多个象素：浮（位置）、细（形态）、软（形态/质态，软仿润）、润（形态/质态）。润（象素），指湿润，有两种解释：一指脉囊之润（形态），一指脉质之润（质态）。软与润，当指形态时皆主表，就像盲人触摸物体一样，盲者所接触到的都是物体的表面；当指质态时则皆主里，因为它们所反映的都是人体内部的物质情况及物质属性。

2. 象素

脉濡（象素）：软而湿润（形态、质态）

按：从四纲理论上讲，只要脉具"软而润（湿润）"，我们就可以称其脉濡（象素），但不能称其为濡脉（脉象）。因为古今所定义的濡脉，具有"浮、细、软、润"之特点。濡（象素），它的子象素为"软（囊软/质软）、润（囊润/质润）"。《脉语》中曰"软，亦作濡。"，愚自认为，濡与软有个区别：濡有湿润之义，软则没有。

（二）脉因

脉濡（象素），有因伤湿，有因多汗，有因失精，有因走血，有因泄痢，等等。

按：濡多见于久病未宁之证，为了便于理解和记忆，本书将"多汗、失精、走血、泄泻"归结为精血津液之走失。

（三）脉证

1. 濡脉（脉象）

＊濡脉主诸虚，主精血津液之走失，亦主伤湿。为自汗/盗汗，为失精，为走血，为带下，为泄泻，为久痢；为中湿，为湿伤气血，为痹，为痿，为下体重；为内热，为骨蒸，为精髓枯竭，为外寒。

按：濡脉（脉象），细而软，故主诸虚；濡者（象素），软而湿润，故主证与液态物质有关。

2. 兼濡（象素）

（1）浮濡阴虚，气败；沉濡精气衰，精血枯损。

（2）濡小阴虚，少气，为久病；濡细伤湿，腰痛，肾著。

（3）濡而弱为痹，腰脊骨节苦烦，肌肤不仁；又为内热外冷，自汗，小便难。

（4）心脉沉濡虚损，足汗多①；肝脉沉濡恍惚，下体重②；肾脉沉濡便血，女胎脱③；肺脉沉濡虚损，主憎寒发热④；脾脉沉濡虚泄，主少气⑤。

——注释——

①濡为盗汗，故为虚损病，命火不足，卫阳弱，故足底多汗。

②濡为血虚，肝主藏血，血舍魂，肝血虚则魂无所舍，故神志恍惚；濡为气虚，肝主疏泄，肝气虚则津液留蓄，湿液下渗则下体重。

③濡为失精走血，故男为精漏，女为胎脱，或为便血。

④濡为气泄引汗，故为虚损，气虚则憎寒，血虚则发热。

⑤濡为脾被湿困，故水谷不化，少气。

3. 诊点

（1）湿留濡细，腰痛之脉，濡细肾著（尺脉）。

（2）濡而弱，为内热外冷，自汗，为小便难。

（3）濡而弱，为痹，在腰脊、骨节则苦烦（骨蒸），在肌肤则不仁。

4. 四纲

＊濡主血虚，伤湿，痿痹（《丹溪脉诀》）。

> <位置纲>中的象素：浮（隐蔽象素）
> <体质纲>中的象素：软、润（脉质之润，主内湿）
> <形态纲>中的象素：细、润（脉囊之润，主外湿）
> <动态纲>中的象素：×（"×"表示缺少或不论）

注：伤湿（病名），指人体感受湿邪所引发的一类疾病，包括内湿证和外湿证两种。内湿证生于内湿，内湿指水湿停滞，多由饮邪浸伤脾胃，或由脾肾阳虚，以致水湿不得转输，水谷不得运化，临床表现为食欲不振、腹胀、腹泻、尿少、浮肿、面黄、脉濡缓等；外湿证生于外湿，外湿指外感湿邪，多由气候潮湿、久居湿地、涉水淋雨、感受雾露或水事作业等，《素问》中曰"地之湿气，感则害皮肉筋脉。"

痿痹（病证），是对痿证和痹证的统称。痿（病证），一名痿躄（躄者，脉瘸而不能行走，足不能伸而行也；痿者，手足痿软而无力，百节缓纵而不收也）。痹（病名），参"沉脉·四纲"。

解：濡脉的象素为"浮、细、软、润"，润有两种解释：一指脉囊之润，归于形态，多主外湿；一指脉质之润，归于质态，多主内湿及精血津液之走失。濡为气血两虚、阴阳俱损之脉，亦主伤湿。然湿分内湿和外湿（表湿），内湿指体内之湿毒（质润），外湿指体表所感之湿邪（囊润）。湿气浸入脉道，粘滞气血，使筋肉失去营养，则痿痹生焉（寒湿相搏，留滞不去，发病为痹；湿气耗败，筋肉枯瘦，发病为痿）。

5. 六部

濡 <

> - 左寸：心虚健忘，易惊悸，噫气，失眠，阴虚盗汗，阳虚恶寒，胸满气短。
> - 左关：肝虚血少，身体弱，筋纵缓（筋痿），或筋挛（筋痹），目昏暗，心烦喜怒。
> - 左尺：精血枯损，男子伤精，女子脱血，足底多汗，腰腿酸痛（湿痹），下肢萎弱（痿疾），内热骨蒸，精枯髓减。

$$濡 \begin{cases} \text{右寸：肺宗气虚，身弱无力，咳逆，虚喘息，阳虚自汗，卫} \\ \qquad \text{弱憎寒，飧泄或痔漏下血。} \\ \text{右关：脾虚湿侵，食少纳呆，不消化，胃脘胀闷（虚胀），身} \\ \qquad \text{倦，下体重，虚肿（肉伤暑湿）。} \\ \text{右尺：命火不足，下元冷惫（久病），小腹冷，虚泄未宁（便} \\ \qquad \text{溏），下肢冷，或脚痹（踝跗骨缝肿痛）。} \end{cases}$$

6.【弱脉】

古医文 1（脉名）：**"虚而沉小为弱，**沉细而软，按之乃见，**主血虚**（弱脉主血虚，加之沉细而软，故气虚更重）。亦分阴阳胃气。"（《陈修园28 脉纲目》）

古医文 2（脉象）："弱，阴脉也，极软而沉细，按之如欲绝，沉而无力。"（《东医宝鉴》）

古医文 3（单脉）："弱不盛也，由精气不足，故脉息萎弱而不振也。为元气亏耗，为萎弱不前，为痼冷，为阄热，为泄精，为虚汗。"（《诊家枢要》）

古医文 4（单脉）："弱脉阴虚阳气衰，恶寒发热骨筋痿；多惊多汗精神减，益气调营急早医。寸弱阳虚病可知，关为胃弱与脾衰；欲求阳陷阴虚病，须把神门两部推（神门指两手尺部脉，非指心经之神门穴）。"（《濒湖脉学》）

古医文 5（兼脉）："弱堪重按，阴犹未绝。弱兼涩象则气血交败，生理灭绝（弱为阴虚阳衰之脉，轻取之可候其阳，重取之可候其阴，故弱堪重按者阴犹未绝。弱者阳气衰，脉兼涩象者阴血将竭，故弱而涩者为气血交败，生理灭绝，指诊尺脉）。"（《诊家正眼》）

古医文 6（兼脉）："劳倦伤脾，脉当虚弱。泄泻下痢，沉小滑弱（尺脉）。火热之症，微弱无神，根本脱离（微弱为气血两虚、阴阳俱损之脉，察其体质便知其虚损之程度。气虚者畏寒，因寒损阳气；血虚者畏热，因热耗阴血。故微弱之脉，见于火热之证则阴血欲竭，若是微弱无神则根本脱离）。"（《医宗金鉴》）

（一）脉象

1. 脉象

弱脉（脉象）：弱脉沉细，软而势弱，轻取不得，重取乃得（久按不绝）。

注：定义中的弱脉（脉象），为理论数据，包括古医书中的经验数据，自身有多个象素：沉（位置）、细（形态）、软（形态/质态）、弱（体质）。弱（象素），指体质弱，有两个含义：一指质软，二指势弱、力衰。

2. 象素

脉弱（象素）：体质弱，力衰而体软。

*衡量体质有三个指数，即脉力、质态、柔和度。故脉之体质弱者，当指"力衰而体软"。体软，一指囊软（形态），一指质软（质态）。

按：从四纲理论上讲，只要脉具"力衰而体软"，我们就可以称其脉弱（象素），但是不能称其为弱脉（脉象）。因为古人所定义的弱脉，具有"沉、细、软、弱"之特点。弱（象素），它的子象素为"力衰、体软"。

濡脉浮候便得，弱脉沉候方得。濡（象素），指软而湿润；弱（象素），指力衰而体软。二者的相同之处是质软/囊软，不同之处是弱比濡更"力弱"、濡比弱多了个子象素"湿润"。

（二）脉因

脉弱（象素），有因阳陷，有因自汗，有因失精，有因走血，有因溏泄，等等。

按：濡与弱（象素），均与"多汗/自汗、失精、走血、溏泄"有关，但濡重指过程，故多见于久病未宁之证；而弱重指结果，故多见于真气衰弱之证。《脉语》中曰"弱，软之甚也（软，参濡）。此气血不足，久病羸弱之人多有之。"

（三）脉证

1. 弱脉（脉象）

＊弱脉主阴虚阳气衰，真气衰弱，亦主阳陷。为痼冷，为自汗/盗汗，为恶寒，为血虚筋急，为骨痿筋弱；为阳陷入阴，为阳气内陷，为虚热外閧，为内热蒸汗；为精泄气散，为遗精早泄，为经水不调；为风热自汗，为肢冷溏泄，为机能衰退，为心惊悸怯。

按：弱脉为气血两虚、阴阳俱损之脉，气虚则虚寒横生，血虚则虚热纵起，虚疴稔生，纵横交杂。弱脉为阴虚阳衰之脉，阴虚则内热，阳虚则外寒；阴虚则盗汗，阳虚则自汗。弱脉为命火不足、元阳亏损之脉，故多主久病。命火不足则营卫虚，两虚相搏则损（损指正气因损耗而渐衰败），故为痼冷；元阳亏损则卫气弱，弱则腠理不固，故多汗（虚汗）。弱脉为气血衰弱之脉，古人称其为“六极之脉”（六极，即肉极、筋极、骨极、精极、气极、血极），老人得之无妨，少壮得之则不祥，暴病见之多是危脉（多为无根之脉，离死则不远矣）。

2. 兼弱（象素）

（1）浮弱阳气衰微，沉弱阴虚水涸。

（2）弱小阳竭，濡小阴虚，阳竭恶寒，阴虚发热。

（3）弱而数遗精，经漏或漏下；弱而迟虚满，不能食。

（4）阳浮阴弱者恶寒发热，筋弱骨痿；浮弱微散者目昏，视渺茫。

（5）火热之症，微弱无神者根本脱离；久病证虚，脉弱以涩者气血交败。

3. 诊点

（1）脉弱以滑是有胃气，脉弱以涩是久病。

（2）新产及老年人久虚，脉宜微弱，然必弱而和滑，可卜胃气之未艾。

（3）沉弱以滑，阴中痛，溺痛如挽（尺脉）。

（4）小弱以涩，反胃（右关）；寸强尺弱，胃络脉伤（右手）。

（5）沉而弱，寸则惊悸、自汗，关则筋枯、腰脉僵，尺则惊汗、精滑泄、疝瘕、小腹痛。

$$沉弱 > \begin{cases} -\text{左寸：沉弱，惊悸。} \\ -\text{左关：沉弱，筋枯。} \\ -\text{左尺：沉弱，疝瘕、精滑泄。} \end{cases}$$

$$沉弱 > \begin{cases} -\text{右寸：沉弱，自汗。} \\ -\text{右关：沉弱，腰脉僵。} \\ -\text{右尺：沉弱，惊汗、小腹痛。} \end{cases}$$

4. 四纲

*濡而弱为内热外冷，自汗，小便难(《医经小学》)。

$$\begin{cases} <\text{位置纲}>\text{中的象素：□（表示将议）} \\ <\text{体质纲}>\text{中的象素：濡、弱（濡，软而湿润；弱，软而无力）} \\ <\text{形态纲}>\text{中的象素：—（表示不确定或因脉而定）} \\ <\text{动态纲}>\text{中的象素：×（表示缺少或不论）} \end{cases}$$

注：内热（证候），指体内之热，是脏腑之阴虚或阳实之证候。外冷（证候），指形冷，是体表阳气不足之证候。

解：轻取便得，脉为浮；重取方得，脉为沉。"濡而弱"为气血两虚、阴阳俱损之脉，浮候表而沉候里，表虚者阳气虚，故外冷；里虚者阴血虚，故内热。浮候腑而沉候脏，比如诊尺脉，肾虚者卫气弱，表卫不固，故自汗；膀胱虚者不化气，故小便难。

5. 六部

$$弱 < \begin{cases} -\text{左寸：心气虚，神怯，惊悸，健忘，盗汗。} \\ -\text{左关：肝木枯，筋挛急（筋枯则紧，故挛急），胁肋痛。} \\ -\text{左尺：肾水不足（真水衰），耳聋，腰酸腿痛，筋肉痠痛，骨} \\ \quad\ \ \text{烦痛，男子遗精，女子月事不调，小便数（次数多）。} \end{cases}$$

$$弱 < \begin{cases} -\text{右寸：宗气弱，身虚乏力，气短，失眠多梦，自汗，恶寒。} \\ -\text{右关：脾胃虚，水谷之疴（饥而不食，食则不化），脘腹胀，} \\ \quad\ \ \text{肢冷，便溏。} \\ -\text{右尺：肾火不足（真火衰），下焦冷痛，小腹痛，腰酸腿乏，} \\ \quad\ \ \text{溏泄，瘤冷，男子阳痿，女子月事不调。} \end{cases}$$

——注释——

①阳陷入阴（病机）：脏气弱，阳气衰，阴血疏，致使虚阳无力得升而反降入阴者，为阳陷入阴。

②惊悸（病证）：是对喜惊、善惊、无故自惊、虚惊自扰、恐惧心惕、悸动不宁等一类疾病的统称（悸动，即心砰砰地跳）。

③盗汗（病证）：又名寝汗，指睡中出汗、醒后则止之证。

④自汗（病证）：又名自汗出，指清醒时不因劳动而时常出汗之证。

⑤溏泄（病证）：指大便稀薄多水或泄下污积黏垢之证。

⑥痼冷（病证）：指由真阳不足、啖食生冷等所导致的久病阴冷、肠胃虚寒、手足厥冷之证。

7.【微脉】

古医文1（脉名）："**虚而模糊为微**，不显也。指下不分明，若无若有，浮中沉皆是。**主阴阳气绝**。"（《陈修园28脉纲目》）

古医文2（脉象）："微，阴脉也。若有若无，极细而软，无浮沉之别曰微。微如细丝，时或一绝。"（《东医宝鉴》）

古医文3（单脉）："微脉纤细无神，柔弱之极，乃血气俱虚之候。为畏寒，为恐惧，为怯弱，为少气，为中虚，为胀满，为呕哕，为泄泻，为虚汗，为食不化，为腰腹疼痛，为伤精失血，为眩晕厥逆。"（《脉义简摩》）

古医文4（单脉）："阳微恶寒，阴微发热；男微虚损，女微泻血（阳微者卫阳不足，故恶寒；阴微者精血贫乏，故发热。男子尺脉见微，为久病失精、尿血，或为虚损；女子尺脉见微，为久病漏血、带下，或为泻血）。"（《四言举要》）

古医文5（兼脉）："浮而微者阳不足，必身恶寒；沉而微者阴不足，主脏寒下利（微乃气血大虚之候，气虚则寒，血虚则热，故脉微者寒热。浮为阳，浮而微者阳不足，阳不足则气不能熏暖于表，故身必恶寒。沉为阴，沉而微者阴不足，阴不足则精血虚，精虚则不能化气，气不足则不能煦暖于里，故脏寒；亦不能蒸化水谷，故下利水谷）。"（《诊家枢要》）

古医文6（兼脉）："微浮呕逆分内外，微沉自利汗有无（此诊寸脉，呕逆亦名呕吐，有因外感，有因内伤。尺脉微沉者肾气衰，盖尺脉为根，沉候为根，故根气微者当细辨其症，以推吉凶。故尺脉微沉，症见自利、自汗者，多属病脉；尺脉微沉，久病而无自利、自汗症者，多属危脉）。微弱少气面无色，男精女带面焦枯（精指失精，带指带下）。微涩亡血增寒热，曾经汗下医之辜（虚证不可以妄用汗法和下法，汗则损津气，下则失体液，故汗与下皆能使虚寒及虚热之症加重，交杂不愈）。"（《医学入门》）

（一）脉象

1. 脉象

微脉（脉象）：微脉势微，极细极软，行态模糊，极难分辨（久按若绝）。

注：定义中的微脉（脉象），为理论数据，自身有多个象素：微（脉势/行态）、细（形态）、软（质态）、模糊（行态模糊）。微（象素），概括地讲有两层含义：一是势微（力微），二是行态模糊（似有若无，难辨认）。

2. 象素

脉微（象素）：力微而模糊（行态模糊）

按：从四纲理论上讲，只要脉具"力微而模糊"，我们就可以称其脉微（象素），但不能称其为微脉（脉象）。因为古人所定义的微脉，具有"微、细、软"等特点。微（象素），它的子象素为"力微（脉力、脉势）、模糊（行态）"。

（二）脉因

脉微（象素），有因阴阳脉质之耗损，有因精血津液之走失（诸如长期自汗、失精、走血、溏泄），等等。

按：微与濡、弱（象素），均与"精血津液之走失"有关，但濡重指过程，故多见于久病未宁之证；而弱、微则重指结果，从病情上讲微比弱还要重一些，多见于久病或临危之证。

（三）脉证

1. 微脉（脉象）

*微脉主诸虚，主精血津液之走失，亦主中寒、拘急、枯痿、消瘅等。

为呕，为泄，为汗，为精伤，为遗精，为失血（为衄、为吐血、为尿血、为崩漏），为带下，为虚泄，为阳气衰微，为精血重损，为大汗亡阳，为阳微发汗恶寒，为阴微发热虚汗，为劳热骨蒸，为筋骨枯痿，为经筋痿弱，为败血不止（不止者，病未宁），为精血脱。

按：微脉与濡脉、弱脉虽说都是形细之脉，但有很多区别：一则微脉比濡脉、弱脉更软，二则微脉比濡脉、弱脉更细（微脉极细极软）；三则微脉之行态模糊，濡脉、弱脉之行态清晰。微是"极细极软，行态模糊"之脉，在主证方面，微脉要比濡脉和弱脉重得很多。

2. 兼微（象素）

（1）微而数者不可劳，劳则损元气。

（2）浮而微者阳不足，沉而微者阴不足。

（3）微而缓者虚风，痿病；痿病肺虚，脉多微缓。

（4）微而弱者少气，中寒；男子吐血，妇人下血，呕汁出。

（5）微而紧者虚寒，胀痛；肠痈实热，微涩而紧，未脓当下。

（6）微而涩者血虚头痛，男子遗精虚损，女子崩漏带下，或为久泄（尺脉）。

3. 诊点

（1）男微虚损（尺脉），女微泻血（尺脉）。

（2）火热之证，微弱无神，根本脱离。

（3）关上脉微浮，积热在胃中，心健忘，呕吐蛔虫。

（4）三消之脉，细微短涩，应手堪惊（三消指消渴、消中、消肾）。

（5）蓄血在中，沉涩而微（沉者沉重）；遗精白浊，弱涩而微（弱者力弱而软）。

（6）浮而微者阳不足，身必恶寒；沉而微者阴不足，主脏寒下利（诊尺脉，释）。

释：微乃气血大虚之象，气虚则寒（气属阳），血虚则热（血属阴），故脉微者寒热。浮为阳，浮而微者阳不足，阳不足则气不能熏暖于表，故身必恶寒；沉为阴，沉而微者阴必不足，阴不足则精血虚，阴阳互根，精虚则不能化气，气不足则不能煦暖于里，故脏寒，亦不能蒸化水谷，故下利。此是以脉论功能，即以脉推病，也有以病论脉者（如（5））。

4. 四纲

*微主败血不止（微，脉象），崩中，漏下（《脉诀》）。

- <位置纲>中的象素：×
- <体质纲>中的象素：微、软〔脉势微，质态软〕
- <形态纲>中的象素：细〔极细极软〕
- <动态纲>中的象素：模糊〔行态模糊，似有若无，难辨认〕

注： 败血不止（病机）：从质变上讲，是指随着血液中病质的量的不断增加所导致的血液败坏现象，内因是内脏的某些功能的严重衰退或衰竭所导致的血液中毒素增加及血液的再生量逐渐减少。

解： 从"四纲"上看，微脉之势弱、极细、极软，乃体质衰弱、脉质重损、气血大衰之象；微脉之行态模糊，即"似有若无，难辨认"。其辨认结果是，能辨认者多为病脉，不能辨认者则是危脉。此外，微脉的"危与不危"除了看脉体的体质、行态，还要看尺脉（李时珍称尺部脉为神门），并要结合四诊一同来断。

5. 六部

微〈
- 左寸：神虚，心气衰，荣血不足，心悸惊怯，盗汗。
- 左关：血不荣筋（筋急痛），筋寒挛（四肢冷逆，手足拘急），胁胀，女患崩。
- 左尺：败血不止，男为伤精、尿血，女为崩漏、带下，精枯髓竭，消瘅（此证不可劳，劳则热而骨蒸），腰腿酸疼。

微〈
- 右寸：胸中寒，冷痰不化，胸膺痛，喘促，少气，恶寒，虚汗。
- 右关：胃寒气胀，食不化，脾虚腹胀，噫气，心腹冷痛（胃虚冷逆，冷气熏膈，故心腹冷痛）。
- 右尺：命门火衰，脏寒，泄泻，脐下冷痛（因积而痛），腰脊背酸痛，腰胁以下冷痛喜按，足痿不用。

附　脱脉

古医文1："如伏之脉，乃病久阴阳两亏，脉见断续沉陷，或见或隐，真气随亡，……此乃脱脉，非伏脉也。"（《脉义简摩》）

古医文2："陷者，突然脉沉小无力，此气欲脱也。……外阴内阳，阳

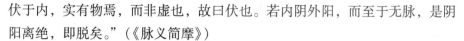

伏于内，实有物焉，而非虚也，故曰伏也。若内阴外阳，而至于无脉，是阴阳离绝，即脱矣。"（《脉义简摩》）

古医文3："旋引旋收，辙乱旗靡，在反掣之意者，脱脉也。"（《脉简补义》）

古医文4："惟以形细而弦，如丝发梗梗，有起伏者，闭之象也。形散而断，如麻子紊紊，无起伏者，脱之象也。"（《脉简补义》）

脱乃阴阳双亏、精气消散离绝之脉（脉象），为入危垂死之候。脱脉可分两类，一类是"浮域之脱"，指精气消散于部之浮域，为阴血枯微、阳气离散之脉，此脉似浮，故称阳脱；一类是"沉域之脱"，指精气消散于部之沉域，为阴血散离、阳气衰陷之脉，此脉似伏，故称阴脱。

1. 阳脱（图解）

　＜位置纲＞中的象素：浮（脉见于皮毛）
　＜体质纲＞中的象素：阴阳离绝（阴阳相离，无根之脉，阳气渐消）
　＜形态纲＞中的象素：囊泡松、形大
　＜动态纲＞中的象素：飘散、离乱（"旋引旋收，辙乱旗靡，……"）

2. 阴脱（图解）

　＜位置纲＞中的象素：伏（脉见于骨间，或伏在骨上）
　＜体质纲＞中的象素：势微、质疏散（"形散而断，如麻子紊紊"）
　＜形态纲＞中的象素：形小
　＜动态纲＞中的象素：或见或隐（"断续沉陷，或见或隐，……"）

按：脱脉，有霎然而脱者，如阴阳相离、闭证转脱证等，有因久病而渐脱者。故脉见沉伏，其质态"松散而断，如麻子紊紊"者，或动态"断续沉陷，或见或隐"者，皆渐脱之脉。至于因下利而脉伏者，为趋脱之脉，当急施救治，以免因脏气脱泄而转为脱脉。《四言举要》中曰"数脉属阳，六至一息；七疾八极，九至为脱（指霎然而脱者）。"

本纲要点分析

虚纲之目（脉），虚脉、芤脉、革脉、散脉、濡脉、弱脉、微脉。虚者，脉质少，正气虚。定性地讲，为气血两虚，为阴阳俱虚；定量地讲，或气虚偏重，或血虚偏重，或阳虚偏重，或阴虚偏重，或气血衰微，或阴阳欲竭。由于阴阳互根，气为阳而血为阴，故而不论阴虚或是阳虚，都会导致阴阳两虚。

为了使抽象的事物变得具体一些，本书采用了意象性的讲解方式。意会地讲，如果我们将＜虚纲＞比作一棵树，那么虚纲之目，诸如虚脉，则好比是这棵树的主干；芤脉、革脉、散脉、濡脉（软脉）、弱脉、微脉，则好比是侧干，或是由主干或侧干分出的枝，有粗有细。于是虚纲之目，若按形态划分，其形态较粗者，有虚脉、芤脉、革脉、散脉；其形态较细者，有濡脉（软脉）、弱脉、微脉。

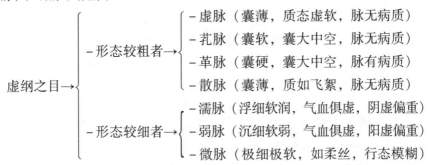

虚纲之目→

形态较粗者→
- 虚脉（囊薄，质态虚软，脉无病质）
- 芤脉（囊软，囊大中空，脉无病质）
- 革脉（囊硬，囊大中空，脉有病质）
- 散脉（囊薄，质如飞絮，脉无病质）

形态较细者→
- 濡脉（浮细软润，气血俱虚，阴虚偏重）
- 弱脉（沉细软弱，气血俱虚，阳虚偏重）
- 微脉（极细极软，如柔丝，行态模糊）

同纲之脉，经常会遇到两脉相近、难分辨的情况，这个问题我们就得用＜脉体四纲理论＞来解决，因为四纲之中总会有一纲能够辨别它们。比如"芤脉与革脉"，芤脉囊软而革脉囊硬（体质）；再如"濡脉与弱脉"，濡脉浮而弱脉沉（位置）。从理论上讲，我们所定义的"虚脉、芤脉、散脉、濡脉、弱脉、微脉"，都是无病质之脉；但从临床上讲，脉中夹邪的情况十有八九。于是诊脉当"四纲同看"，只有诊得全面才能辨得仔细。

（一）诸脉之区分

针对定义中的虚纲之脉，我们先来绘制一幅意会图：

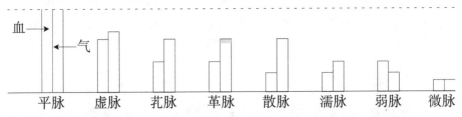

血→　气→

平脉　虚脉　芤脉　革脉　散脉　濡脉　弱脉　微脉

【讲解说明】1. 图中仅是意会性地表示气血的量，并不代表它们的形态和体积；2. 形大之脉，即虚脉、芤脉、革脉、散脉，虚脉中的脉质较其它脉多，密度也较其它脉大（看质态）；3. 芤脉与革脉相比，芤脉囊软（无病质），革脉囊硬（或有病质，或无病质），均为气多血少之脉；4. 散脉（真散脉），脉质松散，质如飞絮，如杨花散漫，为血枯气散之脉（真散脉，气散无根；如散脉，气散有根）；5. 形小之脉，即濡脉、弱脉、微脉，微脉中的脉质最少，极细极软，行态模糊（似有若无，难辨认）；6. 濡脉与弱脉相比，濡脉阴虚较重（脉浮），弱脉阳虚较重（脉沉）。

（二）诸脉主证

1. 虚脉（脉象）：体虚囊薄，应指少神，举则势弱，按则形虚。

＊虚脉主虚证，为伤暑，为小儿惊风，为恍惚易惊，为惊忡不宁，为头目昏眩，为呼吸气短，为失眠健忘，为虚烦多汗；为心烦喜怒，为血不荣筋，为筋膜痿弱，为脘满腹胀，为消化迟钝，为身倦乏力；为劳热骨蒸，为下肢痿痹，为腰膝酸痛，为阳痿不举，为遗精早泄，为泻痢，为冷痛。

2. 芤脉（脉象）：芤似葱叶，浮大囊软，寻按气躲，中空旁实。

＊芤脉主失血、精血重损，女子经病及妇人月事病，亦主痈脓、瘀血。为吐血、为衄血、为便血、为尿血，为痔瘘出血，为肠痈下血，为胃痈、为肠痈、为血脓、为脓肿，为瘀血，为裹血，男子为遗精、精漏、盗汗，女子为崩血、漏血（经漏、漏下），妇人为漏胎（孕中阴道点滴下血）。

3. 革脉（脉象）：革似皮鼓，浮大囊紧，表实里虚，比芤更虚。

＊革脉主阴虚、失血，亦主表寒中虚、虚寒相搏，为虚泻，为胀满，为阴不敛阳，为中风寒湿，为精气不固，男子失精或亡血，女子崩漏或带下，妇人半产（小产）。

4. 散脉（脉象）：散如飞絮，浮大囊软，气散无根，来去不明。

＊散脉主气散，亦主产妇之吉（孕妇则不吉）。为气血耗散，为腑脏气绝，为阴血已竭，为元气离散，为亡血而气欲去（皆真散脉）；为阴血重虚，为虚阳不敛，为心气不足，为气血皆虚（皆如散脉）。

5. 濡脉（脉象）：濡脉浮细，软而湿润，轻取乃得，重取不得（不任寻按）。

＊濡脉主诸虚，主精血津液之走失，亦主伤湿。为自汗/盗汗，为失精，为走血，为带下，为泄泻，为久痢；为中湿，为湿伤气血，为痹，为痿，为下体重；为内热，为骨蒸，为精髓枯竭，为外寒。

6. 弱脉（脉象）：弱脉沉细，软而势弱，轻取不得，重取乃得（久按不绝）。

*弱脉主阴虚阳气衰，真气衰弱，亦主阳陷。为痼冷，为自汗/盗汗，为恶寒，为血虚筋急，为骨痿筋弱；为阳陷入阴，为阳虚气陷，为虚热外闭，为内热蒸汗；为精泄气散，为遗精早泄，为经水不调；为风热自汗，为肢冷溏泄，为机能衰退，为心惊悸怯。

7. 微脉（脉象）：微脉势微，极细极软，行态模糊，极难分辨（久按若绝）。

*微脉主诸虚，主精血津液之走失，亦主中寒、拘急、枯痿、消瘅等。为呕，为泄，为汗，为精伤，为遗精，为失血（为衄、为吐血、为尿血、为崩漏），为带下，为虚泄，为阳气衰微，为精血重损，为大汗亡阳，为阳微发汗恶寒，为阴微发热虚汗，为劳热骨蒸，为筋骨枯痿，为经筋痿弱，为败血不止（不止者，病未宁），为精血脱。

二、实纲脉解

<实纲>有3个目：实脉、牢脉、动脉。

1. 【实脉】

古医文1（脉名）："**实，不虚也。**应指有力，浮中沉俱有之。《四言举要》云：牢甚则实。独附于沉脉者非。大抵指下清楚而和缓，为元气之实（平脉）；指下逼逼而不清，为邪气之实（病脉）。**主实。**"（《陈修园28脉纲目》）

古医文2（脉象）："实，阳脉也。举按皆有力，隐指愊愊然，浮中沉皆有力曰实，又曰健而有力（平脉）。"（《东医宝鉴》）

古医文3（单脉）："盖实主火热有余之证，或发狂谵语，或阳毒便秘，或咽肿舌强，或脾热中满，或腰腹壅痛，或平人实大（平脉）。"（《脉义简摩》）

古医文4（单脉）："实脉大而长，浮沉皆有力，风热蕴蓄深，谵语发狂疾。寸实呕吐频，心胸苦气逆，积聚腹痛候在关，大便不通候在尺。"（《脉确》）

古医文5（兼脉）："中风，急实则忌。泄泻下痢，实大浮洪，发热则恶

（中风之证，脉见急实者，为气血上逆，故中风之脉，急实则忌。泄泻下痢，必会损伤津液；若脉见实大浮洪者，则是内有大热。津液损伤兼大热内灼者，必灼伤阴血，阴血伤则阳气无舍而有余，阳气有余则复发热，复发热则必又灼伤阴血。故泄泻下痢，其脉实大浮洪者，发热则恶）。腰痛之脉，沉实闪肭。五脏为积，六腑为聚，实强者生。新产之脉，实大弦牢，有证则逆。"（《四言举要》）

古医文6（兼脉）："又有如实之脉（如实之脉，即假实脉，以下三例均为假实脉），久病得此，孤阳外脱，必先见弦数滑实，故书云：久病实者凶。……更有沉寒内痼，脉道壅滞，而坚牢如实，……又有真阴大亏，燎原日炽，脉见关格，洪弦若实。"（《脉如》）

（一）脉象

1. 脉象

实脉（脉象）：大而圆厚，长而微弦，浮沉皆得，强而盈实。

＊圆厚是脉气充实之象，是以脉管鼓圆而谓其圆，以浮沉皆得而谓其厚。

＊长，指脉过本位（参长脉）；微，表示程度轻，修饰弦；弦，端直而长。

＊强，指脉势强，脉动有力；盈实，指质态，盈者满，实者坚而搏。

＊浮沉皆得，即"浮、中、沉"三候都得见，说明脉体"粗、大、长"。

注：定义中的实脉（脉象），为理论数据，自身有多个象素：大、圆、厚、长、微弦（形态），浮、沉（位置），强（脉势/脉力）、盈（质态）、实（质态、脉力）。

2. 象素

脉实（象素）：质坚或有力

按：从四纲理论上讲，只要脉具"质态坚实（质坚）或脉动有力（势强）"，我们就可以称其脉实（象素），但不能称其为实脉（脉象）。因为古人所定义的实脉，具有"大而圆厚"等特点。实（象素），质态坚实（质态），或脉动有力（脉力）。

135

（二）脉因

1. 病人脉实

脉实（象素），有因积，有因结，有因聚，有因郁（诸如阳郁、气郁、血郁、热郁、火郁），等等。

按：经曰"邪气盛则实，精气夺则虚"，故病脉之实（象素），当与人体物质的结聚及病质的涉入有关，从而有"实为邪气实，为气壅、为火郁、为血实"等很多说法。因而我们通常所说的实脉，大多都是指正虚邪充之实脉。定性地讲，实脉有两类：一类是元气充盛之实脉，另一类是邪气内充之实脉，二者可从脉体的行态及柔和度上进行分辨。

定量地讲，"邪气内充之实脉"有以下三种情况：一是"邪微之实脉"，是指正气稍虚、邪气不盛之实脉，即古人所说的"寒不甚寒，热不甚热"之类（正气抗邪，脉浮大，浮沉皆有力）；二是"邪盛之实脉"，是指胃弱邪盛之实脉，邪气虽重，但正气未败（邪之多少，要从柔和度上分辨，但要脉证同辨）；三是"邪胜之实脉"，是指邪胜正败之实脉，即古人所说的"久病脉实者凶"之类（此脉的柔和度极低，呈危逆之象）。由于古人所定义的实脉都是指"元气充盛之实脉和正气不败之实脉"，并不包括"邪胜之实脉"，因而很多书都将邪胜之实脉划在"如实脉"中，也就是假实脉。

2. 平人脉实

平人脉实，是指脉无病气、胃气充和、元气旺盛之实脉，此脉多见于身强体健之人（如运动员）。病人脉实与平人脉实，从脉体的柔和度及行态上即可分辨。

（三）脉证

1. 实脉（脉象）

＊实脉主诸实，为积、为结、为聚、为郁（诸如阳郁、气郁、血郁、热郁、火郁），为食积、为气结、为血聚、为火郁，为胀满、为疼痛、为喘嗽、为舌强，为口疮、为便秘、为呕逆、为痰厥，为阳毒发斑，为咽喉肿痛，为谵语发狂疾，为中满气滞，为腹满溺闭。

按：实脉之势强者，阳气之实，动则有力；实脉之形厚者，阴血之实，按则不减。表邪之实脉，浮大有力，是因风寒暑湿等外邪入经；里邪之实脉，沉实有力，是因饮食或七情内伤于脏。火邪之实脉，洪滑有力，是因火热之邪内结；寒邪之实脉，沉弦有力，是因寒邪郁结。实脉，暴病见之为邪盛，并非皆热；久病见之并非寒，多属热结。久泻、久痢、失血、贫血等证，其脉当虚，若反见实脉则是脉证不符，为邪盛之逆脉。

2. 兼微（象素）

（1）实而浮，风热在经，食胀，喘咳，呕逆；实而沉，闭结，胀满，瘀血，癥瘕。

（2）实而长，脏气之充，阳盛阴衰；实而弦，肝郁，为寒，为痛（诸经痛滞）。

（3）实而滑，痰凝，胃热，淋沥茎痛；实而涩，气塞，燥屎则胀，痢则坠。

（4）实而紧，寒积稽留，胃中寒，食郁，腰腹痛。

（4）实而大，热由中发，膀胱热，溺难，痢疾。

（5）实而数，食呕，兼大腑热之聚。

（6）实而洪，热极，内虚。

3. 四纲

*实而紧，胃中有寒，苦不能食（《脉经》），为胃热，为腰痛（《三因方》）。

<位置纲>中的象素：—

<体质纲>中的象素：实〔□〕（已知象素）

<形态纲>中的象素：紧（已知象素）

<动态纲>中的象素：—

注：在传统数据中，脉象中的实（象素），多指"脉动有力"，部分也指"坚（质态）而搏（脉力）"。本书认为，只要脉具"质态坚实（质坚）或脉动有力（势强）"，我们就可以称其脉实（象素）。

解：实而紧，《脉经》说"胃中有寒"，《三因方》说"胃热"，二者主证相反。对此，我们不妨从四纲上进行辨别：

从形态上看，"胃中有寒"之脉，形未必大，多带弦；"胃热"之脉，

137

脉形大，多带洪。

从质态上看，"胃中有寒"之脉，按之略坚；"胃热"之脉，按之略软。

从脉速上看，"胃中有寒"之脉，或迟或缓；"胃热"之脉，多为数。

从行态上看，"胃中有寒"之脉，多为挺动；"胃热"之脉，多为鼓动。

4. 六部

实〈
- 左寸：心中热，舌强，口舌疮，舌本裂，咽干痛，心烦热，头眩痛。
- 左关：肝火壅塞，脘满，胁胀痛，心烦喜怒，头眩痛，厌食，月水不调。
- 左尺：小腹胀痛，下肢肿痛，腰脊背痛，便秘腹痛，小便涩难，甚者腹满溺闭。

实〈
- 右寸：胸中热，烦满，痰厥，气壅，咽喉肿痛，肺病，喘嗽，鼻塞，呕逆。
- 右关：脾热中满，气滞，脘腹胀满，气痛；伏阳蒸内，灼心，胃痛，食难化克。
- 右尺：相火亢逆，脐痛，小便赤，大便难，男子阴挺不适，女子经闭带多，少腹胀痛。

2.【牢脉】

古医文 1（脉名）："**沉而有力为牢**，沉而强直搏指。**主内实。**"（《陈修园 28 脉纲目》）

古医文 2（脉象）："牢脉者，弦大而长，举之减少，按之实强，如弦缕之状。不似实脉之滑实流利，革脉之按之中空也。"（《脉义简摩》）

古医文 3（单脉）："牢为里实表虚，胸中气促，为劳伤痿极。大抵其脉近乎无胃气者，故诸家皆以为危殆之脉云。亦主骨间疼痛，气居于表。"（《诊家枢要》）

古医文 4（单脉）："牢脉主病邪牢固，虚证少见牢脉，凡风痉拘急，坚积内伏，寒疝癥瘕等病多见之。牢脉主实，有气血之分：癥聚有形痞结，是实在血分；癥聚无形痞结，是实在气分。如牢脉见于失血、阴虚等证，是阴气暴亡，无以维阳，孤阳外越，阴阳离绝，属危重证候。"（《脉学阐微》）

古医文 5（兼脉）："积聚在里，牢急者生。"（《四言举要》）

古医文 6（兼脉）："沉牢固冷，蓄血在中，牢大却宜。"（《医宗必读》）

（一）脉象

1. 脉象

牢脉（脉象）：根基牢固，按之实大，长而微弦，似沉似伏。

＊按为沉取（位置），实为坚而搏〔坚为质坚（质态）、搏为有力（脉力）〕，大为形大（形态），弦为直而长（形态）。盖牢脉坚固不移，故谓之"牢"；其脉位在沉伏之间，故云其"似沉似伏"。

注：定义中的牢脉（脉象），为理论数据，自身有多个象素：实〔力大（脉力）、质坚（质态）〕，大、长、微弦（形态），沉、伏（位置）。

2. 象素

脉牢（象素）：沉伏而坚实

按：从四纲理论上讲，只要脉具"沉伏而坚实"，我们就可以称其脉牢（象素），但不能称其为牢脉（脉象）。因为古人所定义的牢脉，具有"实、大、微弦"等特点。牢（象素），它的子象素为"沉伏（位置）、坚（质态）、实（质态、脉力）"。

（二）脉因

脉牢（象素），有因积聚，有因癥瘕，有因郁结，有因寒凝，有因关格（＊），等等。

按：牢和伏（象素），二者均见于部之沉域（沉分），牢在沉伏之间，伏在骨间，故均主病质沉蓄之证。牢和革（象素），牢指"沉伏而坚"，故牢主里实；革指"芤而弦"，故革主表实，也主里虚。

＊《脉简补义》中曰"革浮坚，牢沉实，在外感寒热极盛之时得之，革即格阳，牢即关阴"，格阳者，阳气太盛，阴气不易与之融，不融则不荣，阴不制阳，以致人迎脉较平常脉盛四倍以上（人迎脉即颈侧动脉）；关阴者，阴气太盛，阳气不易与之融，不融则不荣，阳不制阴，以致寸口脉较平常脉盛四倍以上。

＊《素问·六节藏象论篇》中曰"人迎一盛病在少阳，二盛病在太阳，

三盛病在阳明，四盛已上为格阳（一盛，比平常脉盛一倍；已上，即以上）。寸口一盛病在厥阴，二盛病在少阴，三盛病在太阴，四盛已上为关阴。人迎与寸口俱盛四倍已上为关格。关格之脉赢，不能极于天地之精气，则死矣（关格者，阴阳俱盛，敌视不融，以致阴阳皆不能互荣，故死）。"

（三）脉证

1. 牢脉（脉象）

*牢脉主寒、积、疝、瘕、痛，病在内里（阴病），亦主胃气将绝。为寒凝、为血积、为痰结，为癥瘕、为痛疽、为水气（水肿），为寒疝、为暴逆、为痛甚，为心腹痛、为阴中急、为胁胀痛、为坚积内伏、为风痉拘急、为劳伤痿极、为骨间疼痛。

按：《诊脉三十二辨》中曰"实统革牢之脉，古人多混淆莫辨，不知革浮牢沉，革虚牢实，形证各异。""虚、革、牢"均为形大之脉，虚脉与革脉的脉脊均见于浮分。虚脉，浮中沉三候皆虚；革脉，浮候表实，中候及沉候皆虚；牢脉，沉候实，牢在沉伏之间。牢脉，牢在沉分，实在血分，脉位在伏沉之间，是重力显大之脉。《诊家枢要》中曰"牢，坚牢也。沉而有力，动而不移"，《脉义简摩》中曰"牢脉者，弦大而长，举之减少，按之实强，如弦缕之状。"

牢脉是古代有争议的脉象，有些书误将革脉当作牢脉，如《医脉真经》中曰"牢者阴也，状如弦革而浮，轻手则来，重手则散（此革脉也）。牢似浮弦病主劳，脉多居表附皮毛，胸前气促身红肿，水火相刑命不牢。气居于表，表实里虚，气促于胸前，故不能喘息。气结于皮肤之间，故身体红肿，此五劳、七伤、六极、骨痿之危脉。牢而疾则发热，牢而迟则发寒，迟疾不常，寒热往来。若牢而坚，是为寒结。"，《脉语》中曰"革，牢之别名也。谓之牢者，牢守其位，不上不下也。"

2. 兼牢（象素）

（1）沉而牢，痼冷。

（2）牢而数，积热；牢而迟，寒积，痼冷。

（3）牢而实，癥、积、郁、结；牢而坚，寒结。

（4）牢而疾则发热，牢而迟则发寒，迟疾不常，寒热往来。

（5）蓄血在中，牢大却宜；积聚在里，牢急者生。

3. 四纲

＊失血阴虚，脉牢不治（《丹溪脉诀》）。

<位置纲>中的象素：沉、伏（隐蔽象素）

<体质纲>中的象素：牢〔沉伏（脉位）而坚（质态）、实（脉力）〕
　　　　　　　　　（已知象素）

<形态纲>中的象素：大（隐蔽象素）

<动态纲>中的象素：×

注：《丹溪脉诀》中曰"牢者，沉伏而坚，弦长实大，与人迎相应则寒结、疝瘕，与气口相应则木水乘脾。"

解：失血阴虚，脉当虚芤；反见脉牢，则脉证不符，是阴邪固结之脉，为忌，故而不治。

4. 六部

牢 ＜
- 左寸：伏梁①（心积症），心寒痛。
- 左关：肝结，血积，胁胀痛，风痉②。
- 左尺：奔豚③，气逆，腹满，阴中急。

牢 ＜
- 右寸：息贲④（肺积症），气促，痰积。
- 右关：阴寒，痞积⑤，木乘脾。
- 右尺：阴凝，积结，癥瘕，疝痛。

——注释——

①伏梁（病名）：指心积症，起于脐上，大如臂，上至心下，久不愈则易引发烦心、时常唾血等证。

②风痉（病名）：指由风伤太阳经又复感寒湿所引起的卒然倒仆、口噤不开、腰背强直等证。

③奔豚（病名）：一名贲豚、奔豚气，指由肾经之阴寒气窜逆所引起的腹痛、胸痛等证。

④息贲（病名）：指肺积症，在右胁下，覆大如杯，久不已则易引发肺痈。

⑤痞积（脉名）：指由饮食不节、过食生冷油腻等所导致的腹内痞块。

3.【动脉】

古医文1（脉名）："**数见于关中为动**。形圆如豆，厥厥摇动，见于关部。**主阴阳相搏**。主气与惊，男子伤阳，女子血崩。"（《陈修园28脉纲目》）

古医文2（脉象）："动，阴脉也。数脉见于关上，上下无头尾，大如豆，厥厥然动摇，名曰动。"（《东医宝鉴》）

古医文3（单脉）："动脉专司痛与惊，汗因阳动热因阴，或为泄痢拘挛病，男子亡精女子崩。"（《濒湖脉学》）

古医文4（单脉）："动为阴阳相搏之候。动在于阳，则有汗出、为痛、为惊之症；动在于阴，则有发热、失血之症。至于阳虚自汗而见动寸，阴虚发热而见动尺，与女人动尺而云有孕，皆不宜作热治矣。"（《脉理求真》）

古医文5（兼脉）："寸口脉动而弱，动则为惊，弱则为悸。"（《千金方》）

古医文6（兼脉）："动而弦大为惊恐，动而涩为肝郁气滞，血行不畅。"（《脉学阐微》）

（一）脉象

1. 脉象

动脉（脉象）：动如波起，大者如豆，厥厥动摇，数滑有力。

＊动如波起：陡然一跃，昭然指下。

＊大者如豆：大的如小豆般大，小的如谷粒般大，且圆且滑且实（圆者两头俯下，中间突起，似凸状）。不过古时的粮食并不高产，因而古代的小豆未必有现在的大。

＊厥厥动摇：厥厥（厥同蹶），厥动之貌（阴阳相搏，好似在脉息下落时忽觉指下有一且圆且滑且硬之物急速向上用力一击，又一退，为厥）。动射四旁，故而摇颤（厥动者急而有力，动射四旁，故摇，即所谓"虚者摇兮胜者安"。动摇，即随动而摇，脉颤动或摇颤）。

＊数滑有力：厥之暴动，急进急退，故称其数（来去如数，指行态）；

阴阳相搏（仲景曰"阴阳相搏，名曰动。"），迫使体内的某些液态物质异常波动，映射于脉则其脉滑（滑是内部物质情况的外部映现，也是体内物质运动状态的外部映现，为质态）；两气相搏，势强，故而有力。

注：定义中的"动"（脉象），为理论数据，具如下特点：如波起（行态）、如大豆（形态）、厥厥动摇（行态），数（来去如数，行态）、滑（形态）、有力（行态、形态、体质）。

2. 象素

脉动（象素）：脉来"厥然一动"（圆而如数）

按：从四纲理论上讲，只要脉具"厥然一动"，也就是脉来"圆而如数"（圆者指脉脊短，两头俯而中间突，似凸状。从脉脊的形状上看，脉脊的长度与宽度等而对称），我们就可以称其脉动（象素），但不能称其为动脉（脉象）。因为古人所定义的动脉，具有"大如豆（或如豆大），厥厥动摇，数滑有力"等特点。

（二）脉因

脉动（象素），有因惊，有因热，有因痛，有因孕，有因两气相搏，等等。

按：脉动（象素），有外因，也有内因。比如"突受惊吓而脉动者，为外因；气与痰搏而脉动者，为内因。"，因受惊吓而脉动者，有的持续几天，或几个月或几年，此惊吓便成了致病因素；有的仅持续几分钟或十几分钟便自然消失，此惊吓便不作病论。

两气相搏乃见脉动，但气有阴阳之别，故张仲景曰"阴阳相搏，名曰动。"（《景岳全书》），周学海曰"夫动者，气郁于血分而迫欲发之象也。"（《脉义简摩》），朱丹溪曰"妇人于少阴脉动甚者妊子也，阴虚相搏谓之动。"（《丹溪脉诀》）。气既是物质，也代表了各类物质的功能和作用，于是大凡言气都要将其物质的功能、作用或副作用等都考虑进去。周学海曰"阴阳无形之气相搏则脉动，气与痰食诸有形之邪相搏则脉亦动。"（《脉简补义》）。

动脉之形虽为圆，但也有大小之分。《脉义简摩》中曰"相搏者，两强之谓也。"两强相搏，场面激烈，故其动当"大者如豆"；倘若一方已成弱势或已为虚，则其动当"小如谷粒"。

（三）脉证

1. 动脉（脉象）

*动为阴阳相搏，动脉主热、痛、痹、挛，惊、恐、狂，亦主精血津液之走失。为惊悸、为气促、为自汗（寸动），为拘挛、为掣痛、为呕吐（关动），为伤精、为失血、为泄泻、为发热（尺动）。

按：阳动则汗出，阴动则发热，但有虚实之别。《脉理求真》中曰"如动在阳，则有汗出、为痛、为惊之症；如动在阴，则有发热、失血之症。动兼滑数浮大，则为邪气相搏而热，宜除。至于阳虚自汗而见动寸，阴虚发热而见动尺，与女人动尺而云有孕，皆不宜作热治矣。"

2. 兼动（象素）

（1）动而不畅，每因郁结。
（2）动而弦大，惊恐为病（大惊、卒恐）。
（3）动而涩，肝郁，气滞，血行不畅。
（4）动而弱，动则为惊，弱则为悸（心气虚，神不守舍，故惊悸）。

3. 四纲

*动主痛热，崩汗，惊狂（《医宗金鉴》），为痛、为惊、为痹、为泄、为恐（《三因方》）。

<位置纲>中的象素：—
<体质纲>中的象素：动〔坚实（质态），有力（脉力）〕（已知象素）
<形态纲>中的象素：如豆〔圆而滑，脉峰短小〕（隐蔽象素）
<动态纲>中的象素：厥厥动摇〔厥动之貌，如急如数（行态）〕
　　　　　　　　　（隐蔽象素）

注：惊（病证），指卒发恐惕之证。狂（病证），指精神失常类疾病中的狂躁证。恐（病证），指由肝肾阴虚所导致的易恐证。

解：仲景曰"阴阳相搏，名曰动。阳动则汗出，阴动则发热。"，阴搏于阳，阳虚则汗出；阳搏于阴，阴虚则发热。《素问》中曰"阴虚阳搏，谓之崩。"，阳搏于阴，阴虚，阳气妄动，鼓破阴络，故崩。女人尺脉动甚，月经过月未来者为有孕，脉兼滑者猝发血崩。

4. 六部

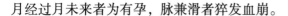

动<
　- 左寸：惊悸，怵惕不安，头疼。
　- 左关：挛急，掣痛，善惊。
　- 左尺：发热，亡精，失血，髓枯（精生髓，精竭则髓枯），
　　　　　善惊恐，下肢拘挛，肢体痛。

动<
　- 右寸：自汗，气促，胸痛。
　- 右关：脾热，脾胃痛，吐逆。
　- 右尺：相火炽盛，发热，伤精，失血，泄痢。

（四）正误

动脉是 28 脉中最特殊，也是最难感悟的一种脉象。喜欢读古医书的读者都知道，古代的文章没有标点，古人对文章的断句通常都是在阅读中进行的。由于断句出了差误，有些读者在阅读中就偏离了作者的思路。又由于古医书离今久远，少则上百年，多则上千年，其间不论是抄写或排版，文字遗失者有之，添加或删减者有之，误抄或擅改者有之，这些都可能导致作者的原句义受损。

张仲景曰："阴阳相搏，名曰动。阳动则汗出，阴动则发热。形冷恶寒者，此三焦伤也。若数脉见于关上，上下无头尾，如豆大，厥厥动摇者，名曰动也。"（《伤寒论》）

王叔和曰："动脉，见于关上，无头尾，大如豆，厥厥然动摇。"（《脉经》）

从例句中我们可以看出，《脉经》继承了《伤寒论》中的一些说法，只是将"数脉"改成了"动脉"；但在"无头尾"之前少了"上下"两个字。由于《脉经》是中医史上的第一部脉学专著，它对后世的影响极大，因而很多学者便孤凭《脉经》中的句子而一直误持"动脉仅见于关上"之说。

愚认为"上下"两字是在抄写或排版中被人删掉的，因为斯人不明"上下"之所指，误以为是用来修饰脉形之"无头尾，大如豆"而误将其删去。此外还有一种可能，就是王叔和手中的《伤寒论·辨脉法》根本就没有"上下"两字，出于敦煌莫高窟藏经洞内的唐代手抄本《伤寒论·辨脉法》也证实了这种可能性的存在。斯曰"阴阳相搏，名曰动。阳动即汗出，阴动即发热。形冷而寒，此为进。数脉见于关上，无头尾，大如大豆，厥厥动摇，名曰动。"(《敦煌医粹》)

此外，《脉经》还将"数脉"改成了"动脉"，这便是王叔和的智明之处。因为"数"仅能是动脉中的一个象素，而不当称"数脉"；而且，这个"数"是用来描述动脉的"进退之快"，且含在"厥厥"之中，即周学海所说的"其来势如数"。所以"若数脉"也就是如数脉，若即如，像的意思。

综上所述，如果我们将《伤寒论》中的句子改断为"……若数脉（有一种像数脉一样的脉象），见于**关上**（与"上下"同看，合指寸口三部），**上下**（寸部和尺部），**无头尾**（与"如豆大"同看，同指形态，凸），如豆大（如同豆子一般大），厥厥动摇者（厥厥动摇，指下忽觉有一且圆且滑且硬之物急速向上用力一厥，又一退，随动见摇，即脉见慌动或摇颤），名曰动也。"，将《脉经》中的句子更改为"动脉，见于关上（关部），上下（寸部、尺部），无头尾，大如豆，厥厥然动摇。"，句义就都通了。

本纲要点分析

（一）实脉

实脉，其特点是形大、浮中沉三候俱有力。定性地讲，实脉有两类：一类是元气充盛之实脉，另一类是邪气内充之实脉。定量地讲，邪气内充之实脉有三种情况：一是"邪微之实脉"，是指正气稍虚、邪气不盛之实脉；二是"邪盛之实脉"，是指胃弱邪盛之实脉，邪气虽重，但正气未败；三是"邪胜之实脉"，是指邪胜正败之实脉。然而"邪胜之实脉"并不是定义中的实脉，因而很多书都将它划在"如实脉"中，也就是通常所说的假实脉。假实脉是指脉象似有力、似有神之实脉，有别于真实脉。真实脉是指脉象真有力、真有神之实脉，它有别于病实脉。病实脉就是前面所说的邪微之实脉和邪盛之实脉，即正虚邪充之实脉。但是，我们通常所说的实脉，如果不加解释或说明则皆指病实脉。

（二）牢脉

牢脉，其特点是形大、根基牢固，即"按之实大，似沉似伏"。我们知道，病质通常有三种形态：气态，液态，固态。牢脉的出现，则说明患者的体内不仅有液态的病质，还可能有固态的病质。比如"体内寒盛，使体内的液态物质变得浓稠，因而出现了丝缕之物；丝缕之物结聚成块，沉积不动，故称其为牢"，这便是《濒湖脉学》中所说的"牢位常居沉伏间"的根本原因。

然而任何事物之间都或多或少地存在着一些联系，只是有主有次、有轻有重而已。下面我们就依据＜脉体四纲理论＞，向读者分解"牢脉与伏脉、牢脉与革脉、牢脉与实脉"之间的诸多联系。

1. 牢脉与伏脉

牢在沉分（在沉伏间），似沉似伏，脉动有力；伏脉虽也在沉分（在骨间），脉多伏而无力。李时珍曰"弦长实大脉牢坚，牢位常在沉伏间。革脉芤弦自浮起，革虚牢实要详看"（《濒湖脉学》）

2. 牢脉与革脉

牢脉与革脉，皆形大之脉。革在浮分，表实里虚，按之松软（极虚）；牢在沉分，表虚里实，按之牢实（极实）。管玉衡曰"实统革牢之脉，古人多混淆莫辨，不知革浮牢沉，革虚牢实，形证各异。"（《诊脉三十二辨》）

从变证（变症）上看，革、牢也有联系：芤脉者，外感湿寒，其脉多革；芤脉者，内伤寒湿，重寒凝血，其脉多牢（芤主失血，牢主寒积凝聚）。

3. 牢脉与实脉

病实脉之三候俱实，脉体的柔和度越高则脉中的病气就越少，浮中沉三候皆见有力；牢脉表虚里实，举之稍缓，按之牢实，沉而坚固。从病质的形态上讲，病实脉中的病质皆呈气态和液态，牢脉中的病质则多呈液态，有些还会间杂一些固态的病质。周学海曰"牢脉者，弦大而长，举之减少，按之实强，如弦缕之状。不似实脉之滑实流利，革脉之按之中空也。"（《脉义简摩》）

（三）动脉

动脉，其特点是脊圆、形如豆，脉来如数而滑、坚而有力，即"厥厥动摇"。厥厥（厥同蹶），厥动之貌，动射四旁，故而动摇（动摇即随动而摇，脉颤动或摇颤）。盖厥之暴动，急进急退，故称其数，即来去如数；阴阳相搏，迫使体内的液体物质异常地波动，映射于脉而脉滑；两气相搏，势强且少柔和，故坚而有力。

（四）诸脉主证

1. 实脉（脉象）：大而圆厚，长而微弦，浮沉皆得，强而盈实。

*实脉主诸实，为积、为结、为聚、为郁（诸如阳郁、气郁、血郁、热郁、火郁），为食积、为气结、为血聚、为火郁，为胀满、为疼痛、为喘嗽、为舌强，为口疮、为便秘、为呕逆、为痰厥，为阳毒发斑，为咽喉肿痛，为谵语发狂疾，为中满气滞，为腹满溺闭。

2. 牢脉（脉象）：根基牢固，按之实大，长而微弦，似沉似伏。

*牢脉主寒、积、疝、瘕、痛，病在内里（阴病），亦主胃气将绝。为寒凝、为血积、为痰结、为癥瘕、为痛疝、为水气（水肿）、为寒疝、为暴逆、为痛甚、为心腹痛、为阴中急、为胁胀痛，为坚积内伏、为风痉拘急、为劳伤痿极、为骨间疼痛。

3. 动脉（脉象）：动如波起，大者如豆，厥厥动摇，数滑有力。

*动为阴阳相搏，动脉主热、痛、痹、挛、惊、恐、狂，亦主精血津液之走失。为惊悸、为气促、为自汗（寸动），为拘挛、为掣痛、为呕吐（关动），为伤精、为失血、为泄泻、为发热（尺动）。

第三讲 形态纲脉解

我们通常所说的形态，是指物体的外部形状，是通过视觉就可以看到的东西。然而，我们现在所说的脉体的外部形态，却不能用眼睛来看，只能靠手指来感觉，用脑子来意象，用逻辑来推理，于是中医称指端用于诊脉的部位为指目，且称诊脉为看脉。

<形态纲>有8个目：长脉、短脉、洪脉、细脉、滑脉、涩脉、紧脉、弦脉。

1. 【长脉】

古医文1（脉名）："**实而迢长为长，上至鱼际，下至尺泽。主气治。**亦主阳盛阴衰。"（《陈修园28脉纲目》）

古医文2（脉象）："长，阳脉也，按之洪大而长，出于本位，三关通度。"（《东医宝鉴》）

古医文3（单脉）："长主浑身壮热，夜卧不安，阳毒在脏，三焦有热。"（《脉诀》）

古医文4（单脉）："长为热盛气充之脉，须视其兼脉和症状以辨证（对长平脉和长病脉的分辨，传统的方法有两个：一是靠诊其兼脉，若其所兼之脉为病脉，则此长脉即为病脉；二是靠四诊同断，四诊即望、闻、问、切，若四诊审断来者为病人，则此长脉也为病脉。如今有了＜脉体四纲理论＞，我们就可以依据四纲理论来断了）。"（《脉学阐微》）

古医文5（兼脉）："长而缓者，胃脉也（此乃胃气充达之象，长指诸气充达，缓指从容和缓）；长而缓者，病在下也（此"长而缓"者乃病人之脉象。斯好比一病人与一常人同行，虽说二人的体态相似，行速相近，但其行态却大不相同：无病之人，其步态从容和缓，稳健有力，为精力充沛之象；有病之人，步行吃力，故而脉行迟钝或迟缓，为精力疲惫之象）；长而弦者，病在肝也（弦乃肝家脏形，本书称其脏象，故长而弦是病在肝）。"（《外科精义》）

古医文6（兼脉）："长大癫痫更迷心，长缓微邪犯下体，寸长足胫痛相侵（与"长而缓者病在下"参看，痛风患者多见此脉）。浮长有力兼太阳（暴病多见此脉），长大有力为热甚，长数有力热可平（皆内热炽盛之象）。"（《医学入门》）

（一）脉象

1. 脉象

长脉（脉象）：过于本位，上溢鱼际，下入尺泽，如循长竿。

＊过于本位，即寸脉上射入鱼际而下入关，或关脉上射入寸而下入尺，或尺脉上射入关而下入尺泽，亦有三部通长者。本位，即本部区位，尤指

寸、关、尺。

＊如循长竿，指脉体具有"粗大、挺直、端长"之特点（病脉）。

按：古医书中的长脉有两种，一是平长脉，二是病长脉。平人之长脉，即李时诊所说的"长脉，不大不小，迢迢自若，如揭长竿末稍，为平。"（《濒湖脉学》），此脉的质态柔和（如揭长竿末稍，柔和有弹性），体态匀称（不大不小，不粗不细），行态从容和缓（迢迢自若）。病人之长脉，即李时诊所说的"如引绳（一云似牵绳），如循长竿，为病。"（《濒湖脉学》），此脉的质态不柔和（如循长竿，坚硬而直，弹性差，柔和度低），体态粗大（如循长竿，粗而直长）、挺而不稳（如引绳，挺而不稳，指行态），浮取稍用力则脉多见洪。

从形态上讲，长脉粗大、挺直、端长，与本纲中的弦脉有些相似，但二脉有区别：

从"位置"上看——弦脉多见于浮分，也可始见于沉分；长脉则皆见于浮分。

从"形态"上看——弦脉如琴弦，长脉如长竿，长脉较弦脉粗。

从"质态"上看——弦脉夹阴（脉紧），长脉纯阳（脉洪）；弦以"形之敛直劲急"言，长以"气之充满条畅"言。

从"动态"上看——弦脉劲急，上下参差，首尾不均；长脉挺然，齐起齐落，首尾相应。

2. 象素

脉长（象素）：过于本位（指诊某部脉时）

按：从四纲理论上讲，诊某部脉时只要这部脉"过于本位"，我们就可以称其脉长（象素），但不能称其为长脉（脉象）。因为古人所定义的长脉，具有"粗大、挺直、端长（如循长竿）"等特点。

（二）脉因

脉长（象素），有因气治，有因气逆，有因热盛，有因火盛，有因阳毒，等等。

按：刚刚讲过，古医书中的长脉有两种：一是平长脉，乃胃气充达三部之象；二是病长脉，乃阳气通达三部之象。介于两者之间的还有一种长脉，称"气治之长脉"。此脉的特点是，胃气虽虚但很接近常人，虽有病气但并不很强，于是病人见之乃病情转安之象，患者虽病但多可自愈。

（三）脉证

1. 长脉（脉象）

＊长脉主气逆、火盛、阳毒、癫痫，亦主气治。为阳气有余、为火蓄阳明、为阳毒入脏，为三焦有热、为阳毒发斑、为癫痫痰气，为胸满气短、为宿食留经、为少腹胀痛、为经水愆期，为烦躁、为壮热、为舌疮、为足胫痛。三部脉通长，为胃经实热，为癫痫。

注：三部脉通长（直上直下，如循长竿），又称"三关通度"。三关通度乃"三焦有热，阳毒内蕴"之象，故主病为胃经实热，火蕴阳明，甚者阳毒入脏。长脉为阳气有余，阳气有余则阴必不足，即阳盛阴虚。故主病为癫痫、为痰气、为阳毒，为躁烦、为壮热、为阳毒发斑。李濒湖曰"长脉迢迢大小均，反常为病似牵绳，若非阳毒癫痫病，即是阳明热势深。"（《濒湖脉学》）

2. 兼微（象素）

（1）长而缓，胃脉也；长而软滑，为气治。

（2）长而坚搏，为气病；长而弦，病在肝也。

（3）长大有力，为热甚；长数有力，热可平。

（4）长而急，腹痛；长而缓，邪犯下体，病在下，痛风。

（5）长而浮，邪盛于外，风痫；长而大，癫痫，热迷心。

（6）长而实，热邪壅滞；长而搏，阳明病；长而洪，癫狂病；长而洪大，阳明热深。

（7）长而洪，伤于肉荤；长而滑，伤于酒冰；长而涩，鸡腐所伤；长而弦，菜果之滞；长而濡，酒伤则泻。

按："长而洪，癫狂病，伤于肉荤"，属于一脉多证。已知象素少而不足以涉入四纲，也就是通常所说的四纲不全。如果我们往里面填加一个或几个相关象素，脉证关系就会变得清晰了，如"脉长而洪，兼大慌者癫狂病（慌为行态），兼滑实者伤于肉荤（滑为质态）"。

3. 诊点

（1）长而紧，溢者为注病^①（脉上过寸者为溢）。
（2）长而缓者病在下，寸脉长者足胫痛。
（3）女人左关独长，曰淫欲；男人两尺修长，曰多春秋。
（4）长而兼滑伤于酒冰，兼濡酒伤则泻（酒泄）^②，兼急则腹疼。
（5）尺寸俱长阳明病，胃脉长而洪者阳明热深，病为消渴，为癫狂。

——注释——

①注病（病名）：即疰病，《内经》称"疰"。《金匮翼》中曰"疰者住也，邪气停住而为病也。皆因精气不足，邪气乘之，伏于筋脉，流传藏府（脏腑），深入骨髓，经久不已，时发时止，令人昏闭，无不痛处。"

②酒泄（病证）：又名酒湿泄、酒伤泄泻，指由饮酒过度损伤脾胃所导致的泄证。此证有因湿热而泄者，有因寒热而泄者。

4. 四纲

*长而软滑，曰气治；长而坚搏，曰气病（《脉语》）。

<位置纲>中的象素：×
<体质纲>中的象素：软、坚、搏〔*〕（已知象素）
<形态纲>中的象素：长〔脉过本位〕、滑〔*〕（已知象素）
<动态纲>中的象素：□

注：气治（气机），指气机调治，在脉则指胃气畅达。气病（证名），指气机失调证，有虚有实，虚者正气，实者邪气，即《内经》所说的"邪气盛则实，精气夺则虚也"。气病之虚证，如气耗、气消、气脱、气陷等；气病之实证，如气结、气积、气郁、气逆等。《脉语》中的"长而坚搏，曰气病"，是指气病中的"实证"。此外，气病还与情志、寒热等有关，诸如"怒则气上，喜则气缓，悲则气消，恐则气下，思则气结，忧则气沉，惊则气乱；热则腠理开而气泄，寒则经络凝涩而气收"，等等。

解：气治之长与气病之长，要从动态和质态上进行区别：从动态上看，气治之长较为从容和缓，气病之长急缓不振；从质态上看，气治之长较为柔和（脉动有力，柔和度较高），气病之长质态坚实。

＊软（象素），指质态软，亦指囊软（长而软滑，体质可能有点虚弱，但并不是很重）；＊滑（象素），指有胃气，经曰"脉弱以滑，是有胃气，命曰易治……脉实以坚，谓之益甚。"（《素问》）。坚（象素），硬也，指质态极不柔和；搏（象素），大而强（《诊家正眼》中曰"曰搏者，且大且强也"）。大和强是搏的子象素，强指有力。

5. 六部

长 ＜

- 左寸：君火为病（主心火燔灼，心烦热，咽干痛，口舌疮…），胸闷，心悸，气短，掌心热。
- 左关：木实之殃（主肝阳上亢，头眩晕，心烦，喜怒…），胁胀痛，脘满，食少。
- 左尺：奔豚气逆（主少腹胀满作痛，癫疝…），经水愆期，尿赤，淋痛，便秘，足胫痛。

长 ＜

- 右寸：逆满之疴（主咳嗽痰多，痰郁，胸满气短…），咽喉干痛，巅顶热。
- 右关：土郁胀闷（主胃脘胀满，宿食，消化不良，灼心，恶心，厌食…），病在脾胃。
- 右尺：相火专令（主相火上炎，头眩，心烦躁，少腹胀痛，便燥，尿赤…），疝气，足胫痛。

2.【短脉】

古医文1（脉名）：**"虚而形缩为短，寸不通鱼际，尺不通尺泽。主气损。亦主气郁。"**（《陈修园28脉纲目》）

古医文2（脉象）："短，阴脉也，两头无，中间有，不及本位曰短。"（《东医宝鉴》）

古医文3（单脉）："短脉惟于尺寸寻，短而滑数酒伤神；浮为血涩沉为痞，寸主头疼尺腹疼。"（《濒湖脉学》）

古医文4（单脉）："短为气病，若胃气阻塞，中气不能畅达，或痰食阻滞，气机郁涩，多见短脉。"（《脉学阐微》）

古医文5（兼脉）："短而急者，病在上；短疾而滑，酒病（周学海曰：胃脉受伤，毒气内蕴而血乱也，吐血即死）；浮短者，其人肺伤，诸气微

少，不过一年死，法当嗽也；短而数，心痛心烦（周学海曰：水邪凌心，其势甚危）。"（《脉经》）

古医文6（兼脉）："短而滑者，酒病也；短而急者，病在上也。"（《外科精义》）

（一）脉象

1. 脉象

短脉（脉象）：脉脊短小，两头俱俯，不及本位，不能满部。

＊脉脊短小，也就是古医书中所说的"不及本位，不能满部"。

＊两头俱俯，两头指每一部脉的首和尾，俱俯指两头俱俯下。

按：短脉多因气不调畅，气不足则不能充贯于脉口各部，故映脉时两头俯下。短脉者，部域所见脉象之动象短，即脉脊短，古人称其"不及本位，不能满部"。本位者，即三指在三部定位以后，指目本该能动察到的脉体的通常长度及动象范围。《医脉真经》中曰"短者阴也，状如米粒，倏去忽来，中间有，两头无，寻之不及本位"，《濒湖脉学》中曰"短脉不及本位，应指而回，不能满部"。

从形态上讲，短脉脉脊短小，与实纲中的动脉有些相似，但有区别：从体质上看，动脉皆实，短脉多虚；从动态上看，动脉厥厥动摇而如数，但定义中的短脉不含数。《脉义简摩》中曰"动之为义，以厥厥动摇、急数有力而得名也。两头俯下，中间突起，极与短相类。但短为阴，不数不硬不滑也（动脉为阳，且数且硬且滑也）。厥厥，以其形之坚搏，进退暴动，如人之桀骜不驯者然也。"

2. 象素

脉短（象素）：脉脊短小

按：从四纲理论上讲，只要某部脉的"脉脊短小"，我们就可以称其脉短（象素），但不能称其为短脉（脉象）。因为古人所定义的短脉，具有"状如米粒"等特点。

（二）脉因

脉短（象素），有因阳气不充，有因阳气伏郁，有因胃气阻塞，有因痰食气积，等等。

（1）阳气不充，气不足以前导其血，故其脉短。

（2）阳气伏郁，不得伸行，故其脉短。

（3）胃气阺塞，不能条畅百脉，故其脉短。

（4）痰食气积，阻塞气道，故其脉短。

按：短宜于秋（象素），经曰秋胃微毛曰平，又曰肺脉毛，毛即"浮涩而短"。秋三月秋金旺，故诸脉均宜微毛；秋三月肺气当位，故肺脉当毛而和。若非其时或非其部，则皆是病脉。

（三）脉证

1. 短脉（脉象）

*短脉主气虚、气损，亦主气郁、气滞。为气病，为阴中伏阳、为三焦气壅、为宿食滞气，为腹中停寒、为肺中冷气、为四肢厥冷，为寒、为痛、为痞、为积、为疮肿。

按：短脉多因气不调畅，气不足则不能充贯于寸口各部，映脉乃可见短。扁鹊曰"寸口者，脉之大会，手太阴之动脉也。"（《难经》），寸口乃脉之大会，五脏六腑之精气皆能变见于寸口。故寸口有分部，六部有所主：左寸心、小肠，右寸肺、大肠；左关肝与胆，右关脾与胃；左尺左肾和膀胱，右尺右肾、命门和三焦。故肝气虚而不舒者，左关脉可见短；中气虚而不健者，右关脉也可见短。

《内经》中曰"营者水谷之精气也，和调于五脏，洒陈于六腑，乃能入于脉也，故循脉上下，贯五脏，络六腑也。"（《素问·痹论》），又曰"营出于中焦，卫出于下焦。"（《灵枢·营卫生会》）。营气即水谷之精气，出于中焦，入脉贯行于寸口。故胃气虚则营气少，少则不能充贯于脉，故气虚之人尺寸最先见短。李时珍曰"短脉惟于尺寸寻"（《濒湖脉学》），盖属此义。关脉短而其上下两部之无气者，是阴阳之气将绝，是危脉。

2. 兼短（象素）

（1）短而浮，为嗽，为血涩；短而沉，为痞[①]，为宿食。

（2）短而数，心痛，心烦[②]；短而迟，寒积，滞痛。

（3）短而滑，酒病③；短而滑数，酒伤神。

（4）短而涩，血少，气滞，血瘀。

（5）短而急，气病，头疼。

（6）短而沉实，痞积。

——注释——

①痞（病证）：一指痞满，病在胸脘膈，闷满不痛；一指痞肿、积聚之类，病在腹腔内，时常作痛。

②心烦（病证）：又名烦心，指心中烦躁、热、郁闷之证。

③酒病（病证）：又名酒伤，指由长期过量饮酒所导致的胃膜溃疡、胃部水肿、胃体糜烂等证。

3. 四纲

＊浮短者，其人肺伤，诸气微少，嗽（《脉经》），血涩（《濒湖脉学》）。

＜位置纲＞中的象素：浮（脉见于皮毛）
＜体质纲＞中的象素：虚〔短为气虚〕（隐蔽象素）
＜形态纲＞中的象素：短（不及本位，不能满部）
＜动态纲＞中的象素：×

注：肺伤（病证），指由肺脏损伤所导致的一类疾病，包括肺气损伤证和肺络损伤证。嗽（病名），有痰无声为嗽。宋以前，咳、嗽同义，是而合称，一直延续至今。咳嗽皆不离肺，又不止于肺，有因外感，有因内伤。血涩（病名），指由气虚所导致的血行不畅证。气为血帅，气虚则血行不畅，是而血涩。

解：短乃肺家病脉，盖肺主诸气，故肺脉浮短者肺气伤，诸气微少；气为血帅，诸气微少则血不能前行，故血涩。又，肺脉浮短者肺气虚，虚则浊气上干，饮停于肺，以致肺不得清，故嗽。《诸病源候论》中曰"形寒，寒饮伤肺，肺伤少气，咳嗽，鼻鸣（形寒指体表寒冷，与气候寒冷、表卫虚弱，或衣着单薄、室内温度低等因素有关，表卫虚弱是身体因素）"，肺主皮毛，故形寒者肌肤冷，寒饮伤肺，又内感于寒。

4. 六部

$$短 \begin{cases} \text{左寸：心气不足（心气损），心神不定（神情恍惚），失眠，} \\ \quad\quad\text{多梦，心悸，气短，头眩晕。} \\ \text{左关：肝气不舒（肝气郁），胁满不适，心烦，喜怒，脘满，} \\ \quad\quad\text{食少。} \\ \text{左尺：真水不布（真阴不足），少腹胀痛，便秘，尿涩，月经} \\ \quad\quad\text{不调，遗精，腰酸痛。} \end{cases}$$

$$短 \begin{cases} \text{右寸：肺虚头痛（宗气伤），身倦，神疲，气短，头眩。} \\ \text{右关：膈间为殃（膈气郁），胃满腹胀，食少纳呆，泛酸，嗳} \\ \quad\quad\text{腐，消化迟顿。} \\ \text{右尺：真火不隆（真阳不足），少腹冷痛，腰痛，阳痿，盗汗，} \\ \quad\quad\text{月事不调。} \end{cases}$$

3.【洪脉】

古医文 1（脉名）："**实而涌沸为洪**，应指满溢，如群波涌起之象。**主热极。亦主内虚。**"（《陈修园 28 脉纲目》）

古医文 2（脉象）："洪，阳脉也。指下洪大有力，如洪水波浪，即钩脉也；极大满指曰洪，即大脉也。"（《东医宝鉴》）

古医文 3（单脉）："洪主真阴不足，邪气相攻。寸洪身热兼肤痛，咳唾烦心亦可窍；呕与胀，察关中；尺虚宜壮水，泄痢不宜逢。"（《脉确》）

古医文 4（单脉）："洪为盛满，气壅火亢。左寸洪者，心烦舌破；洪在左关，肝脉太过；左尺得洪，水枯便难。右寸洪者，胸满气逆；洪在右关，脾土胀热；右尺得洪，龙火燔灼。"（《脉诀汇辨》）

古医文 5（单脉）："主病为腹满烦渴，为狂躁，为斑疹，为头痛面热，为咽干喉痛，为口疮痛肿，为大小便不通，为动血。"（《脉义简摩》）

古医文 6（兼脉）："浮洪为表热，沉洪为里热，皆阳盛阴虚之病（阳盛化热，热盛耗阴，故阳盛不解则必致阴虚）。若逢炎夏，诊有胃气，乃应时之脉也。若泄痢失血久嗽及痞满反胃，见之增剧难瘥（泄痢失血久嗽者，脉若见洪即是病进，为阳邪犯阴之象；痞满反胃者，脉若见洪即是病剧，为阳邪增剧之象。"见之增剧难瘥"中的之，指洪脉）；或沉兼弦涩（"或"

指或者，"或"字的后面承前省去了一个"见"字。浮取为阳，沉取为阴，故沉兼弦涩者，为阴血不足，为伤津失血，为伤津累血。弦，乃虚阳挟阴或虚中夹杂寒湿之象），主痰红火炽之证（久嗽者见之，为肺阴损伤，为咳伤血络而痰红；泄痢失血者见之，为精血失极，为元阳欲灭之象；痞满反胃者见之，为胃阴损伤，为火欲竭阴之象。此括号内的"之"，指沉兼弦涩之脉）。"（《脉义简摩》）

古医文7（兼脉）："浮洪表热，多由阴虚（浮候表，洪为热，故浮洪表热。脉见浮洪，其因有二，但分虚实：一是外感热邪，其脉浮洪而有力，为实热；二是阴虚阳盛，其脉浮洪而无力，为虚热）；沉洪里热，多为寒束（沉候里，洪为热，故沉洪里热。脉见沉洪，其因有二：一是阴虚阳陷，阳热内蒸，故脉沉而洪，久按无力，多带滑或数；二是寒邪束脉，外寒内热，热郁于内，故脉沉而洪，久按有力，多带紧或实）。前人言之矣。更有中洪之脉，浮沉俱见细弱，独中候形体宽大，应指有力，此主脾阳不足，中气不畅，胸满腹胀之证，大致病根总由于湿。……大抵洪脉本属大热，其热为寒湿所郁者，中间必隐带一分弦意也。若夫阴虚阳陷，内热蕴蒸，脉见浊洪，则不必兼弦矣。"（《脉简补义》）

（一）脉象

1. 脉象

洪脉（脉象）：大而满指，似浪滔滔，来盛去衰，或如波涌。

*似浪滔滔，汹涌之象，势强；如波涌，泛泛之象，势弱。

按：洪脉极大满指，故有大脉之称；洪脉来盛去衰，象似洪水，状如钩，故有钩脉之名。如《诊家枢要》中曰"洪，大而实也，举按有余，来至大而去且长，腾上满指"，《濒湖脉学》中曰"洪脉来时拍拍然，去衰来盛似波澜"，《脉语》中曰"洪犹洪水之洪，脉来大而鼓也。若不鼓，则脉形虽阔大，不足以言洪；如江河之大，若无波涛汹涌，不得谓之洪。"，《医宗金鉴》中曰"上来应指而盛，下去减力而衰，谓之洪脉。"从定义上看，古医书中的洪脉大多都是"浮大有力"之脉，并且都包含"洪（如洪水波澜），大（大而满指）"这两个象素。

洪脉也有真假之分，真洪脉即古人所定义的洪脉，假洪脉又称如洪脉。

危证之从阳散而绝者，脉必先见浮洪大而滑盛，是真气尽脱于外，还有阴虚假热及阳虚暴证之脉洪大而沉取无力者，皆是如洪脉。《脉义简摩》中曰"如洪之脉，乃阴虚假热，阳虚暴证，脉虽洪大，按而无力，此不得投以凉剂，致败胃气。又人临死，从阳散而绝者，脉必先见到洪大，乃真气尽脱于外也，不可不察。"

2. 象素

脉洪（象素）：似浪滔滔，或如波涌。

按：从四纲理论上讲，只要脉具"似浪滔滔（实洪），或如波涌（虚洪）"，我们就可以称其脉洪（象素），但不能称其为洪脉（脉象）。因为古人所定义的洪脉，具有"大而满指，来盛去衰"等特点。

（二）脉因

脉洪（象素），有因气壅火亢，有因阳盛阴虚，有因血实积热，有因阳气满溢，等等。

（1）气壅火亢，脉如涛涌，故洪。

（2）阳盛阴虚，脉如波涌，故洪。

（3）血实积热，脉如洪水，故洪。

（4）阳气满溢，泛滥之象，故洪。

按：本书所定义的洪脉，"大而满指，似浪滔滔，来盛去衰，或如波涌"，既包含了古医书中"浮大有力"之洪脉，又包含了"虚洪无力"之洪脉。我们将定义放宽，一是为了继承，以便在脉证分析中辩证地吸取前人的脉证经验；二是为了发展，以便在临床中合理地运用象素等创新理论进行诊脉和推病。

洪宜于夏（象素），经曰夏胃微钩曰平，又曰心脉钩，钩即"来盛去衰"，后人称洪。夏三月夏火旺，故诸脉均宜微钩（微洪）；夏三月心气当位，故心脉当洪大而散。若非其时或非其部，见则全是病脉。

（三）脉证

1. 洪脉（脉象）

*洪脉主胀、满、热、痛，亦主动血，疮、痈、肿。为盛满、为积热、

159

为气壅、为火亢，为血实、为疮肿、为斑疹，为烦满、为胃热、为狂躁，为头痛、为反胃、为燥粪、为便血，为喘息烦渴、为咽干喉痛、为心烦舌破、为恶心呕吐，为身热肤痛、为四肢浮热、为遍身疼痛，为下肢肿痛、为肾虚骨痛、为腿脚酸痛。

按：脉洪之洪（象素），主热有虚实之不同：虚热之洪，脉动无力，其脉象好似徐风抚起的层层海波；实热之洪，脉动有力，其脉象犹如狂风掀起的叠叠激浪。《诊家枢要》中曰"洪为荣络大热、血气燔灼之候，为表里皆热。"，荣络即细小的络脉（动脉）。荣络大热则必动其血，鼓破络杪则血溢（出血），于表则成斑疹，于里则渗走下窍，故为尿血、便血。《诊宗三昧》中曰"若病后久虚，虚劳失血，泄泻脱元，而见洪盛之脉，皆非所宜。"

2. 兼洪（象素）

（1）浮洪表热，为阳邪，沉洪里热。

（2）浮洪无力为虚火，沉洪有力为实火。

（3）洪大为祟，为伤寒热病，为疮疽之病进。

（4）浮洪大长者风眩癫疾病发，兼实者癫疾病发。

（5）洪而虚软，热盛阴虚；洪大滑数，热深陷气分。

（6）浮洪之脉阴必伤，弦洪之脉胃必损；洪大按之无力者，乃阴虚假热。

3. 诊点

（1）浮洪表热，多由阴虚；沉洪里热，多为寒束。

（2）泄痢、失血、久嗽、痞满、反胃，脉见洪者病增剧，难瘥。

（3）中洪之脉，浮沉俱见细弱，独中候形体宽大，应指有力，此主脾阳不足、中气不畅、胸满腹胀之证，大致病根总由于湿。

（4）大抵洪脉本属大热，其热为寒湿所郁者，中间必隐带一分弦意；若夫阴虚阳陷，内热蕴蒸，脉见浊洪，则不必兼弦矣。

4. 四纲

*浮洪大长者风眩癫疾(《脉经》)，洪实为癫(《三因方》)。

    <位置纲>中的象素：浮（脉脊上顶皮肤）
    <体质纲>中的象素：实（盈实而有力）
    <形态纲>中的象素：洪、大、长
    <动态纲>中的象素：—

注：风眩（病名），参"浮脉"。癫疾（病证），又名癫、癫病，指精神失常类疾病。癫有两类，一类同痫（又名痴呆、呆病），以神志错乱、精神抑郁、表情淡漠、神情呆滞、沉默少语、静而少动等为主症（《难经·二十难》："重阳者狂，重阴者癫；脱阳者见鬼，脱阴者目盲。"）；一类同狂（又名狂证、狂病），以狂语、谩骂、歌吟、哭笑、弃衣、奔舞等为主症（盖癫疾经久，痰郁化热，热郁化火，蒙蔽心包络窍，则发病为狂）。

解：长为阳气有余，阳有余则阴必不足，气有余则血必不足。古医书中的洪脉，由于定义不同，各自所含的象素也会有所不同。诸如，《脉语》中曰"洪犹洪水之洪，脉来大而鼓也。若不鼓，则脉形虽阔大，不足以言洪（洪脉）；如江河之大，若无波涛汹涌，不得谓之洪（洪脉）。"，《医宗说约》中曰"洪较大更盛也，浮大有力，腾上满指，来至大而去且长，有类乎实，惟中按稍衰为异。"从<脉体四纲理论>上讲，作为传统数据的"洪实"（脉象），它所包含的象素为浮、洪、大、长、有力，与传统数据"浮洪大长"中的象素大致相同。但"浮洪大长者风眩癫疾"中缺少体质纲中的象素，若加上"虚者风眩，实者癫疾"，语句就更完美了。

5. 六部

    -左寸：心经积热，心烦热、头胀痛，目眩、眼赤，舌破、口疮，身热肤痛。

洪 < -左关：肝经火盛，肝热身痛、胁腹胀、四肢浮热，失眠、心烦、喜怒，目赤、头眩晕。

    -左尺：膀胱热者，小便赤涩、腰痛；肾水虚者，大小便难、尿血，下肢肿痛、痛风骨痛。

洪 <
- 右寸：肺经蓄热，肺热毛焦、身热肤痛、咽喉痛，咳嗽、痰多、唾粘、喘逆、气短、胸胀痛。
- 右关：胃热灼心，口渴、恶心、反胃、呕吐、胃胀痛、咽干；脾热胀闷，腹嘈杂、纳呆。
- 右尺：龙火燔灼，小腹胀满、腰酸疼，或痛风骨痛、腿脚酸痛，大便难或下血。

附 大脉

古医文1："**大即洪脉而兼脉形之阔大也**。旧本统于洪脉，今分别出之。"（《陈修园28脉纲目》）

古医文2："大，阳脉也。大即洪之别名也。大为病进，为血虚。"（《东医宝鉴》）

古医文3："大则应指满溢，既大且长，按似少力。"（《脉理求真》）

古医文4："脉形粗大阔然，谓之大脉。"（《医宗金鉴》）

大脉乃脉形粗大之脉（脉象），有曰"形如于常脉一倍"（《脉语》），有曰"较之平脉稍大"（《医宗说约》），有曰"粗大如指"（《医学实在易》）。可见，古人对大脉之形态的描述并不一致，但这对脉象分析及诊脉推病并没有多大的影响。因为临床中我们是依据四纲理论提取象素，又是依据四纲理论及象素理论进行推病，而不是单凭背套脉条进行推病。

《东医宝鉴》中曰"洪，阳脉也。指下洪大有力，如洪水波浪，即钩脉也；极大满指曰洪，即大脉也。"，意会地讲，脉形粗大阔然者便是大脉，但是古人所定义的大脉大多都是"阴虚、血虚"之脉；大脉之指下如洪水波澜者则是钩脉，即"大脉＋洪（象素）＝钩脉"。但在诊测数据中，大仅是脉象中的一个象素。

大而有力为邪热之实证，大而无力为气不内守之虚证，为虚损。《素问》中曰"大则病进……形瘦脉大，胸中多气者死。"，《东医宝鉴》中曰"其病得之于内伤者，阴虚为阳所乘，故脉大，当作阴虚治之；其病得之于外伤者，邪客于经络，亦大，当作邪胜治之。合二者而观，则皆病证方长之势也，谓之病进。"

按：一种脉象的出现，通常要考虑五种情况：一是可能会出现的某种病症（未必一定出现，若逢转机则可能不出现），二是必将出现的某种病症

（一定会出现），三是正在出现的某种病症（已经出现了，并在进行中）；四是可能出现过的某种病症（未必一定出现过），五是一定出现过的某种病症（有三种情况，一是不久前曾出现过，二是很久前曾出现过，三是在某个时期曾经常出现）。于是每当诊得病脉的时候，我们首先应该想到的是患者可能出现过的与此脉相关的某些病证，而不是马上就认定患者已经患上了某种疾病，因为这里有一个可能出现和未必出现的问题。

每一种病证的产生都有其病因，同时这一病证也有可能成为另一种病证的病因，或者说是一种新病证的病因，这种因果联系被称作"证因通变"。证因通变是解释变证现象的一个重要理论，也是预测疾病发展的一个重要环节。如外感风寒者，症见发烧（称原发病），脉象浮紧（浮为风，紧为寒）；内烧不退，则会引发肺炎（称继发病），脉象浮数而滑（浮为风，数为热，滑为伤津；浮数而滑，为风寒化热、诸热内蒸之象）。显然，发烧便是肺炎的病因。

4. 【细脉】

古医文 1（脉名）：**"虚而形小为细，**形如蛛丝，指下分明。**主气虚。"**（《陈修园 28 脉纲目》）

古医文 2（脉象）："细，阴脉也，较微脉差大耳，细如一线，小而有力。"（《东医宝鉴》）

古医文 3（单脉）："细脉，盖血冷气虚不足以充故也。为元气不足，乏力无精，内外俱冷，痿弱，洞泄，为忧劳过度，为伤湿寒，为积，为痛在内及在下。"（《诊家枢要》）

古医文 4（单脉）："细则少气，细而附骨者积也。尺寒脉细谓之后泄，头痛脉细而缓为中湿，种种，皆阴邪为患。故胃虚少食，冷涩泛逆，便泄腹痛，自汗失精，皆有细脉。且以兼浮兼沉，在尺在寸，分别裁决。如平人脉来细弱，皆忧思过度，内戕真元所致（戕音枪，指损伤）。若形盛脉细，少气不足以息，及病热脉细，神昏不能自持，皆脉不应病，法在不治。"（《脉义简摩》）

古医文 5（兼脉）："细而紧，为癥瘕、积聚，为刺痛；细而滑，为僵仆，为发热，为呕吐。"（《三因方》）

古医文 6（兼脉）："浮而细者属阳分，则见自汗、气急等证；沉而细者

属阴分，则见下血、血痢等证。"（《脉诀汇辨》）

（一）脉象

1. 脉象

细脉（脉象）：细如丝线，直细而软，较微明显，较微有力。

＊细如丝线，体象秀细，清晰柔韧，且有弹性，按之不断。

＊较微明显，细脉比微脉明显；较微有力，细脉比微脉有力。

按：虚纲中我们讲解了三个形细脉象，即"濡脉、弱脉、微脉"。三脉的特点是，濡脉在浮分、弱脉在沉分、微脉行迹模糊。定义中我们着重强调了细脉较微脉明显、较微脉有力，目的是让读者细心辨认二脉的不同之处：细脉较微脉有力，微脉是因气微而微，但细脉之因有很多种；细脉较微脉明显，细脉行迹清晰，微脉行迹模糊（参"微脉"）；细脉直细而软，微脉极细极软（细脉应指如丝线，累累不绝，柔韧有弹性，略粗于微脉）。从定义上看，细脉包含了"如丝线，直、细（形态），软（质态），较微明显（脉力），较微有力（脉力）"等多个象素，这也是细脉的特点。郭元峰曰"弱脉沉细而软，按之乃得，举之如无，不似微脉之按之欲绝，濡脉之按之若无，细脉之浮沉皆细也。"

2. 象素

脉细（象素）：体细如丝

按：从四纲理论上讲，只要脉具"体细如丝"，我们就可以称其脉细（象素），但不能称其为细脉（脉象）。因为古人所定义的细脉，具有"指下直软，较微明显，较微有力"等特点。

（二）脉因

脉细（象素），有因血少气衰，有因元阳不足，有因寒湿内侵，有因积聚癥瘕，有因暴受寒冷，有因痛极，等等。

（1）血少气衰，不足以内充，故脉细。

（2）元阳不足，阴寒盛于内外，寒则气收，故脉细。

（3）寒湿内侵，寒凝气，湿粘血，使气血不利，故脉细（兼沉迟）。

（4）癥瘕积聚，气机不利（气之难于升降出入），故脉细（兼沉实）。

（5）暴受寒冷、极痛，壅塞或缩塞经络，使脉气不得宣达，故脉细（脉沉细）。

按：从体质上讲，定义中的细脉乃阴阳气血俱衰之象，也是临床中比较忌讳的一种脉象。以山海关地区的四季脉象为准，春夏之令，少年俱忌细脉，是岁与脉不合，脉与时不合；秋冬之令，老弱却宜，是岁与脉应，病与脉应，脉与时应。虚劳之脉，细数不可以并见，并见者必死（细为气衰，数为血败，气血交穷，故命将绝矣）；吐、利、失血，得沉细者宜，得洪数者忌。忧劳过度之人，脉亦多细，是自残气血。《丹溪脉诀》中曰"有虚症脉细为顺，无虚症脉细为逆。外感暴病皆不宜细，若细者气血已被邪伤也。邪盛正虚亦为逆，温热脉细为阴伤，亦为逆。"

有些书称细脉为小脉，盖因细、小皆以形态言，小脉与大脉相对，如《诊家枢要》中曰"大，不小也。浮取之若浮而洪，沉取之大而无力，为血虚气不能相入也。经曰，大为病进。小，不大也。浮沉取之，悉皆损小。在阳为阳不足，在阴为阴不足"，是言细脉乃气血俱衰之脉。但不要脉一见细就言其虚，因为邪气固结也可能见细脉，古人称其为"如细之脉"，如《脉义简摩》中曰"至有如细之脉，或因暴受寒冷、极痛，壅塞经络，致脉沉细，不得宣达。是细不得概言虚而误施温补，固结邪气也。"

（三）脉证

1. 细脉（脉象）

＊细脉主湿、痹、冷、积、痛，亦主伤精、劳损，吐、泄、汗。为伤湿、为冷气、为湿痹、为刺痛，为冷积、为结聚、为癥瘕、为虚汗、为吐衄、为咯血、为泄痢、为遗精、为血脉不足，为髓冷、为骨寒、为脑疼、为额头冷、为腹满、为胫酸、为腰疼，为筋痿、为骨痿、为骨蒸，为诸虚劳损、为七情所伤、为神疲乏力，为胃虚胀满、为湿气下侵、为关节疼痛，为内戕真元、为内外皆冷、为丹田冷。

按：细脉如丝线而不断（脉象），气血虽虚却有根，为气血两亏之脉，主病在里，多属久病。六脉匀细，妇人为孕，男人多为平。《脉简补义》中曰"细者，元气不充之候也。兼弦紧者多见于浮，此元阳不足，阴寒盛于内外也。寒湿在内，风冷乘外，一身尽疼，必见此脉。兼滑数者多见于沉，此热邪内郁，而正气不能升举畅达也。故伤寒时行，病后余热未清，胸膈不畅，即见此脉。"

2. 兼细（象素）

（1）浮细为阴虚、盗汗，沉细为阳虚、自汗，或为沉痛、臂不举。

（2）细紧为积聚、癥瘕，或为刺痛、痿躄，细弦为血虚、气滞。

（3）细滑为发热、僵仆、呕吐，浮细滑为伤饮，细涩为血枯、精竭。

（4）细濡为伤湿、湿留，或为自汗、肾著，细弱为气微、血虚，细微为亡阳、衰极。

（5）细数为亏阴、虚热，细迟为阳衰、虚寒，细缓为伤湿、湿痹，湿伤于血则脉细缓而涩。

3. 诊点

（1）细而弦，血虚气滞；细而数，阴亏虚热。

（2）久病体虚，脉多细弱；劳怯①困殆②，弦细而数。

（3）沉细而迟，实寒内痼；浮细而数，阴精枯竭者阳气外脱。

（4）细缓者湿，湿留濡细；湿伤于血，脉细缓涩；腰痛之脉，濡细肾著。

（5）浮而细者属阳分，则见自汗、气急等证；沉而细者属阴分，则见下血、血痢等证。

（6）细而兼微，伤寒邪入少阴，杂病气虚血亏；细而兼沉，伤寒病入太阴，杂病内脏虚寒。

（7）如平人脉来细弱，皆忧思过度，内戕真元所致（戕音枪，指损伤）；若形盛脉细，少气不足以息，及病热脉细，神昏不能自持，皆脉不应病，法在不治。

——注释——

①劳怯（病名）：指由劳累过度所导致的阴虚内热证，此证多因身体虚弱而劳伤心肾所致。

②困殆（病情）：指病情沉重入危（病危）。

4. 四纲

＊湿留濡细，腰痛之脉，濡细肾著（《四言举要》）。

166

$$\left\{\begin{array}{l}<位置纲>中的象素：—\\<体质纲>中的象素：濡（已知象素）\\<形态纲>中的象素：细（已知象素）\\<动态纲>中的象素：×\end{array}\right.$$

注：湿留（病机），即伤湿。肾著（病名），指寒湿留著于肾或流著于肾经所引发的下焦寒冷沉重之证。《金匮要略》中曰"肾著之病，其人身体重，腰中冷，如坐水中，形如水状，反不渴，小便自利，饮食如故，病属下焦，身劳汗出，衣里冷湿；久久得之，腰以下冷，腹重如带五千钱。"

解：湿伤气血，留著于脉，故脉濡细。湿，或因外感，或因饮食，乘虚循经脉入肾，故而腰痛。湿伤肾，以致命门火衰，故肾虚寒。寒湿相合，留著于肾，故脉濡细，病为肾著。

5. 六部

细 $\left\{\begin{array}{l}-左寸：怔忡，难寝（失眠），多汗，梦中惊。\\-左关：肝阴虚损，虚劳，筋枯痿（血不荣筋之故）。\\-左尺：泄痢，脱阴（津血脱），骨蒸，男子遗精，女子血脉不足。\end{array}\right.$

细 $\left\{\begin{array}{l}-右寸：咳逆，呕吐，胸满，气怯，盗汗。\\-右关：胃虚胀满，脾为湿困，腹胀闷。\\-右尺：下元冷惫，丹田虚冷，腹内冷积（细而附骨者积）。\end{array}\right.$

5. 【滑脉】

古医文1（脉名）："**实而流利为滑**，往来流利。**主血虚**。亦主痰饮。"（《陈修园28脉纲目》）

古医文2（脉象）："滑，阳脉也，按之累累如珠，往来疾速……往来流利，应指圆滑如珠。"（《东医宝鉴》）

古医文3（单脉）："滑脉主痰，或伤于食，下为蓄血，上为吐逆。"（《四言举要》）

古医文4（单脉）："滑脉为元阳气衰，痰生百病食生灾；上为吐逆下蓄血，女脉调时定有胎。寸滑膈痰生呕吐，吞酸舌强或咳嗽；当关宿食肝脾热，渴痢颓淋看尺部。"（《濒湖脉学》）

古医文5（兼脉）："缓滑内热，浮滑中痰。热则滑数，浮滑兼风，沉滑兼气。喘急息肩，浮滑者顺。头痛多弦，缓滑厥痰。腰痛之脉，弦滑痰饮。肠痈实热，滑数可知。尺脉滑利，妊娠可喜，滑疾不散，胎必三月。"（《四言举要》）

古医文6（兼脉）："滑大滑数为内热，上为心肺头目咽喉之热，下为小肠膀胱之热，总视滑脉表现之部位而定。如妇人脉滑数而经断者为有孕。如平人脉滑而和缓，为荣卫充实，健康之象。若滑大滑数则为热邪内犯。凡发热由外邪诱发者，其右脉多现滑数。而各种传染病当热毒在气分时，则右脉多现洪大滑数。"（《脉学阐微》）

（一）脉象

1. 脉象

滑脉（脉象）：往来流利，质象滑润，展转如珠，替替不绝。

*往来流利（行态），如同珠子从指下走过，故云"展转如珠，替替不绝"。

*质象滑润（质态），如同液体从指下流过，是内部质态的外部映现。

按：定义中的滑脉（脉象），侧重的是对脉体行态和质态的描述，如"往来流利、展转如珠、替替不绝"皆指行态，"质象滑润"是指质态。滑脉之"往来流利、展转如珠、替替不绝"者，如液体之流动，物体之滑脱，其行态"如疾如数"。滑脉之"质象滑润"，多和液态物质有关：或是病质，或是脉质，或是胃气。胃气乃水谷精微之气，又称谷气，故学海曰"滑而匀平乃胃气之脉"。《素问》中曰"脉弱以滑，是有胃气，命曰易治。"，《灵枢》中曰"邪气来也，紧而疾；谷气来也，徐而和"。

滑脉有平滑和病滑之分，平滑脉指健康人之滑脉，乃"胃气充和、荣卫充实"之象。《脉经》中曰"寸口脉滑而迟，不浮不沉，不长不短，为无病"，《脉学阐微》中曰"平人脉滑而和缓，为荣卫充实，健康之象"。此外，滑脉还有真滑和如滑之分：真滑脉也就是通常所说的有病之滑脉，有虚有实；如滑脉即似滑而非滑之脉，并非定义中的滑脉，此脉平动不鼓。如滑脉质态松散者，是元气已脱，乃无根之阳游摩脉囊时映现出的假滑之象。郭元峰曰"滑脉有真滑、如滑之别，真滑为实为热，如滑为虚为寒。"

2. 象素

脉滑（象素）：质象滑润或往来流利。

按：从四纲理论上讲，只要脉具"质象滑润或往来流利"，我们就可以称其脉滑（象素），但不能称其为滑脉（脉象）。因为古人所定义的滑脉，具有"如盘走珠，不进不退"等特点。比如《诊家枢要》中曰"滑，不涩也，如盘走珠，不进不退"，《诊家正眼》中曰"滑脉替替，往来流利，盘珠之形，荷露之义"。

在虚纲中我们讲了濡脉，但是作为象素的濡是指"软而湿润"，它与指代"质象滑润"的滑有些接近，主病都与液态物质有关。但是，濡所指的液态物质比较稀薄，滑所指的液态物质比较稠厚。

（二）脉因

脉滑（象素），有因热气，有因痰气，有因血蓄，有因娠孕，等等。

（1）热气，热气动血，故滑。

（2）痰气，痰气内动，故滑。

（3）血蓄，血气映象，故滑。

（4）娠孕，血来养胎，故滑。

按：滑脉分有病之滑和无病之滑（脉象），有病之滑，多因痰气、湿热、血蓄、瘀血等；无病之滑，是"荣卫充实、胃气充和"之象。滑脉，还与妇女之胎孕有关：

妇人脉滑数调和，经断者为有胎；滑而冲和，经断者为有胎；尺脉滑疾不散，经断者为有胎；尺脉数、关脉滑、寸脉盛，经断者为有胎；尺脉滑利，妊娠可喜，滑疾不散，胎必三月。

《丹溪脉诀》中曰"尺滑为血盛，女脉调则为胎，不调则经闭。滑数为经热先期，月行两次，又为渴、痢、癫、淋。"

《四言举要》中曰"尺脉滑利，妊娠可喜；滑疾不散，胎必三月。"

（三）脉证

1. 滑脉（脉象）

*滑脉主痰液，主宿食，主蓄血，主湿热，亦主精血津液之走失。妇人

主月事不通，和滑为有孕。为食、为热、为满、为咳、为舌强，为吐逆、为遗精、为溺血，为泄痢、为尿急、为尿频，为痰饮、为瘀血、为经郁、为闭经、为血聚，为痰饮结聚、为食滞化热。

按：滑脉之始于热者，热伤津及血，必为血虚：津液为热所鼓荡，故滑；精血为热所耗，故虚。滑脉，实者气实血壅，阳络撑实；虚者气无所系，脉络空虚。此外，滑脉还与女人生理情况有关：脉不调和，妇人月事不通；脉若调和，经断者则是有孕。《诊家枢要》中曰"滑而不断，经不闭；其断者，经闭。"

2. 兼滑（象素）

（1）浮滑，为风痰，为痰气，为痰逆，为宿食；沉滑，为水气，为留饮，为食痰。

（2）滑洪，为病在心，为热痰，为咳喘，为眩晕；滑大，为内热，为热邪内犯。

（3）滑紧，为吐逆，为胀痛，蛔动；滑弦，为痰饮，为胁痛。

（4）滑短，为气塞，为酒伤，为水逆；滑而短疾，酒病。

（5）滑实，为胃中有热；滑实而数，为热结。

（6）滑弱，阴中痛，溺如挽。

（7）滑而浮大，尿则阴痛；滑而浮散，中风瘫痪。

（8）滑缓，为内热，为热中，为厥痰；滑迟，为胀满。

（9）滑数，为内热，为结热，为痰火，为痈脓，为经热先期；滑疾，为胃中有热。

（10）滑而浮细，伤饮；滑而浮迟，食不消；滑而浮疾，食不消，脾不磨。

3. 诊点

（1）临产脉滑疾者，曰离经。

（2）两寸滑曰痰火，一手独滑曰半身不遂。

（3）三部皆滑为鬼疰，为湿痰流注，为内疽。

（4）腰痛之脉，弦滑痰饮；肠痈实热，滑数可知。

（5）滑散为瘫痪，滑而大小不均必吐（关脉），为病进，为泄利。

（6）脉弱以滑是有胃气，平人脉滑而和缓是荣卫充实，健康之象。

（7）滑而浮大，小腹痛，尿则阴痛；滑而浮散，中风瘫痪，肌肤不仁。

（8）滑而收敛，脉形清者，曰血有余；滑而三五不调，脉形浊者，为痰。

（9）浮紧而滑直者，外热内冷，不得大小便；沉而滑者，气郁血滞，为下重，为背膂痛。

（10）凡发热由外邪诱发者，右脉多滑数；各种传染病，当热毒在气分时，右脉多洪大滑数。

（11）发热由外邪诱发者，其右脉多现滑数；各种传染病当热毒在气分时，其右脉多现洪大滑数。

4. 四纲

＊滑而浮散，为瘫痪；滑而数，为结热；滑而实，为胃热（《三因方》）。

＜位置纲＞中的象素：浮（已知象素）
＜体质纲＞中的象素：散（已知象素）
＜形态纲＞中的象素：滑（已知象素）
＜动态纲＞中的象素：数（已知象素）

注：瘫痪（病证名），指中风中的四肢弛纵不用之症。瘫者筋脉弛纵，坦然不举；痪者血气涣散，肢体无用。滑（象素），它的子象素是"质象滑润（形态），往来流利（行态）"。

解：散者气散，浮者气多血少，阴血不足，病在形表，表及经络；滑者为痰气，亦为热（寸滑为热，关滑为痰，尺滑多为寒）。气散则不养形，血虚则不荣筋，加之有热，以致筋脉弛纵无用，故为瘫痪。

5. 六部

滑＜
－左寸：心经痰火，心烦热，舌强，头眩，心悸，气短，失眠，多梦。
－左关：胆腑邪侵，肝血热，心烦喜怒，头痛目眩，脘闷食少，胁胀痛。
－左尺：尿频，尿急，尿赤，男子遗精，茎中痛，女子经郁，下肢肿痛。

$$滑 \begin{cases} \text{右寸：膈上有痰，胸满痛，咳嗽，哮喘，吐逆，吞酸。} \\ \text{右关：痰滞脾胃，脘满腹胀，食不消化；胃中有热，气满不} \\ \qquad \text{欲食，食则吐逆。} \\ \text{右尺：相火炎／下焦热，多饮者腹鸣脐冷，泄痢；妇人月事不} \\ \qquad \text{通，脉和有胎，男子尿血。} \end{cases}$$

按：从滑脉的定义中可以看出，本书所定义的滑脉为实。但是作为象素的滑，仅指质象滑润（质态）、往来流利（行态），并不代表脉体的体质。比如《丹溪脉诀》中曰"三部皆滑为鬼疰，为湿痰流注，内疸。"，《医经小学》中曰"滑散为瘫痪，滑而大小不均必吐，为病进，为泄利"，《脉语》中曰"两寸滑曰痰火，一手独滑曰半身不遂"。

6.【涩脉】

古医文1（脉名）："**虚而势滞为涩**，往来干涩，如轻刀刮竹之象。**主血虚**。亦主死血。"（《陈修园28脉纲目》）

古医文2（脉象）："涩，阴脉也，细而迟，往来难且散，或一止复来。"（《东医宝鉴》）

古医文3（单脉）："涩为血少，败血，恶寒，带下，遗精，泻利，汗泄。"（《古今医统》）

古医文4（单脉）："涩缘少血或伤精，反胃亡阳汗雨淋，寒涩入荣为血痹，女人非孕即无经。寸涩心虚痛对胸，胃虚胁胀察关中，尺为精血俱伤候，肠结溲淋或下红。"（《濒湖脉学》）

古医文5（兼脉）："沉涩，肢寒；遗精白浊，微涩而弱；肺痈色白，脉宜短涩。"（《四言举要》）

古医文6（兼脉）："涩而浮细，汗多亡阳；涩而兼浮，表虚；涩而兼沉，里虚血少；涩而兼弦，气滞血瘀；涩而沉搏，瘀血。"（《脉学阐微》）

（一）脉象

1. 脉象

涩脉（脉象）：涩不流利，往来塞滞，如刀刮竹，如雨沾沙。

＊如刀刮竹，涩滞不舒之感，竹有节、竹节凸，轻刀刮竹则有涩滞之

感，过节时刀行似止非止（参伍不调），艰难而越。

　　＊如雨沾沙，沙乃微小石粒之聚合，粒间有空隙，雨落沾沙，雨水似止非止（参伍不调），必缘缝隙而流散。

　　按：定义中的涩脉（脉象），侧重的是对脉体行态的描述，"如刀刮竹，如雨沾沙"，是以脉体的行态来烘托脉体的质态。涩脉之"往来蹇滞"，多与病质的涉入、阳气有余及阴质不足等有关，阴质指液态的人体物质，包括精、血、津、液等。如《素问》中曰"涩者阳气有余也，滑者阴气有余也"，《灵枢》中曰"滑者阳气盛，微有热；涩者多血少气，微有寒"，《脉经》中曰"滑为多血少气，涩为少血多气"。

　　涩脉并不是每至都涩，审脉时须察其不涩之至。《脉简补义》中曰"涩有血燥，亦有气虚，故有虚涩、有实涩，有尺寸之涩、有浮沉之涩。自尺至寸，前进屡踬，此多由血液耗竭，经隧不利也。自沉至浮，外鼓迟难，此多由元阳衰弱，动力不畅也。又，无论尺寸浮沉，来势艰滞，但见应指有力，即由于实；应指无力，即由于虚。且脉之涩也，乃于他脉中杂以数至之来难也，非每至必涩也，须察其不涩之至。"

　　2. 象素

　　脉涩（象素）：往来蹇滞

　　按：从四纲理论上讲，只要脉具"往来蹇滞"，我们就可以称其脉涩（象素），但不能称其为涩脉（脉象）。因为古人所定义的涩脉，具有"虚细而迟或迟细而短"等特点。如《诊家枢要》中曰"涩，不滑也，虚细而迟，往来难，三五不条，如雨沾沙。"，《诊家正眼》中曰"涩脉蹇滞，如刀刮竹，迟细而短，三象俱足。"

　　（二）脉因

　　脉涩（象素），有因血虚，有因伤精，有因失血/下痢/多汗，有因气滞①/气结②，有因血瘀③/瘀血④，有因寒湿，有因疮肿，有因胎病，有因败血⑤，等等。

　　按：涩脉有虚涩、有实涩，虚者正气，实者邪气。诸如《脉学阐微》中曰"同一涩脉，有外邪相袭，使气机不利而滞涩者，其脉虽涩不虚，按之有力；有卫气失宣，营气不荣而成虚涩；也有胃肠燥竭，津液耗伤而现涩脉者。"，《脉诀汇辨》中曰"涩而坚大，为有实热；涩而虚软，虚火炎灼"，《三因方》中曰"涩而紧为痹，为寒湿"，《脉学阐微》中曰"涩而兼弦，气滞血瘀；涩而沉搏，瘀血"。

经曰秋胃微毛曰平，又曰肺脉毛，毛即"浮涩而短"。涩宜于秋，秋三月金气旺，故诸脉皆宜微毛；秋三月肺气当位，故肺脉以"毛而和缓"为平。若非其时或非其部，见则全是病脉。《四诊抉微》中曰"肺之为脏，气多血少，故右寸见之（之指代涩），为合度之诊。肾之为脏，转司精血，故右尺见之，为虚残之候。"

——注释——

①气滞（病机）：指气行不畅，或因痰食邪气，或因七情郁结，或因气虚不运等。气为血帅，气滞则血滞，甚者会引发血瘀证。

②气结（病机）：指在气机失常中所表现出的正气留止不行，《杂病源流犀浊》中曰"有气结，痰在喉间，吞吐不得，膈痞呕恶者，宜四七汤"。

③血瘀：指血液瘀滞，若在脉内则会阻碍脉气运行（病机），或指由血液瘀滞所引起的各种病证（病证）。

④瘀血：指瘀积不流动的血液，包括瘀积于脉内的，或溢出脉外而瘀积于组织间隙内的，或瘀积于脏腑器官内的血液（病质）。导致瘀血的病因有很多，诸如跌仆损伤、经郁闭经、寒凝气滞、血热妄行等；瘀血能引发很多疾病，诸如气机阻滞、经脉阻塞、瘀热互结、瘀积成癥、蓄血发狂等，故瘀血也指由血液瘀滞所引起的各种病证（病证）。从＜中医病质理论＞上讲，瘀血当为病质的前期物，倘若瘀血已经致病则为病质。

⑤败血：指随着血液中病质的量的不断增加所导致的血液粘稠等，甚者会导致血液渐渐败坏（病证），属于质变范畴。

（三）脉证

1. 涩脉（脉象）

*涩脉主寒湿痹痛，主血少气滞，主瘀血凝积，亦主精血津液之损伤。为遗精、为失血、为泄痢、为盗汗、为呕逆，为气滞、为血少、为血滞，为血痹、为死血、为凝积，为心痛、为腹痛、为胁痛，为恶寒、为拘急、为麻

木，为逆冷、为腹冷、为胫冷，为热气不足，为中雾露（中寒湿）。女子有孕为胎痛、胎漏，无孕为月事不调，或为败血病；男子为伤精，为艰嗣。

按：涩脉主男科病和妇科病，皆与生育有关。妇人见涩脉，有孕为胎病，无孕为经脉不调、为闭经、为不孕，或为败血（脉诀》曰：涩脉当关血败不能停）。尺中沉涩，不问男女，必难于嗣（嗣，指繁衍后代）。男子脉浮弱而涩者，为生育能力低，为精气冷清。对此，古代很多医书都有记载：

《医脉真经》中曰"涩主血少，气滞，血痹作痛，及风寒湿合而为痹……女子有孕则主胎痛，无孕则主败血。"

《景岳全书》中曰"涩为阴脉，为血气俱虚之候……男子为伤精，女子为失血，为不孕，为经脉不调。"

《脉诀启悟》中曰"涩为血少，气滞、伤精，男子艰嗣，女子难孕。"

《四诊抉微》中曰"妇人因胎病而脉涩者，然在二三月时有之，若四月胎血成形之后，必无虚涩之理。"

2. 兼涩（象素）

（1）浮涩，表虚；沉涩，里虚。

（2）细涩，疼痛；弦涩，气滞，血瘀。

（3）涩迟，中寒，有症结；涩紧，寒湿痹。

（4）涩而沉搏，瘀血；涩而芤，瘀血结成团。

（5）涩数坚大，为有实热；涩数虚软，虚火炎灼。

（6）涩而细数虚劳，涩而小弱胃反，涩而结代死期可卜。

（7）浮涩而虚，为卫气失宣，为营气不荣；浮涩而实，为外邪相袭，为气机不利。

（8）沉涩而虚，为失血，为下痢，为多汗；沉涩而实，为瘀血，为凝积，为血痹。

3. 诊点

（1）三部俱涩，腹中气结。

（2）涩而紧，痹痛；迟涩，中寒，有癥瘕。

（3）涩而浮短，肺之本体；肺痈色白，脉宜短涩。

（4）平人无过脉涩，为贫窘之兆；尺中蹇涩，则难于嗣。

（5）寸脉浮数，尺脉涩，下利血清；寸脉涩，尺脉弦，腹痛可决。

（6）尺脉沉涩，遗精，白浊，肢寒，腹痛；尺中沉涩，不问男女，必难于嗣。

4. 四纲

*浮涩表恶寒，沉涩裹燥涸(《脉语》)；弦涩少血，涩甚痰多(《古今医统》)

　＜位置纲＞中的象素：浮〔浮候〕/沉〔沉候〕（已知象素）
　＜体质纲＞中的象素：—
　＜形态纲＞中的象素：涩、弦〔状如弦，端直而长〕（已知象素）
　＜动态纲＞中的象素：×

注：恶寒（症状），指振寒、怕冷等。燥，一指燥邪，燥邪易伤津液，故燥盛则干（燥有两类，偏热者为温燥，偏寒者为凉燥），二指因阴津损伤所表现出的内燥证候。内燥（病机），指因津血精液之损伤所导致的濡润不足（或因吐泻、自汗、遗精、失血等，可导致津血精液等亏损；或因营养不良，可导致津血精气等生化不足；或因瘀血内阻等，可导致津血精气等不能正常营布）。涸（病证），指津血精等阴质不足所引起的干涸证。

解：《灵枢》中曰"涩者多血少气，微有寒。"，《脉学阐微》中曰"涩而兼弦，气滞血瘀"。弦者直而长，或浮紧为弦。浮候主表，涩为虚，浮涩为表虚，气虚兼滞，故表恶寒。裹者为表，被裹者为里。故而裹燥涸即是内燥所引起的涸证，是指体内津血精液的严重损伤。

5. 六部

涩＜
　－左寸：荣血俱虚，心神虚耗，神不安，惊悸自扰，冷气心痛。
　－左关：肝虚血散，内热，喜怒，胁满，肋胀；邪遏，拘挛，胁痛，身痛。
　－左尺：精血俱伤，下痢，疝痛，男子伤精艰嗣，女人月事虚败（经血少或无经），或为失血，有孕主胎漏。

$$涩 \begin{cases} -右寸：卫阳不足，上焦冷痞，胸痛，气短，自汗，臂痛。\\ -右关：脾胃虚弱，脾痛不食，中气伤，胃冷而呕，心痛，噎\\ \qquad\quad 膈，反胃。\\ -右尺：精气俱伤，津液不足，大便秘，溺涩，泄利，下血；\\ \qquad\quad 足胫逆冷，小腹寒，腹中鸣，泄泻。 \end{cases}$$

7.【紧脉】

古医文1（脉名）："**数而牵转为紧**，如牵绳转索也。**主寒邪内痛**。亦主表邪。"（《陈修园28脉纲目》）

古医文2（脉象）："紧，阳脉也。数而有力为紧……举按急数，指下如牵绳转索之状，紧如切绳状。"（《东医宝鉴》）

古医文3（单脉）："紧则为寒，为疼痛，为咳，为喘，为满胸。人迎紧盛伤寒证，气口紧盛食冲冲（左寸为人迎，人迎主伤寒；右寸为气口，气口主伤食）。"（《医学入门》）

古医文4（单脉）："紧为诸寒收引之象，亦有热因寒束（热兼指阳气，殊指正阳之热，郁闷不解则化邪，寒指寒邪）、烦热（烦热乃阳气内郁所致，解郁宜以发散；发散乃解郁升阳之法，汗出则热退）、拘急、疼痛而现紧脉。多见于各种疼痛。寸紧人迎气口分，当关心腹痛沉沉；尺中有紧为阴冷，定是奔豚与疝疼。"（《脉学阐微》）

古医文5（兼脉）："浮紧表寒，沉紧里痛；肠痈之脉，紧数脓成。"（《四言举要》）

古医文6（兼脉）："急而紧者是遁尸，数而紧者主鬼击（李延昰："遁尸、鬼击，两者皆属阴邪之气卒中于人，邪正交争，安得不急救乎？盖人之正气虚弱，阴寒之邪卒中，气血逆乱，阴阳失衡而卒然昏倒，脉紧而兼急兼数，谓之遁尸、鬼击"）。紧数在表，为伤寒发热，为浑身筋骨疼痛，为头痛项强，为咳嗽鼻塞，为瘴疟；沉紧在里，为心腹疼，为胸腹胀满，为中寒逆冷，吐逆出食，为风痫反张，为疝癖，为泻痢，为阴疝，女子为气逆经滞，小儿为惊风抽搐。若中恶浮紧，咳嗽沉紧，皆主死（证与脉反）。"（《脉如》）

（一）脉象

1. 脉象

紧脉（脉象）：脉之往来，如急如数，左右弹指，脉囊紧绷。

＊如急如数，行态紧急，来去匆忙；左右弹指，左右摆，不稳定。

按：一呼一吸，谓一息；一来一往，谓一动；一息脉动多少次或脉有多少至，谓脉速。审紧脉之一动，往来如急如数，是行态；数脉一息六至，是脉速。《濒湖脉学》中曰"举如转索切如绳，脉象因此得紧名。"——举如转索，即轻取之左右弹指；切如绳，即再用力按之挺挺然。紧脉动不稳定，于是古人以左右弹人手、如转索无常等来形容。紧脉与数脉、实脉、弦脉都有相似之处，但是区别很大：

①数脉中的数，是指脉速，即"至数之数"；紧脉中的急、数，皆指行态，即"如急如数"。《濒湖脉学》中曰"数比平人多一至，紧来如数似弹绳。"

②从脉力上看，实脉、紧脉都有力；但从质态上讲，实脉质态坚实，紧脉虽实不坚。《脉理求真》中曰"紧则往来劲急，状如转索，虽实不坚。"弦脉劲急，上下参差，首尾不均。

③紧脉、弦脉都挺动，但紧脉是凸挺，脉来"凸而绷"，如转索而左右弹指；弦脉是直挺，脉来"端直而长"，上下参差而首尾不均。《脉理求真》中曰"弦则端直而长，举之应指，按之不移，……不似紧脉之紧急有力，状如转索弹指。"

2. 象素

脉紧（象素）：脉囊紧绷

按：从四纲理论上讲，只要脉具"脉囊紧绷"，我们就可以称其脉紧（象素），但不能称其为紧脉（脉象）。因为古人所定义的细脉，具有"左右弹人手，如转索无常"等特点。

（二）脉因

脉紧（象素），有因寒束身形，有因热因寒束，有因伏阳上冲，有因风激荣卫，有因内伤饮食，等等。

（1）寒束身形：寒为阴邪，寒则收引，脉道拘急，故脉紧。

（2）热因寒束：寒邪外束，阻遏气机，阳气化热，不得发越，故脉紧。

（3）伏阳上冲：阳热上冲，不得外发，热郁，故脉紧。

（4）风激荣卫：风邪激搏于表里之间，使荣卫不相济合，故脉紧。

（5）内伤饮食：过食生冷，宿食不化，痰气内郁化热，故脉紧。

按：脉见紧象（象素），也当有一个质和量的问题：量是指脉囊紧绷之程度，以别脉内脉外病邪之的强度和量度；质是指脉囊紧绷之属性，是因寒热还是因风寒，还要观测正气。正气不衰，其"热被寒束"者，内急而不甚鼓（内急，即脉气鼓动之急；不甚，即不到常度；常度，即通常之程度），故"如切绳"，上下颤；其"风寒横串"者，寒气所及之处脉气凝聚，风气所到之处脉气慌动，其脉动无规则，故"如切转索"，左右弹。《脉义简摩》中曰"紧脉形如转索无常，左右弹人手也。又如切绳，乃热为寒束之象，故急而不甚鼓。"

（三）脉证

1. 紧脉（脉象）

*紧脉主诸寒收引，主风气、风热，主胀满、疼痛，亦主热被寒束。为寒、为痛，为咳、为喘，为胀、为满，为拘急、为筋挛，为中恶、为风痫，为疝疾、为冷痹，为烦热、为郁闷，为肺中水气，为寒凝气结。暴病见紧脉，为寒客太阳（病则昏闷、头痛、呕吐、下利、腹痛等）。

按：紧脉主诸寒收引、拘急疼痛，盖寒主收引，寒气能使肌肉、筋膜或脉络等拘急收引，从而牵扯或压迫神经，故而疼痛。紧脉也主热被寒束，盖寒则收，热则鼓，外收内鼓，使脉囊绷紧。此外，若是风在内而寒在外，风寒相搏，其脉也紧。但是，脉内有寒、脉外亦有寒者，其脉未必就紧。《脉义简摩》中曰"内外皆寒，则坚细而涩，不能左右弹也。"

脉紧而无力，是邪气有余而元气不足，其病缠绵难愈。《景岳全书》中曰"寒邪未解，脉息紧而无力者，无愈期也。何也？盖紧者邪气也，力者元气也。紧而无力，则邪气有余而元气不足也。元气不足，何以逐邪？临此证者，必能使元阳渐充，则脉渐有力，自小而大，自虚而实，渐至洪滑，则阳气渐达，表将解矣。若日见无力而紧数，日进则危亡之兆也。"

2. 兼紧（象素）

（1）浮紧为伤寒，为咳嗽，为表寒身疼，又为太阳伤寒，气郁则发热头痛。

（2）沉紧为伤食，为寒积，为里寒腹痛，又为风痫，腹中寒，食郁脾阳则手足心发热。

（3）紧而数，为寒热，为宿食，为吐逆，为中毒，为鬼击；紧而迟，为寒，为胀，为痛。

（4）紧而滑，为吐逆，为宿食，为蛔动，为泻利；紧而涩，为寒痹，为气血郁滞。

（5）实而紧，痃癖，阻结，食郁，内胀痛，又为阴不胜阳，为胃热，为腰痛。

（6）紧而弦，疝瘕，脏伤，有瘀血；紧而洪，痈疽。

（7）盛而紧，为胀，为满；微而紧，有寒。

（8）紧而急，遁尸，乱血脉；紧而驶，积聚，有击痛（周学海曰"驶者，自尺上寸，如箭之直而速，亦谓之駃，亦谓之驰，而无浮沉起伏之势。"）。

3. 诊点

（1）紧而郁涩，为气血郁结。

（2）急而紧，遁尸①；数而紧，鬼击②。

（3）寒痹、癥瘕、积聚之脉，状皆弦紧。

（4）中毒之脉，紧而数；肠痈之脉，紧数脓成。

（5）左三部弦紧，疝瘕痛；右脉弦紧而滑，积滞腹痛。

（6）紧与洪数相兼，为热痛；紧与微细阴脉相兼，为寒痛。

（7）沉紧痛在腹，恐成冷气与痫风③；浮沉俱紧为中雾露④，为头项强急。

（8）夫脉按之紧如弦，直上下行者痉病⑤，若伏坚者为阴痉⑥，总皆经脉拘急之象。

（9）中恶⑦浮紧，咳嗽沉紧，皆主死者，此证与脉反；咳嗽、虚损之脉，得沉紧谓正气已虚而邪已痼，故不治。

（10）紧数在表（兼浮），为伤寒发热，为浑身筋骨疼痛，为头痛项强，为咳嗽鼻塞，为瘴疟⑧；沉紧在里，为胸腹胀满痛，为中寒逆冷，吐逆出食，为泻痢，为风痫反张，为痃癖，为阴疝，女子为气逆经滞，小儿为惊风抽搐。

（11）如图：

左 >
- 寸：浮紧，伤寒；沉紧，心中气逆，冷痛。
- 关：浮紧，筋疼；沉紧，胁痛，寒郁。
- 尺：浮紧，腰脚痛，按涩则为耳闭；沉紧，脐下冷痛，小便难。

右 >
- 寸：浮紧，鼻塞，头痛，膈壅；沉紧，膈上有寒，肺下有水气。
- 关：浮紧，腹膨；沉紧，心口疼，苦憋满，腹痛，吐逆。
- 尺：浮紧，腰脊痛，按涩则为耳闭；沉紧，脐下冷痛，小腹胀。

——注释——

①遁尸（病证）：是一种突发性的危急病证，患者的症状表现为突觉心腹胀满刺痛，呼吸喘急，甚者卒然昏倒。

②鬼击（病证）：又名鬼排，是一种突发性的危急性疑难病证，死亡率极高。患者的症状表现为突觉心腹绞痛，如刀切剑刺一般，有些患者孔窍突然出血；其甚者卒然昏倒，七窍出血，即刻入危。

③痫风（病名）：即风痫，是以症状命名，症如中风又如痫，故名风痫。

④雾露（邪气）：是指人体所中的寒湿雾气，《脉简补义》中曰"涩者中雾露，雾露即寒湿也"。

⑤痓病（病名）：即痉，指因经筋受众邪所困，或因筋膜受火邪之灼伤，或因筋脉久失濡养等所导致的以项背强急、四肢抽搐、口噤、角弓反张等为主要临床表现的疾病。痉分阴痉、阳痉，刚痉、柔痉。《杂病源流犀烛》中曰"痓者，筋劲强直而不柔和；痉者，口噤而角弓反张。二者虽各有症状，其源则由血气内虚，痰涎壅盛。"

⑥阴痓（病名）：指由阴邪所困所导致的痓病，多指痓病之见四肢厥冷者。

⑦中恶（病证）：又称客忤、卒忤，是危急病证中的一种，泛指由感受秽毒或不正之气所引起的奇急怪病。证见忽然手足逆冷，肌肤粟起，头面青黑，精神不守，或错言妄语，牙紧口噤，或头旋晕倒，昏不知人等。

⑧瘴疟（病证）：是指人体因感受山岚疬毒之气所发的疟疾，分冷瘴、热瘴、哑瘴三种。

4. 四纲

*紧沉痛在腹，紧浮肺水攻，浮沉俱紧中雾露，头项强急（《医学入门》）。

$$
\begin{cases}
<位置纲>中的象素：浮/沉（已知象素）\\
<体质纲>中的象素：—\\
<形态纲>中的象素：紧〔脉来凸而紧绷〕（已知象素）\\
<动态纲>中的象素：×
\end{cases}
$$

注：肺水（病证），五脏水肿病之一，指由肺失宣发和肃降，以致不能通调水道所导致的水肿等证（《金匮要略》曰"肺水者，其身肿，小便难，时时鸭溏。"）。

解：雾露即寒湿之气，寒伤气血，气血凝泣；湿伤气血，气血粘浊。雾露中上焦，自皮肤入络脉，循膝理内渗筋骨入骨空。寒则拘急，湿则濡润，气道不通，故雾露中上焦则头项强急。

5. 六部

紧 <
- 左寸：伤寒，头痛，发热，目痛，项强，胸满急，心绞痛。
- 左关：肝气结，外伤寒邪，胁肋痛胀，心腹满痛。
- 左尺：脐下疼，腰腹痛，腿脚沉痛，小便难。

紧 <
- 右寸：风寒，喘咳，逆气，鼻塞，头疼，冷饮伤肺，肺中有痰饮，膈上有寒，肺下有水气。
- 右关：内伤冷食，脘满腹痛，寒气上熏动膈，吐逆，心下冷痛。
- 右尺：阴冷，下焦寒，小腹急痛，奔豚，疝疾。

8.【弦脉】

古医文1（脉名）："**实而端直为弦，**状如弓弦，按之不移。**主肝邪。**亦主寒主痛。"（《陈修园28脉纲目》）

古医文2（脉象）："弦，阴脉也。劲直以长，如弦……举之无有，按之如弓弦状。"（《东医宝鉴》）

古医文 3（单脉）："弦为寒，为痛，为饮，为疟，为水气，为中虚，为厥逆，为拘急，为寒癖。"（《三因方》）

古医文 4（单脉）："弦为肝风，主痛主疟，主痰主饮。弦在左寸，心中必痛；弦在右寸，胸及头痛。左关弦兮，痃疟癥瘕；右关弦兮，胃寒膈痛。左尺逢弦，饮在下焦；右尺逢弦，足挛疝痛。"（《诊家正眼》）

古医文 5（兼脉）："寸口脉弦而紧，弦即卫气不行，卫气不行即恶寒，水流走肠间；寸口脉弦大，妇人半产漏下，男子亡血失精。关上脉弦而长为痛，如刀刺之状，在脐左右上下。尺脉弦小腹疼，小腹及脚中拘急。"（《千金方》）

古医文 6（兼脉）："浮弦无力，外伤风邪；弦紧为寒，弦缓为湿；弦滑为痰，弦细少气。弦兼急则为疼痛，兼洪则为火炽。"（《古今医统》）

（一）脉象

1. 脉象

弦脉（脉象）：端直以长，挺然指下，状如弓弦，或琴瑟弦。

按：弦脉如弦，即状如弓弦，是结合了物象。弦有粗细之分，古代有"如弓弦、如琴弦、如瑟弦、如筝弦、如丝弦"等说法。《濒湖脉学》中曰"弦脉，端直以长，如张弓弦（较粗），按之不移，绰绰如按琴瑟弦，状若筝弦（较细），从中直过，挺然指下。"

《伤寒论》中曰"脉浮而紧者，名曰弦也。弦者，状如弓弦，按之不移也。"，于是后世便有了浮紧为弦之说法。从"弦者，状如弓弦，按之不移也"中也能看出，浮紧为弦也仅是弦脉中的一种情况。

2. 象素

脉紧（象素）：端直以长（如弦）

按：从四纲理论上讲，只要脉具"端直以长（如弦）"，我们就可以称其脉弦（象素），但不能称其为弦脉（脉象）。因为古人所定义的弦脉，具有"按之不移，轻虚而滑"等特点。若是弦在浮分，则浮紧为弦，它的子象素是"浮、紧、直"（直为隐蔽象素）。如《诊家枢要》中曰"弦，按之不移，举之应手，端直如琴弦"，《诊家正眼》中曰"弦如琴弦，轻虚而滑，端直以长，指下挺然"。

183

（二）脉因

脉弦（象素），有因寒邪入脉，有因阳中伏阴，有因血气不和，有因肝气郁滞，有因痰饮壅盛，等等。

（1）寒邪入脉：寒邪中人，入经络间，血气凝泣，脉收敛，故脉弦。

（2）阳中伏阴：阴阳相乘，阳盛则浮，阴盛则紧，阳中伏阴，故脉弦。

（3）血气不和：气逆，气郁，邪胜，血气积聚，故脉弦。

（4）肝气郁滞：肝强，肝风，肝气盛，肝木旺，故脉弦。

（5）痰饮壅盛：水夹痰丝，痰丝悬聚，故脉弦。

按：弦宜于春（象素），经曰春胃微弦曰平，又曰肝脉弦，弦即"端直以长"。春三月肝木旺，故诸脉均宜微弦。春三月肝气当位，故肝脉当以"弦而和缓"者为平。若非其时或非其部，见则俱是病脉。《古今医统》中曰"春病无弦，失主非宜；秋深弦盛，金虚木实；弦状多同，土逢木抑。"

（三）脉证

1. 弦脉（脉象）

*弦脉主肝胆病，主寒主痛，主痰主饮，主疟主痢，亦主肝风、气郁、寒热。为拘急、为筋挛、为内痛，为痰饮、为水气、为宿食、为支饮、为悬饮、为膈痰，为积聚、为癥瘕、为癫疝，为中虚、为阴虚、为胀满，为气郁、为气结、为气敛，为气逆、为厥逆、为寒热，为冷痹、为疝痛、为寒癖，为肝强、为脾弱，为劳风、为劳伤、为疟疾，为邪胜。

按：弦脉为病，主肝邪，乃肝家病脉。弦脉为病在肝，为肝气郁滞，为肝强木旺，为寒在少阳，为风邪入脉。弦脉主肝胆病，肝炎病脉多见弦，夏秋两季脉若逢弦则是疟疾。弦脉主病有多种，病机复杂：有风寒外感之弦，有痰血聚积之弦，有情思郁结之弦，有肝阳亢逆之弦，有群阴弥漫之弦，等等。于是古医家将弦脉视为六贼之首，总是与"疏泄失常、气机不调、气血失和"等有关。弦脉多主实证，寒邪中人则其脉必弦。

弦脉有单弦有双弦，两关俱弦谓双弦。单弦饮癖，双弦寒痼，肋下拘急而痛；右关脉弦而不食者，为木盛土衰，水反克土，病皆难治。弦脉也是"血气收敛不舒"之象，其质韧者多主寒凝、痞块（积聚、癥瘕），其质润者多主饮伤（饮疾、水邪），其质滑者多主痰食（宿食、冷痰）。古人曰"大要弦脉而病，属经者易治，属腑者难治，属脏者不治。"

2. 兼弦（象素）

（1）单弦饮癖①，双弦寒痼。

（2）浮弦支饮②外溢，沉弦悬饮③内痛。

（3）弦数多热，劳疟⑤；弦迟多寒，痼冷，血冷筋急，积滞。

（4）弦长为积，为瘀血；弦紧为癖，为寒，为胁痛，疝瘕，脏伤有瘀血。

（5）弦大为阴虚，为内有积滞，为劳伤；弦小为寒邪，冷痞，寒癖，为阴消。

（6）弦洪为内热，为虚火，为火炽，弦钩为胁下刺痛；弦激为怒，弦搏为饮疾，虚弦为惊。

（7）弦细拘急，为疼痛，为内有积结；弦细而数，主阴火煎熬，精血髓液日竭，为痨瘵垂亡之候。

（8）弦缓为湿，弦急为疝疾，疝瘕，为拘急，为疼痛，为癖病⑥；弦滑为痰，腰脚痛，为内热，为火炽；弦涩，秋逢为劳疟⑤。

——注释——

①饮癖（病证）：指水饮停聚于胁下，聚而不散所导致的癖病。

②支饮（病名）：为四饮之一，指因饮邪停留于胸膈之间，上迫于肺，使肺失肃降所致的饮证（症为胸闷、气短、咳逆、倚息不能平卧，外形如肿，或兼头晕目眩、心下痞坚等）。

③悬饮（病名）：为四饮之一，指由饮邪悬留于胁下所引发的饮证（症为胁下胀满，咳嗽或唾涎时两胁引痛，甚者转身、呼吸时均牵引作痛，或兼干呕、短气等）。

④劳伤（病名）：又名劳倦，指由劳累过度、七情太过、房事不节等所引起的内脏精气损伤病。

⑤劳疟（病名）：又称疟劳，指疟疾之重证。疟疾（又称疟），是指以间歇性寒战、高热、出汗为主要症状的一种传染病。

⑥癖病（病证）：又称癖气，指潜匿在两胁之间的病块。

3. 诊点

（1）浮弦为外伤风邪，沉弦为气郁不舒，为肝气。

（2）弦数肝热恣张，热生风；弦迟血冷筋急，积滞。

（3）弦数而沉，为内有寒饮；弦迟不鼓，为脏中有寒。

（4）弦紧不鼓，为脏中有寒；寒痹、癥瘕、积聚之脉，状皆弦紧。

（5）弦洪相搏，外紧内热，欲发疮疽；弦急壮热，损胎气；弦数火盛，堕胎。

（6）右关脉弦，土逢木抑，双弦不能食，病难治；弦兼濡滑，胃虚痰饮，兼急疼痛。

（7）左关浮弦涩，夏与秋逢则为疟疾，按之即滑，热多寒少奚疑（奚，古代指被使役的人）。

（8）弦而软其病轻，弦而硬其病重；弦兼洪盛邪热盛，先宜解邪散热。脉带弦者正气皆不足，右关虚弱邪轻者，补剂方可施用。

（9）寸脉弦而紧，弦即卫气不行，卫气不行即恶寒，水流走肠间；关脉弦而长，为痛如刀刺，在脐左右上下；尺脉弦而大，妇人为半产漏下，男子为亡血失精，弦而小腹疼，小腹及脚中拘急。

（10）阳弦头痛，阳弦者寸弦也，邪在三阳，三阳走头，故头痛；阴弦腹痛，阴弦者尺弦也，邪在三阴，三阴走腹，故腹痛。

4. 四纲

＊弦急为疼痛，弦洪为火炽（《古今医统》）；弦洪相搏，外紧内热，欲发疮疽（《景岳全书》）。

＜位置纲＞中的象素：浮〔弦洪为火炽，弦洪相搏……，其弦在浮分〕（隐蔽象素）

＜体质纲＞中的象素：—

＜形态纲＞中的象素：弦、洪〔洪的子象素含大，大为隐蔽象素〕（已知象素）

＜动态纲＞中的象素：急〔急为急剧收引之象（行态）〕（已知象素）

注：疮（病名），亦名疮疡，是对皮肤病的通称，包括生在体表的肿疡、溃疡、痈疽、疖肿、瘰疬等。痈疽（病名），泛指发生在肌肉筋骨间的疮肿，其疮面浅而大者为痈，其疮面深而恶者为疽（《内经》中曰"阴气不足，

阳气有余，营气不行，乃发痈疽。"）。

解：弦为痛，急为痛，故"弦急为疼痛"。弦为脉体膨张，洪为气壅火亢，故"弦洪为火炽"。浮为表、直为气、紧为满（弦的子象素为"浮、直、紧"），洪为热腾津液，故"弦洪相搏，外紧内热"；外紧则内热不得外发，郁则腐化津血，故"欲发疮疽"。

5. 六部

弦 $\left\{\begin{array}{l}\end{array}\right.$

- 左寸：头痛，心惕，善惊惶，心劳，心悸，盗汗，心中痛。
- 左关：疟疾（夏秋主疟），寒热，疢癖/癥瘕，胁肋痛，筋挛急。
- 左尺：饮在下焦，阴疝，少腹冷疼，腰膝痛，脚疼。

弦 $\left\{\begin{array}{l}\end{array}\right.$

- 右寸：肺受寒，胸中急痛，膈上多痰，咳嗽，胸满气短，胸及头痛。
- 右关：中宫伤冷，胃寒，膈痛，心腹冷痛，宿食不化，停饮。
- 右尺：下焦停水，少腹急痛，下痢，足挛，疝痛。

本纲要点分析

本书的 <形态纲> 中有 8 个目，即"长脉、短脉、洪脉、细脉、滑脉、涩脉、紧脉、弦脉。"，在这里我们要做补充讲解的是滑脉和涩脉，内容以古医文为主。

（一）滑脉

1. 滑与胃气

《素问》中曰"脉弱以滑，是有胃气，命曰易治。"

（脉弱以滑，并非是指胃气，病脉兼此，则是有胃气。）

《灵枢》中曰"邪气来也，紧而疾；谷气来也，徐而和。"

（紧和疾，均指胃气失和、脉有病气之象；徐而和，乃胃气充和之象。）

《脉经》中曰"寸口脉滑而迟，不浮不沉，不长不短，为无病。"

（四纲同看，四诊同断，脉象从容和缓者乃是平脉。）

《脉义阐摩》中曰"滑而匀平，乃胃气之脉也。"

（滑而匀平，即胃气充和映脉之象。）

《脉学阐微》中曰"平人脉滑而和缓，为荣卫充实，健康之象。"

（平人脉滑而和缓，是胃气充和、脏气适中之象。）

2. 滑与病气

滑为病气映脉之象，诸如"浮滑风痰、沉滑痰食、滑数痰火"。

3. 滑与脉气

《素问》中曰"滑者，阴气有余也。"

（阴气者，既指阴性物质，即精、血、津、液等，亦指其作用或功能。）

《灵枢》中曰"滑者，阳气盛，微有热。"

（阳气盛，鼓动津液，故滑；微有热，故脉虽滑而不带洪。）

《脉经》中曰"滑，为多血少气。"

（《素问》中曰"滑者阴气有余也"，但有虚实之分，虚者正气，实者邪气。此言"多血少气"，乃气血失衡之义，多与少是相对而言。）

4. 滑与孕脉

《丹溪脉诀》中曰"尺滑为血盛，女脉调则为胎，不调则经闭。"

《四言举要》中曰"尺脉滑利，妊娠可喜；滑疾不散，胎必三月。"

（二）涩脉

从脉内物质成分上分析，涩有因病质的存在，有因阴质的不足。阴质指液态的人体物质，包括精、血、津、液等。

1. 涩与脉气

《素问》中曰"**涩者，阳气有余也**。"

（阳有余则阴必不足，气多血少，脉中微热。津血少，故脉涩。）

《灵枢》中曰"**涩者，多血少气，微有寒**。"

（少气者元阳衰弱，脉中微寒。气弱则不足以行血，血液滞涩，故脉涩。）

《脉经》中曰"**涩，为少血多气**。"

（少血者津必亏，多气者血虚不舍气也。津血虚，气分不利，气行蹇滞，故脉涩。）

《四诊抉微》中曰"胃肠燥竭，津液亦亡，使血分欲尽而成枯涩。"

（津亏者血虚也，血燥者津液枯也。血分欲尽，经隧枯涩不利，故脉涩。）

2. 涩与病气

《三因方》中曰"涩而紧为痹，为寒湿。"（中寒湿）

（中寒湿——寒湿入营，粘血滞气，滞在气分，粘在血分，是而脉涩，病为血痹、湿痹、痛痹等。）

《脉学阐微》曰"涩而兼弦，气滞血瘀；涩而沉搏，瘀血。"（瘀血滞）

（血瘀滞——气血瘀滞，阻塞脉道，使气机不能旋转，是瘀在血分，滞在气分，故而脉涩。）。

《诊家枢要》曰"女人有孕为胎痛，无孕为败血病。"（败血病）

（败血病——败血者血液粘稠也，气滞于气分，血稠于血分，甚则凝结，气分不利，血分粘稠，故而脉涩。）

《脉诀汇辨》曰"涩而坚大，为有实热；涩而虚软，虚火炎灼。"（实热盛）

（实热盛——实热者，乃外感之邪也。热为阳邪，盛则乱气，耗其津液，使气机不利，血气壅滞，故而脉涩。）

3. 涩与胃气

涩乃水谷精微不足之象，水谷精微之气即胃气。胃气是生化气、血、津、液、神的基础物质，人体生命活动所需要的各类物质，其生化都离不开水谷精微之气。

（三）滑与涩

1. 滑涩主证

杨士瀛曰"弦紧浮滑沉涩，此六者名曰残贼，能为诸脉作病也。风则脉浮，寒则脉紧，中暑脉滑，中湿脉涩，伤于阴则脉沉，伤于阳则脉浮。"（《仁斋伤寒类书》）

周学海曰"滑者病食，涩者病寒湿；滑者伤热，涩者中雾露，雾露即寒湿也。……如宿食、凝痰、瘀血等证，寒则涩，热则滑；久则涩，新则

滑；虚则涩，实则滑。"（《脉简补义》）

滑主"精血津液之走失"，涩主"精血津液之损伤"。二脉主证相近，但滑侧重于进行，涩侧重于后果，比如"滑主遗精、失血，涩却主精伤、血竭"。

2. 滑涩并见

华氏曰"诊其左右尺中，脉滑而涩者下虚也（周学海：夫脉自有浮之拍拍击手似洪滑，沉之来难不调似涩，此主气热血虚也。华氏所论，其殆此耶）。"

巢氏曰"脉滑涩者，小肠痈出血者也（周学海：亦有浮之来难不调，沉之漉漉似滑疾，此气郁于血，血分热沸也。巢氏所论，其殆此耶）。"

周氏曰"大抵涩脉属寒者多，倘兼见滑数，即防胃痈、肠痈、肺痈及恶疮肿也。"（以上皆摘录于《脉简补义》）

3. 滑涩皆主宿食

强食生冷果菜，停留胃脘，宿滞不化，其脉紧涩；过餐五味鱼醒乳酪，停留胃脘，宿食不消，化热，故其脉滑数。《脉简补义》中曰"仲景论宿食脉，亦或言滑数，或言紧涩，寒滞冷积则涩，蕴热化痰则滑也。"

4. 涩非每至必涩

涩脉并非每至必涩，每至必涩者精血枯也。故诊得涩脉，必先审其不涩之至，再审其正涩之至，方无偏论。《脉简补义》中曰"须察其不涩之至，滑耶痰也，数耶热也，迟耶寒也，弦耶郁也，结耶血之凝也，微弱耶气之衰也，细小躁疾耶火燥而耗液也；再察其正涩之至，应指有力无力，而虚实无不了然矣。"

（四）诸脉主证

1. 长脉：过于本位，上溢鱼际，下入尺泽，如循长竿。

*长脉主气逆、火盛、阳毒、癫痫，亦主气治。为阳气有余、为火蓄阳明、为阳毒入脏、为三焦有热、为阳毒发斑、为癫痫痰气，为胸满气短、为宿食留经、为少腹胀痛、为经水愆期，为烦躁、为壮热、为舌疮、为足胫痛。三部脉通长，为胃经实热，为癫痫。

2. 短脉：脉脊短小，两头俱俯，不及本位，不能满部。

＊短脉主气虚、气损，亦主气郁、气滞。为气病，为阴中伏阳、为三焦气壅、为宿食滞气，为腹中停寒、为肺中冷气、为四肢厥冷，为寒、为痛、为痞、为积、为疮肿。

3. 洪脉：大而满指，似浪滔滔，来盛去衰，或如波涌。

＊洪脉主胀、满、热、痛，亦主动血，疮、痈、肿。为盛满、为积热、为气壅、为火亢，为血实、为疮肿、为斑疹，为烦满、为胃热、为狂躁，为头痛、为反胃、为燥粪、为便血，为喘息烦渴、为咽干喉痛、为心烦舌破、为恶心呕吐，为身热肤痛、为四肢浮热、为遍身疼痛，为下肢肿痛、为肾虚骨痛、为腿脚酸痛。

4. 细脉：细如丝线，直细而软，较微明显，较微有力。

＊细脉主湿、痹、冷、积、痛，亦主伤精、劳损，吐、泄、汗。为伤湿、为冷气、为湿痹、为刺痛，为冷积、为结聚、为癥瘕，为虚汗、为吐衄、为咯血、为泄痢、为遗精、为血脉不足，为髓冷、为骨寒、为脑疼、为额头冷、为腹满、为胫酸、为腰疼，为筋痿、为骨痿、为骨蒸、为诸虚劳损、为七情所伤、为神疲乏力，为胃虚胀满、为湿气下侵、为关节疼痛，为内戕真元、为内外皆冷、为丹田冷。

5. 滑脉：往来流利，质象滑润，展转如珠，替替不绝。

＊滑脉主痰液，主宿食，主蓄血，主湿热，亦主精血津液之走失。妇人主月事不通，和滑为有孕。为食、为热、为满、为咳、为舌强，为吐逆、为遗精、为溺血，为泄痢、为尿急、为尿频，为瘀血、为经郁、为闭经、为血聚，为痰饮、为食滞、为痰聚。

6. 涩脉：涩不流利，往来蹇滞，如刀刮竹，如雨沾沙。

＊涩脉主寒湿痹痛，主血少气滞，主瘀血凝积，亦主精血津液之损伤。为遗精、为失血、为泄痢、为盗汗、为呕逆，为气滞、为血少、为血滞，为血痹、为死血、为凝积，为心痛、为腹痛、为胁痛，为恶寒、为拘急、为麻木，为逆冷、为腹冷、为胫冷，为热气不足，为中雾露（中寒湿）。女子有孕为胎痛、胎漏，无孕为月事不调，或为败血病；男子为伤精，为艰嗣。

7. 紧脉：脉之往来，如急如数，左右弹指，脉囊紧绷。

＊紧脉主诸寒收引，主风气、风热，主胀满、疼痛，亦主热被寒束。为寒、为痛、为咳、为喘、为胀、为满、为拘急、为筋挛，为中恶、为风痫，

为疝疾、为冷痹，为烦热、为郁闷，为肺中水气，为寒凝气结。暴病见紧脉，为寒客太阳（病则昏闷、头痛、呕吐、下利、腹痛等）。

8. 弦脉：端直以长，挺然指下，状如弓弦，或琴瑟弦。

＊弦脉主肝胆病，主寒主痛，主痰主饮，主疟主痢，亦主肝风、气郁、寒热。为拘急、为筋挛、为内痛，为痰饮、为水气、为宿食、为支饮、为悬饮、为膈痰，为积聚、为癥瘕、为癫疝，为中虚、为阴虚、为胀满，为气郁、为气结、为气敛，为气逆、为厥逆、为寒热，为冷痹、为疝痛、为寒癖，为肝强、为脾弱，为劳风、为劳伤、为疟疾，为邪胜。

第四讲　动态纲脉解

动态是指运动的物体在一定的时间或空间里所表现出的运行状态，它包括行速、行律和行态。不过在脉体的结构因素中，我们最关注的还是脉体的行速和行律。于是＜动态纲＞也称＜速律纲＞，即＜速纲＞和＜律纲＞。＜速纲＞中有 4 个目，数脉、疾脉、迟脉、缓脉；＜律纲＞中有 3 个目，代脉、结脉、促脉。

一、速纲脉解

脉速是指单位时间里脉体搏动的次数，是衡量气血运行快慢的重要标志。要比较快慢，就当有衡量快慢的标准和尺度。《内经》中曰"人一呼脉再动，一吸脉亦再动，呼吸定息脉五动，闰以太息，命曰平人。"——呼吸定息，一呼一吸为一息，一呼脉动两次，一吸脉动两次，呼与吸之间脉也运行，但不足一动。呼与吸之间脉动不足一至者为有余，数息之余者相加，必会在某一息中再行一动，此为"闰"，故有闰之息脉五动。于是"闰以太息"，是指闰在甚长的一息中出现。

由于明代以前没有钟表，故以"至/息"为单位，是以平人之息来参量病人之至；现代皆以钟表计时，故以"次/分"为单位。平人之脉，一息脉至 4～5 次，皆指成年人，或时一息脉五至，但并非息息如此。平人若按每分钟 18 息计算（多数成年人都在 17～18 息之间，也有稍多或稍少一点的），相当于现代的 80 次/分左右，对此我们拟定为 75～85 次/分，但要考虑季节、地域因素、饮食等因素。如果是在室内，则还得考虑室内温度及患者的穿着情况等。

由于年龄的不同，不同年龄段的人的脉动次数也会有所不同，比如初生儿的脉动次数约为 140 次/分。不过随着年龄的增长会逐渐降低，到了 14 岁时便开始接近成年人。还有一些特殊情况，比如运动员的脉动次数可低至 60 次/分，是因为运动员的肺活量较大，每一息所用的时间相对较长；而且有些正常人，其脉动次数可能高达 90 次/分（皆指成年人）。下面是我们针对 14 岁以下的不同龄期例出的"脉动次数表"，供读者参考：

年 岁	脉动次数（次/分）
初生	130 ~ 145
1 岁	110 ~ 120
4 岁	约 110
8 岁	约 90
14 岁	80 ~ 90

1. 【数脉】

古医文 1（脉名）："**数一息五六至，为在腑，为热**。除迟结代三脉之外，俱可互见。"（《陈修园 28 脉纲目》）

古医文 2（脉象）："数，阳脉也，一息六至，去来促急……过平脉两至曰数。"（《东医宝鉴》）

古医文 3（单脉）："数为心烦，数而有力为热，无力为疮。"（《东医宝鉴》）

古医文 4（单脉）："数脉为寒热，为虚劳，为外邪，为痈疡。暴数者多外邪（外感于热，脉多浮数而洪，脉浮主表，数主阴虚，洪主热；外感于寒，脉多浮数而紧，数主热及正邪相搏，紧主寒及气郁），久数者必虚损（数者为热，热耗阴精，故久热者虚损），数而无力仍是阴证（数者为阳，主热主火，但分虚实。其虚者数而无力，为虚热、虚火，是以阴虚而主阴证；实者数而有力，为实热、实火，是以阳盛而主阳证）。"（《景岳全书》）

193

古医文 5（兼脉）："浮数表热，沉数里热，……弦数多热……骨蒸发热，脉数而虚。……肺痈已成，寸数而实；肺萎之形，数而无力。肠痈实热，滑数可知（《脉经》曰'脉滑而数，数则为热，滑则为实。滑则主荣，数则主卫，荣卫相干，则结为痈，热之所过，则为脓也'，又曰'卫数下降，荣滑上升，荣卫相干，血为败浊'）；数而不热（《脉经》曰'腹无积聚，身无热，脉数，此为肠中有脓'），关脉芤虚（《濒湖脉学》中曰'……关内逢芤肠胃痈……'，《古今医鉴》中曰'肿硬脓稠者为实，肿软脓稀者为虚'），紧数脓成（紧为痈胀之象，数为腐精败血之兆。古人曰痈者壅也，壅者肿郁貌，满而紧）。"（《四言举要》）

古医文 6（兼脉）："数而有力为实热，数而沉实主里热；数而滑实为痰火，数而洪大主疮疡。细数之脉，阴虚阳亢；细数无力，阴虚阳亦弱。数大无力，按之豁然，为虚阳外越；数小无力，按之中空，为虚寒。"（《脉学阐微》）

（一）脉象

1. 脉象

数脉（脉象）：数快于平，一息六至，来去匆忙，行如快步（成人脉动100～110 次/分）。

按：《内经》中曰"人一呼脉再动，一吸脉亦再动，呼吸定息脉五动，闰以太息，命曰平人。"，平人之脉（成年人），一息脉动 4～5 至，相当于75～85 次/分；数脉，一息脉 6 至，相当于 100～110 次/分。在平脉和数脉之间，有一个过度次数"86～99 次/分"，每当诊得这个脉动次数时切不可盲目推断平脉与病脉，要"四纲同看，四诊合断"。

数脉（脉象），古代有很多说法：一曰"一息六至"为数，一曰"比平人多一至"为数，一曰"过平脉两至"为数，一曰"急疾"为数，一曰"一息脉逾五至"为数。《诊脉三十二辨》中的"一呼一吸脉逾五至曰数"，就包含了一息六至、七至、八至等情况。然脉数（象素），按之不鼓者，乃虚寒相搏之脉，切不可误以为热。

2. 象素

脉数（象素）：一息六至（成人脉动100～110 次/分）。

按：成人脉动 100～110 次/分，是指行速，又称脉速、脉率。脉之一来，谓一至；一来一去，谓一动。审其一至，脉来匆忙者，其脉一息未必就达到六至，古人称其为"如急如数"，是指行态。以后大凡在"数、急、疾"等表示脉速的象素的前面加一个"如"字则皆指行态，诸如"如数、如急、如疾"等。

一息脉动多少次或脉有多少至，是指脉率。数（象素），古代说法不一，有些书将一息六至、七至、八至、九至统称为数。为了加以区分，我们酌取古代的"（成年人）一息六至为数，一息七八至为疾，一息八至又为极，一息九至为脱"之说法（参"疾"）。

3. 换算

古代诊脉，医生都是以自己的呼吸之息来测量患者的脉至。倘若医生的一息不能与平人的"一息脉动 4～5 至"相应，则很难测定患者的准确脉率。于是，诊脉我们提倡以现代的"每分钟脉动多少次"为准。古代的一息脉至多少次与现代的一分钟脉动多少次，可以大致换算：

（1）一息 3 至之脉，其脉动次数为 45～55 次/分（3 * 17 = 51，3 * 18 = 54）。

（2）一息 4 至之脉，其脉动次数为 60～70 次/分（4 * 17 = 68，4 * 18 = 72）。

（3）一息 5 至之脉，其脉动次数为 80～90 次/分（5 * 17 = 85，5 * 18 = 90）。

（4）一息 6 至之脉，其脉动次数为 100～110 次/分（6 * 17 = 102，6 * 18 = 108）。

（5）一息 7 至之脉，其脉动次数为 120～130 次/分（7 * 17 = 119，7 * 18 = 126）。

（6）一息 8 至之脉，其脉动次数为 135～145 次/分（8 * 17 = 136，8 * 18 = 144）。

（二）脉因

脉数（象素），有因阴虚阳盛，有因火旺水亏，有因相火炎逆，有因心火刑金，有因邪火入脉，等等。

（1）阴虚阳盛：阳者热，阴者寒，阴虚阳盛，血气热，故脉数。

（2）火旺水亏：心者为火，肾者为水，水亏则不能制火，君火旺，心主行血，故脉数。

（3）相火炎逆：相火指肝火、肾火，相火炎逆则必动心气，故脉数。

（4）心火刑金：心者火，肺者金，心主行血，肺主行气，气为血帅，火乘金，故脉数。

（5）邪火入脉：火为阳邪，入脉则乱脉气，气行加快，故脉数。

按：数主阳盛，数而有力为实热、实火，为阳证；数主阴虚，数而无力为虚热、虚火，为阴证。从病情上讲，患者脉动的次数越多意味着病情就越重，这一点读者在临床中可以考证。《脉学阐微》中曰"数主阳盛，属热属火。凡热性病，脉数心烦是病势进展。数主阴虚，数大而虚为精血耗竭之脉，病久阴伤，形成阴虚阳亢。"

数主阴虚亦主阳盛，故初病脉数，脉不失舒缓者，是正能胜邪，邪气将退；若瘦人脉数及久病脉数者，皆阴虚、血少或火烁。于是病退数存者，不可以乐观；数退病危者，是真元已脱。夏季天气炎热，故夏季脉当数。《诊宗三昧》中曰"瘦人多火，其阴本虚（故脉数），若形充色泽之人脉数，皆痰食郁滞，经络不畅而蕴热。"

（三）脉证

1. 数脉（脉象）

＊数脉主腑病及热证、痿证，亦主吐、胀、痈、疮、烦、躁、狂。为吐泄、为烦满、为痿缓，为痈疡、为发狂、为口疮，为虚劳、为寒热、为热痛，为阴不胜阳，为火旺水亏，为火热刑金。

按：数脉，新病久病，虚实有别，不可以不察。数脉主热，有力为实热，无力为虚热，热多则为火。热郁则能腐化精血，故实而滑数者为痈，虚而浮数者为疮。尺脉虚数，下部生疮，便秘，下血。《仁斋伤寒类书》中曰"数，为热，为实。浮数而大，邪气传也；浮数而微，邪气不传。"

2. 兼数（象素）

（1）浮数表热，沉数里热；数实为热，数虚为燥（阴虚）。

（2）紧数寒热俱发，弦数多热，为疟疾，为肝火，为有寒饮。

（3）数长壮热，短数心痛，心烦，缓数湿火；数极热入心包，狂躁。

（4）滑数痰热，兼实痰火；数涩为损，热灼血干；细数阴虚，兼涩阴竭。

（5）细数而虚，虚劳阴弱；兼沉骨蒸，兼浮喘作，加之嗽汗、喉疼，俱为恶。

（6）浮数有力寒伤经络，浮数无力伤风痰嗽；沉数有力实火内烁，沉数无力虚劳为恶。

（7）洪数为火，兼大者疮疡；数大烦躁，狂斑，胀满；数大而虚，久病阴伤，精血耗竭。

3. 诊点

（1）数而有力为实热，数而无力为虚疮；实而滑数者为痈，虚而浮数者为疮。

（2）数大无力，按之豁然，为虚阳外越；数小无力，按之中空，为虚寒。

（3）寸数咽喉肿痛口舌疮，当关胃火并肝火，尺属阴虚相火旺。

（4）阳数君火，阴数相火；暴数者多外邪，久数者必虚损。

（5）弦数为疟疾，为有寒饮，为肝热恣张，为热生风。

（6）细数之脉，阴虚阳亢；细数无力，阴虚阳亦弱。

（7）数涩为热痹，为气郁血结，下血，阴血伤。

（8）数而滑实为痰火，数而洪大主疮疡。

（9）数滑为呕吐，为痰热，为痛极。

（10）乍疏乍数，魂归岱岳。

（11）如图：

左 ＞ {
－寸：数紧，头痛；数虚，口疮；短数，心痛；洪数，心烦。
－关：数紧，胁痛；数弦，肝火；数长，浑身壮热。
－尺：数虚，下部生疮，小便黄赤，淋痛，阴伤。
}

右 ＞ {
－寸：数紧，喉痛；数滑，喘嗽；数实，肺痈；数虚，肺痿。
－关：浮数，胃有客热，脾热消谷，易饥易饱。
－尺：数虚，大便秘，便红，遗精，腰痛。
}

197

4. 脉理

（1）凡热性病，脉数心烦是病势加重。

（2）浮数振寒或脉时数，身有痛处者皆主痛作。

（3）数大而虚，阴虚阳亢；病久阴伤，精血耗竭。

（4）凡患阳虚而数者，脉必数而无力，或兼细小而证兼虚寒。

（5）血证[①]脉宜细小微数者，为顺；若脉数有热，及实大弦劲急疾者，为逆。

（6）脉数盛大，按之涩而外有热症者，名曰中寒[②]，乃寒留血脉，外症热而脉亦数也。

（7）凡虚劳、失血、喘嗽、上气者，多有数脉，但以数大软弱为阳虚，数小细弱为阴虚。

（8）病人脉数，数为热，当消谷引食。而反数者（证反脉数者），为发汗令阳气微，膈气虚，脉乃数也。数为客热，不能消谷，以胃中虚冷，故吐也。是胃中虚冷，与客热搏，故吐。

——注释——

①血证（病证）：泛指以出血为主证的一类疾病，诸如：吐血、呕血、咯血、衄血、便血、溺血，以及外伤出血、妇科经带胎产出血等。

②中寒（病证）：一指寒邪直中三阴证，三阴指太阴、少阴、厥阴（寒中太阴，则中脘疼痛；寒中少阴，则脐腹疼痛；寒中厥阴，则少腹疼痛）；二指类中风中的寒中（《证治要诀》中曰'中寒之证，人身体强直，口噤不语，或四肢战抖，或洒洒恶寒，或翕翕发热，或卒然眩晕，身无汗者，此为寒毒所中'），一证两名；三指指由阳气不足、脾胃虚弱等一同引发的中焦虚寒证（症见腹痛喜按，畏寒肢冷，口淡食少，大便溏泄等）。

5. 痈疽

*数主痈、疽、疮，有虚实之分，比如"虚而浮数为疮，实而滑数为痈"。再如，

（1）肠痈实热，滑数可知。

（2）脉数当发热，不发热疑有痈疽。

（3）肿硬脓稠者为实，肿软脓稀者为虚。

（4）数而有力则为热，数而无力疮疡痛痒疫。

（5）腹无积聚，身无热，脉数，此为肠中有脓。

（6）浮数振寒，或脉时见数，身有痛处者皆主痈作。

（7）数而洪大主痈疮，肺脉洪数肺痈胅，或为皮肤生脓疮。

（8）肺脉数而实者肺痈，肺脉数而虚者肺痿；疮见洪数，欲有脓结。

（9）紧数脓成，紧为痈胀之象，数为腐败之应，古人曰痈者壅也，壅者满而紧也。

（10）脉滑而数，数则为热，滑则为实；滑则主荣，数则主卫，荣卫相干，则结为痈，热之所过，则为脓也。

6. 四纲

*弦数为疟，为有痰饮（《脉经》）；弦数多热，滑数心下结热盛（《千金方》）。

$$\left\{\begin{array}{l} <位置纲>中的象素：\square \\ <体质纲>中的象素：— \\ <形态纲>中的象素：弦〔端直而长〕、滑（已知象素） \\ <动态纲>中的象素：数〔一息六至〕（已知象素） \end{array}\right.$$

注："弦数为疟"，弦的子象素为浮、紧、直（参"弦脉"），数为脉来如数（行态）。"弦数多热"，弦为端直而长，数为一息六至（脉率）。

解：浮为热，直为气，紧为寒，寒热相搏，脉来如数，故"弦数为疟"。弦为痰丝悬聚，数为脉来如数，故"弦数为有痰饮"。弦为气郁，数为热（脉率），脉当形大（大为隐蔽象素），故"弦数多热"。滑为血液映脉之象，数为热（脉率），热动血，心主行血，故"滑数心下结热盛"。

7. 六部

$$数\left\{\begin{array}{l} -左寸：烦满，口渴，胸中热，喘咳，恶心，呕吐，口舌疮， \\ \qquad\quad 咽喉痛，头痛。 \\ -左关：肝胆热，烦满，胁痛，目赤，左颧发赤。 \\ -左尺：消渴不止，尿黄赤，淋痛，腹胀，便燥，癃闭。 \end{array}\right.$$

$$数 \begin{cases} -右寸：肺伤，实者肺痈，虚者肺痿，喘逆，咳嗽，吐红，喉\\ \quad\quad 腥，咽喉痛。\\ -右关：脾热口臭，胃管有热，胃火伤，邪火上攻，灼心，反\\ \quad\quad 胃/反酸，恶心，呕吐，腹痛。\\ -右尺：大便秘，遗精，尿浊，便红，腰痛，足心热。 \end{cases}$$

2.【疾脉】

古医文 1（脉名）："疾，盛也，快于数而疾，呼吸之间脉七至（呼吸之间，殊指一息），热极之脉也。在阳犹可，在阴为逆。"（《诊家枢要》）

古医文 2（脉象）："疾为急疾，数之至极，七至八至，脉流搏疾。"（《诊家正眼》）

古医文 3（单脉）："主病疾为阳极，阴气欲竭。脉号离经，虚魂将绝，渐进渐疾，旦夕殒灭。"（《诊家正眼》）

古医文 4（单脉）："疾脉呼吸之间，脉七八至，虽急疾而不实大，不似洪脉之既大且数，而无躁疾之形也。疾脉有阴阳、寒热、真假之异，如疾而按之益坚，乃亢阳无制，真阴垂绝之候；若疾而按之不鼓，又为阴邪暴疟，虚阳发露之征。"（《脉义简摩》）

古医文 5（单脉）："躁者，亦自沉而浮，亦谓之疾，来去如电掣，而不相连续。其来也，有顷而一掣，一息不过四五至，而无循环容与之意。在虚劳久病，与代散同论，为其气不相连续也；在新病实病，为痰凝气郁，与结涩同论。大致是血液少而气燥热之象。"（《脉简补义》）

（一）脉象

1. 脉象

疾脉（脉象）：疾快于数，息七八至，来去奔忙，行如跑步（成人脉动 120～145 次/分）。

按：疾脉，即至数之疾，古代有两种说法：一说"一息脉七至"为疾，一说"一息脉七八至"为疾。于是，一息脉七至之疾，我们可以直称之疾；一息脉八至之疾，我们又可以称之极，数之极也。《脉诀汇辨》中曰"六至以上，脉有两称，或名曰疾，或名曰极，总是急速之脉，数之甚者也。"

从四纲理论上讲，疾有两指：一指动态中的脉速，即至数之多（一息七八至）；二指动态中的行态，即起止之躁（来去突急）。《脉义简摩》中曰"大抵疾脉不在来去之数，而在起止之躁。绵绵如泻漆之绝，绵绵其去如弦绝，皆蜿蜒指下，如有所阻而不能去而突然一去也，其来亦如不能来而突然一来也"，而且从《诊家正眼》中的"疾为急疾"中我们还可以看出，疾急有同解（参"急脉"）。

2. 象素

脉疾（象素）：一息七八至（成人脉动 120～145 次/分）。

按： 一息七八至为疾，一息八至又称极；成人脉动 120～145 次/分，是指脉速。审其一至，脉来如疾如数者是指行态。故疾（象素），一指脉率，二指行态。小儿脉动极快，一息六、七至为平和。《普济本事方》中曰"凡候小儿脉，当以大指按三部，一息六、七至为平和（100～130 次/分），十至为发热（170～180 次/分），五至为内寒（80～90 次/分）。"

3. 数疾极脱

数快于常，疾快于数，一息七八至为疾，一息八至又称极。《医灯续焰》中曰"若一息六至，是为数脉。气行速疾，逾于常度，故曰属阳。一息七至，气更速快，故曰疾。一息八至，阳热已极。一息九至，则元神散脱。"

（1）数，一息六至（成人脉动 100～110 次/分）
（2）疾，一息七八至（成人脉动 120～145 次/分）
（3）极，一息八至（成人脉动 135～145 次/分）
（4）脱，一息九至（成人脉动 150～170 次/分）
（5）死，一息十至以上（成人脉动超过 170 次/分）

以上讲的是脉的至数，超过了常脉次数，至数越多病情就越重。《脉语》中曰"医者一呼一吸，病者脉来六至曰数。……七至曰甚，八至已为难治，九至以上皆为不治"，此指成年人。

（二）脉因

脉疾（象素），有因阴竭阳亢，有因伤寒热极，有因热毒入阴，有因寒极化热，等等。

（1）阴竭阳亢：真阴竭于下，孤阳亢于上，脉疾而躁（＊）。

（2）伤寒热极：热极则脉疾，但疾而不躁，按之梢缓（脉率）。

（3）热毒入阴：热毒入于阴分者，其脉必疾盛而有力（脉率）。

（4）寒极化热：寒极化热，其脉虽疾，却弦细无力（行态）。

＊《脉简补义》中曰"躁者，亦自沉而浮，亦谓之疾，来去如电掣（行态），而不相连续。其来也，有顷而一掣，一息不过四五至而无循环容与之意。"

按：至多之疾，主热主火，亦主阳极、阴微欲竭。动躁之疾，为气脱，为虚躁，为郁躁。在新病实病，为痰凝气郁，斯与结涩同论；在虚劳久病，为真气不续，斯与代散同论。《脉义简摩》中曰"其主病有三，一曰气郁，一曰气虚，一曰气脱。气脱者，所谓绵绵如泻漆之绝，及其去如弦绝者是也。气郁者，其起势似见艰涩而应指有力也。气虚者，形体小弱而应指无力也。若涩而躁疾，力弱体薄者，气血两虚而躁也。若洪而躁疾，力盛体厚者，湿热所郁也。"

（三）脉证

1. 疾脉（脉象）

＊疾脉主阳亢、热甚、虚火，阴气欲竭，精血将枯；极脉主阳极、热极，阴血枯竭，阳气散脱。

按：数脉快于常脉，一息六至，指成年人；疾脉快于数脉，一息七八至，一息八至又称极脉。这一解释说明，古人在论述疾脉时将极也概括了进去。疾脉有真有假，真疾脉阳极阴竭，故为魂归山林之脉；假疾脉虽见疾，但是有根，故虽病尚可救治。《诊家正眼》中曰"疾为急疾，数之至极，七至八至，脉流搏疾。疾为阳极，阴气欲竭，脉号离经，虚魂将绝。渐进渐疾，且夕殒灭；毋论寸尺，短期已决。"

成人脉疾（象素），七至病甚，八至病难治。热极而脱阴，元气即将脱矣。疾见于急性热病或虚损劳伤病中，则多是危重证候。如孕妇无病而脉象见疾，则为临产脉象，称离经脉。疾之主病，按之减缓，沉取有根者，尚为可治；疾而无伦（气散游离之疾），疾而无根（阴阳离绝之疾），疾而弦绝（此乃阳散挟阴之疾，弦绝者琴弦断折之象，即"突然一去"，无力回来），疾而丝微者（气血衰竭之疾），皆为不治。此外，还有一种疾脉，我们在此称其为"猝发之疾"，是指因忽受惊吓或突受刺激所猝发的心动加速，脉动加快，待其气血调和时则会复平。

2. 兼疾（象素）

（1）疾而虚，按之减缓，沉取有根者，尚可救治。

（2）疾而洪大，按之益坚者，乃亢阳无制，真阴垂绝之候，病不治。

（3）疾而衰弱，按之不鼓者，为阴邪暴虐、虚阳发露之征，病难治。

（4）疾而无伦，气散游离；疾而无根，阴阳离绝；疾而弦绝（＊），阳散挟阴；疾而丝微，气血衰竭（皆为不治）。＊弦绝者，琴弦断折之象也，即突然一去，无力回来（行态）。

3. 诊点

（1）暴厥暴惊脉见疾数，俟平稍愈，为无碍耳。

（2）其有脉惟见疾而不大不小，沉取不竭者，虽病尚可救治。

（3）疾而洪大者苦烦满，疾而沉数者苦腹痛，皆为阴阳告绝之脉。

（4）疾为急疾，数之至极，故疾与数可互参。数大无力，按之豁然，为虚阳外越；数小无力，按之中空，为虚寒。

（5）疾指起止之躁，此属行态。躁在虚劳久病，与代散同论，为其气不相连续也；在新病实病，为痰凝气郁，与结涩同论，大致是血液少而气燥热之象。

4. 四纲

＊浮滑疾为宿食，浮滑疾紧为百合病(《三因方》)。

〈位置纲〉中的象素：浮（已知象素）

〈体质纲〉中的象素：—

〈形态纲〉中的象素：滑、紧（已知象素）

〈动态纲〉中的象素：疾〔脉来如疾（行态）〕（已知象素）

注：百合病（病名），是指与伤寒病相关的一种神魄虚浮之证，很多书都称其为神志病，其病因是热邪熏灼心肺（《血证论》中曰："大病伤寒之后，欲食不食，欲卧不卧，欲行不行，精神恍惚，若有鬼神附其体中者，名曰百合病。谓百脉一宗，合致其病。肺主百脉，肺魄不宁，故病如此。诸多

恍惚，未尽名状，必见溺赤脉数之证，乃肺金受克之验也"）。盖肺朝百脉，心主血脉，百脉皆合于心，故名百合病。

解：浮为热，滑为痰食，疾为热甚，故浮滑疾为宿食。浮为热，滑为阳气游荡，疾为阳盛阴衰，紧为寒，故浮滑疾紧为百合病。

5. 六部

$$
疾 < \begin{cases} -\text{左寸：弗戢自焚} \\ -\text{左关：肝阴已绝} \\ -\text{左尺：涸辙难濡} \end{cases}
$$

$$
疾 < \begin{cases} -\text{右寸：金被火乘} \\ -\text{右关：脾阴消竭} \\ -\text{右尺：赫曦过极} \end{cases}
$$

《诊家正眼》中曰"疾为急疾，数之至极，七至八至，脉流薄疾。六至以上，脉有两称，或名曰疾，或名曰极，总是极速之行，数之甚者也。是惟伤寒热极方见此脉，非他疾所恒有也。若劳瘵虚惫之人，亦或见之，则阴髓下竭，阳光上亢，有日无月，可与之决短期矣。阴阳易病者，脉常七、八至号为离经，是已登死籍者也。至夫孕妇将产，亦得离经之脉，此非以七、八至得名。如昨浮今沉，昨大今小，昨滑今涩，但离于平素经常之脉，即名离经矣。"

附 急脉

古医文 1："调其脉之缓急、大小、滑涩（脉，指寸口脉），而病变定矣。……脉急者尺之皮肤亦急（急，绷紧），脉缓者尺之皮肤亦缓（缓，松缓、弛缓），脉小者尺之皮肤亦减而少气，脉大者尺之皮肤亦贲而起；脉滑者尺之皮肤亦滑；脉涩者尺之皮肤亦涩。"（《灵枢·邪气脏腑病形》）

古医文 2："审其尺之缓急、大小、滑涩（尺，指尺肤），肉之坚脆，而病形定矣。"（《灵枢·论疾诊尺》）

古医文 3："紧则为痛痹，其气动紧似急也，此肌肉之间有寒热气，故为痛痹也。"（《太素·人迎脉口诊篇》）

古医文 4："孕妇脉弦急增壮热，唇爪俱青，面黄黑，是胎气损也；脉弦数亦堕，火壮也。"（《医学准绳六要》）

古医文5："浮弦无力，外伤风邪；弦紧为寒，弦缓为湿；弦滑为痰，弦细少气。弦兼急则为疼痛，兼洪则为火炽。"（《古今医统》）

《诊家正眼》中曰"疾为急疾，数之至极，七至八至，脉流搏疾。"，故脉率之急，当指一息七至八至（急同疾），热极之脉也。至于行态之急（相当于"如疾如数"），本书例出三种解释：

①急为气行忙动之象，主裹热。《太素》中曰"紧则为痛痹，其气动紧似急也，此肌肉之间有寒热气，故为痛痹也。"

②急为急剧收引之象，主剧痛。《古今医统》中曰"弦兼急，则为疼痛。"

③急为脉行急促之象，指来去之疾，主气急。张志聪："呼吸急，则脉亦急。"

此外，急亦同紧，《诊家正眼》中曰"曰急者，紧之别名也"。急之同紧，《内经》中有两指：一指脉体之急，二指尺肤之急（参"古医文1.2"）。

3.【缓脉】

古医文1（脉名）："**缓**，脉来四至，从容不迫。**主正复**。和缓之缓主正复，怠慢之缓主中湿。"（《陈修园28脉纲目》）

古医文2（脉象）："缓，阴脉也，一息四至，往来和缓，少快于迟。"（《东医宝鉴》）

古医文3（单脉）："缓为在下，为风，为寒，为弱，为痹，为疼痛，为不仁，为气不足，为眩晕。"（《三因方》）

古医文4（单脉）："缓主四肢烦满，气促不安。缓脉关前搐项筋，当关气结腹难伸，尺上若逢症结冷，夜间常梦鬼随人。"（《脉诀》）

古医文5（兼脉）："缓而滑大者多实热，缓而迟细者多虚寒。实热者，必缓大有力，多为烦热，为口臭，为腹满，为痈疡，为二便不利，或伤寒温疟初愈而余热未清者，多有此脉。若虚寒者，必缓而迟细，为阳虚，为畏寒，为气怯，为疼痛，为眩晕，为痹弱，为痿厥，为怔忡健忘，为食饮不化，为鹜溏飧泄，为精寒肾冷，为小便频数，女人为经迟血少，为失血下血。"（《景岳全书》）

古医文6（兼脉）："缓而兼大为伤风，缓而兼细则为湿痹；缓而兼涩则为血伤，缓而兼滑则为痰滞。（缓脉）尤必察其有力无力，以为区别：如使缓大有力则为有余，其症必见燥热；缓软无力则为不足，其症必见虚寒"（《脉理求真》）

（一）脉象

1. 脉象

缓脉（脉象）：缓慢于常，一息四至，来去皆缓，平病有别（成人脉动60～70次/分）。

＊缓慢于常，一息四至，来去皆缓，如人漫步。常指常脉，即平脉，一息4～5至。

＊如人漫步，悠闲之态，若脉体的位置、体质、形态皆正常，则为平脉。

按：本书所定义的缓脉，是指一息四至之脉，至于平脉或病脉，我们还得依据四纲理论来推断。由于古医书中的缓并非皆指"一息四至"，还有很多其它方面的含义，对此我们应当有一个全面的了解。

（一）从动态上讲，缓指从容和缓，缓指脉行徐缓或往来纤缓，缓指行不从容、脉行不振，缓指脉行舒缓。

（1）缓指从容和缓，是对"脉速均衡（脉率）、脉律舒展（脉律）、行态矫健（行态）"的综合描述。此缓的存在是以胃气充和为先决条件，故其质态固然不失柔和，是无病之缓。于是，很多书都说：缓脉以宽舒和缓为本义（丹溪曰"缓属脾胃，浮大而软，三部同等，无所偏盛为平。"），缓为胃气充和而不主病。宽，指宽厚；舒，指舒展；和，指柔和；缓，指脉行从容。

＊《濒湖脉学》中曰"缓而和匀（质态），不浮不沉（位置），不疾不徐（动态），不微不弱（体质）者，即为胃气。"

＊《脉经》中曰"脾王之时，其脉大，阿阿而缓，名曰平脉。"

＊《脉语》中曰"若脉来不浮不沉，中取之从容和缓，则是脾之正脉（脾胃之气象耳）。"

（2）缓指脉行徐缓（脉率一息四至），或指往来纤缓（行态）。

＊《诊家枢要》中曰"缓，不紧也。往来纤缓，呼吸徐徐。以气血向

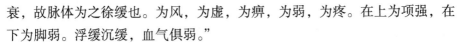

衰，故脉体为之徐缓也。为风，为虚，为痹，为弱，为疼。在上为项强，在下为脚弱。浮缓沉缓，血气俱弱。"

从脉率上讲，缓脉一息四至，最接近平脉的 4～5 至/息；而且由于运动员的肺活量较平常人的大，因而每一息所用的时间要比平常人的长，故其脉多迟缓。

（3）缓指行不从容、脉行不振，指行态（为迷缓，为慌、为呆、为茶）。主病为虚、为弱，为风、为湿，故多见于中风、伤湿之人。诸如，缓而兼大者伤风（脉慌），缓而兼濡者伤湿（脉茶），缓而兼滑者痰滞等。

＊《脉经》中曰"寸口脉缓，皮肤不仁，风寒在肌肉。"

（4）缓指脉行舒缓，此缓多见于正气渐复之人，主病退（渐渐康复之脉）。从四纲上看，其脉除了质态稍软、脉体略大或略小之外，其他方面都接近平脉。

＊《仁斋伤寒类书》中曰"阴阳浮大而濡，上下同等，名曰缓。缓为病后阴阳将复而和缓也，小快于迟。若寻常迟缓则为虚，为风。"

＊《脉义简摩》中曰"胃气复则邪气退，故脉缓而不大。"

（二）从体质上讲，缓指力弱、质软，即正气不足，或称胃气虚弱。主病为虚、为弱，参"（一）之（2）"。

＊《脉经》中曰"关脉缓，其人不欲食，此胃气不调，脾气不足。"

＊《丹溪手镜》中曰"缓，浮大而软，与迟相似，为虚。"

（三）从形态上讲，缓指松软、松弛，或指纵而弛缓，主病为虚、为弱、为湿、为热。

＊《内经》中曰"脉急者尺之皮肤亦急（绷紧），脉缓者尺之皮肤亦缓（松弛），脉小者尺之皮肤亦减而少气，脉大者尺之皮肤亦贲而起；脉滑者尺之皮肤亦滑；脉涩者尺之皮肤亦涩。"

＊《脉语》中曰"缓，状如琴弦久失更张，纵而不整，曰缓（松弛）。浮而缓，曰卫气伤；沉而缓，曰荣气弱；诸部见缓脉，皆曰不足，谓其不鼓也（行态）。"

＊《重订诊家直诀》中曰"形软有因血虚、有因湿热，形硬有因血实、有因风寒，此即《内经》之所谓缓急也。"

2. 象素

脉缓（象素）：一息四至（成人脉动 60～70 次/分）。

按：前面我们讲解了动态之缓、体质之缓和形态之缓，如果我们将"形态之缓"看成是一种脉象，那么它就含有如下象素"囊松、力弱、质软"。朱丹溪曰"缓，浮大而软，与迟相似，为虚。"（《丹溪手镜》）

从脉速上看，缓一息四至，可在平脉或病脉之中，故缓也可分为平脉之缓、正复之缓、正虚之缓和邪充之缓；

从脉速上看，缓脉一息四至，介于平脉和迟脉之间。倘若变换一个角度，缓也可分为平脉之缓、正复之缓、正虚之缓和邪充之缓：

（1）平脉之缓：是指胃气充实之缓，又称"和缓之缓"，其特点是"脉位不浮不沉，脉力均衡，质态柔和，形态匀称，动态从容"。平脉之缓，即"古医文1"中所说的"缓，脉来四至，从容不迫"，以及"古医文2"中所说的"缓，阴脉也，一息四至，往来和缓，少快于迟"。

（2）正复之缓：是指胃气由虚弱向充和转变之缓，又称"病退之缓"，其特点是"正气渐复，病气渐消"。正复之缓，其脉的"脉位、脉力、质态、形态、动态"等，均趋向于平脉之缓。周学海曰"胃气复则邪气退，故脉缓而不大。"（《脉义简摩》）

（3）正虚之缓：是指胃气虚弱不足之缓，又称"胃弱之缓"，或称"中虚之缓"，其特点是"正气不足，但无病质"。正虚之缓，其脉的"脉位、脉力、质态、形态、动态"等，均由脉质的量决定。王叔和曰"关脉缓，其人不欲食，此胃气不调，脾气不足。"（《脉经》）

（4）邪充之缓：是指正虚邪充之缓，又称"邪象之缓"，其特点是"正气不足，脉有病质"。正虚之缓，其脉的"脉位、脉力、质态、形态、动态"等，均由脉内各类物质的量决定（脉内物质＝脉质＋病质＋其它）。王叔和曰"寸口脉缓，皮肤不仁，风寒在肌肉。"（《脉经》）

（二）脉因

脉缓（象素），有因胃气不足，有因气血渐衰，有因正气渐复，有因中风、痛风、伤湿，有因血虚、湿热，等等。

（三）脉证

1. 缓脉（脉象）

缓脉主风瘫筋弛、风痹不仁，亦主风冷、湿气、痛风、弱痹。为风、为湿、为痹、为痛、为虚、为寒，为痛风、为风湿、为脚弱，为眩晕、为项强、为中湿、为气不足，为脾被湿困、为肌肤不仁、为湿热化燥（＊），为鹜溏飧泄、为精寒肾冷、为小便频数，男子为遗精，女子为月水多来，为经迟血少，为失血下血。

　　＊湿热化燥，是指形态之缓，湿热伤血，热又耗损津液，故其脉大而缓。《脉简补义》中曰"风温湿温，愈热愈缓，以风热为阳邪也，愈缓则津液愈耗。"

　　按：古老的中国地域辽阔，交通运输及信息沟通都不方便，因而中医之间很少能有直接的沟通和交流，从而在脉象的定义上，或多或少地会出现一些差异，或者说一些分歧。所以古时的缓脉，由于定义的不同，其所蕴含的象素也会有所不同，从而出现了很多不同的脉证关系。比如，

　　①《脉语》中曰"缓，状如琴弦久失更张，纵而不整，曰缓（松弛）。浮而缓，曰卫气伤；沉而缓，曰荣气弱；诸部见缓脉，皆曰不足，谓其不鼓也（行态）。"

　　②《丹溪手镜》中曰"缓，浮大而软，与迟相似，为虚。"

　　③《仁斋伤寒类书》中曰"阴阳浮大而濡，上下同等，名曰缓。缓为病后阴阳将复而和缓也，小快于迟。若寻常迟缓则为虚，为风。"

　　＊《古今医统》曰"缓主月水多来"，《景岳全书》曰"缓主经迟血少"，都是在说缓脉，但其主证相反。不过只要我们能从其根本入手（根本是指古代各医家的脉象定义），就不难验证其脉证关系的可靠性和准确性。于是，

　　缓〔力弱、质软（体质）〕＋大、濡（隐蔽象素）＋沉取（添加象素）＝＝月水多来（诊尺脉）

　　缓〔纵而弛缓（形态）〕＋大、软（隐蔽象素）＋沉取（添加象素）＝＝经迟血少（诊尺脉）

　　2. 兼缓（象素）

　　（1）浮缓为风，为伤风，为风湿，为肤痹，为风伤经络。

　　（2）沉缓为湿，为寒湿，为水蓄，为血气虚，为湿伤脏腑。

　　（3）缓涩为营血伤，为营虚，为血少，为脾薄，为胃气虚。

　　（4）缓滑为热中，为痰滞，为内热，为热痰壅滞，重病缓滑为正复。

（5）缓大为风虚，为痛风；缓细为湿，为痹，为湿痹痛；缓洪为风热，为湿热。

（6）缓弱为气虚，为吞酸，为食不下，缓纵为风热，缓迟为虚冷，缓紧为胀痛。

3. 诊点

（1）两寸浮缓为伤风，项背急痛。

（2）中风浮缓，风伤于卫，浮缓有汗。

（3）浮而缓，曰卫气伤；沉而缓，曰荣气弱。

（4）缓而滑大者多属实热，缓而迟细者多属虚寒。

（5）浮洪无力而缓者为阴虚，沉细无力而缓者阳虚。

（6）缓而滑为热中，缓而迟，虚寒相搏，食冷则咽痛。

（7）缓而迟者症绞痛，迟则为寒，缓即为气，寒气相搏，故绞而痛。

（8）缓大有力则为有余，其症必见燥热；缓软无力则为不足，其症必见虚寒。

（9）实热者，必缓大有力，多为烦热，为口臭，为腹满，为痈疡，为二便不利，或伤寒温疟初愈而余热未清者，多有此脉。虚寒者，必缓而迟细，为阳虚，为畏寒，为气怯，为疼痛，为眩晕，为痹弱，为痿厥，为怔忡健忘，为食饮不化，为鹜溏飧泄，为精寒肾冷，为小便频数，女人为经迟血少，为失血下血。

（10）如图：

左 〉
- 寸：浮缓，伤风，项筋急，头疼；沉缓，心气虚，怔忡，健忘；缓涩，少阴血虚。
- 关：浮缓，肝风内鼓，风虚，眩晕；沉缓，气虚，腹气结，胁胀闷，消化不良。
- 尺：浮缓，痛风，足痿痹，行蹒跚，足力迁；沉缓，肾虚冷，小便数，女人月水多来。

$$\left[\text{右}\right] > \left\{ \begin{array}{l} \end{array} \right.$$

- 寸：浮缓，发热，鼻塞，项背拘急，头痛；沉缓，肺气虚，短气；缓涩，精宫空虚。
- 关：浮缓，脾气虚弱，腹膨，胃疼；沉缓，中气虚，消化迟，土虚湿侵，飱泄。
- 尺：浮缓，痛风，足痿痹，足力迂；沉缓，肠风入肾，泄泻，小腹感寒；缓细，真阳衰。

4. 脉理

从脉体的体质上看，脉形之缓当具"力弱、松软"之特点。遗精、失血之证多见之，风瘫、热中之证多见之，痛风、弱痹之证也多见之。如果说缓是脉象中的一个象素，那么对某些传统数据中的脉证关系进行推理时，就要往里面添加一些新象素。诸如，

①"缓〔力弱、松软〕"（已知象素）＋"形大、质润"（添加象素）＝＝遗精、失血、泄泻（尺脉）

②"缓〔力弱、松软〕"（已知象素）＋"浮、大、慌"（添加象素）＝＝痛风、风痹（尺脉）

③"缓〔一息四至〕"（已知象素）＋"沉、荼"（添加象素）＝＝腰腿痛、腹痛、下身肿、脚肿（尺脉）

5. 四纲

＊迟缓为绞痛（《千金方》），为虚寒（《外科精义》），为湿寒（《诊家正眼》）。

$$\left\{ \begin{array}{l} \end{array} \right.$$

<位置纲>中的象素：浮（隐蔽象素）
<体质纲>中的象素：软（隐蔽象素）
<形态纲>中的象素：大（隐蔽象素）
<动态纲>中的象素：迟、缓〔□〕（已知象素）

注："迟缓为绞痛"中的缓（象素），其子象素为"浮、大、软"，浮大为气，软为虚（丹溪：缓，浮大而软，与迟相似，为虚。）；"迟缓为虚寒中"的缓，是指"形质松软"（质态）；"迟缓为湿寒"中的缓，是指"行不从容、脉行不振"（行态）。迟（象素），为一息四至（脉率）。

解：迟为寒，缓为气，寒气相搏则痛，故"迟缓为绞痛"。迟为寒，缓为虚，故"迟缓为虚寒"。迟为寒，缓为湿，故"迟缓为湿寒"。

6. 六部

$$
缓 \begin{cases} \text{左寸：心气不足，怔忡，健忘，胸满，气短；风牵头项，项强，} \\ \qquad \text{项背筋急痛，头疼。} \\ \text{左关：风虚眩晕，腹胁气结，左胁胀闷不适，苦难伸，筋脉弛} \\ \qquad \text{缓，怒气伤肝。} \\ \text{左尺：肾虚冷，腰痛，弱痹，下身肿，足痿弱，小便数，溺余} \\ \qquad \text{沥。男子遗精，女人月事多。} \end{cases}
$$

$$
缓 \begin{cases} \text{右寸：肺虚，咳逆，言语气短，肌肤不仁，伤风感寒，头背} \\ \qquad \text{俱痛急。} \\ \text{右关：胃虚，脾弱，脘满，腹胀，虚满，食难磨，食少，纳呆。} \\ \text{右尺：命火虚，下焦寒，腹冷泄泻，少腹冷痛；风气秘滞，} \\ \qquad \text{痛风，脚肿，脚弱不收，行蹒跚。} \end{cases}
$$

4.【迟脉】

古医文1（脉名）："迟一息三至或二至，**为在脏，为寒。**除数、促、紧、动四脉之外，皆可互见。"（《陈修园28脉纲目》）

古医文2（脉象）："迟，阴脉也。一息三至，去来极迟，随浮沉而见曰迟。"（《东医宝鉴》）

古医文3（单脉）："迟司脏病或多痰，沉痼癥瘕仔细看，有力而迟为冷痛，迟而无力定虚寒。寸迟必是上焦寒，关主中寒痛不堪，尺是肾虚腰脚重，溲便不禁疝牵丸。"（《濒湖脉学》）

古医文4（单脉）："迟脉主脏，其病为寒。左寸迟者，心痛停凝；迟在左关，癥结挛筋；左尺得迟，肾虚便浊，女子不月。右寸迟者，肺寒痰积；迟在右关，胃肠冷物；右尺得迟，脏寒泄泻，小腹冷痛。"（《脉诀汇辨》）

古医文5（兼脉）："浮迟表寒，沉迟里寒；迟涩为血病，迟滑为气病；迟兼滑大，风痰顽痹；迟兼细小，真阳亏损也。"（《脉义简摩》）

古医文6（兼脉）："迟而兼浮为表寒，兼沉主里寒；兼涩血寒，兼弦胃寒；兼细小，气虚血少；兼实，内有郁热或积滞。"（《脉学阐微》）

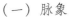

（一）脉象

1. 脉象

迟脉（脉象）：迟慢于缓，一息三至，来去皆迟，行似蹒跚（成人脉动45～55次/分）。

按：本书所定义的缓脉，一息三至；行似蹒跚，病弱之态。一息六至为数，一息七八至为疾，一息八至又称极，一息九至为脱；一息四至为缓，一息三至为迟，一息仅二至者为离经，《内经》谓之少气，丹溪称之败。丹溪曰"迟脉为阳不胜阴，三至为迟，有力为缓，无力为涩，有止为结，迟甚为败。"（《丹溪脉诀》）

2. 象素

脉迟（象素）：一息三至（成人脉动45～55次/分）。

按：平脉一息4～5至，缓脉一息4至，迟脉一息3至。运动员的肺活量较常人大，一息所用的时间相对较长，因而其每分钟的脉动次数都在60次左右，脉属迟缓，但健而有力。夏季脉当洪、数，迟为其反，乃夏季之忌脉。《古今医统》中曰"迟实为疼，迟虚寒滞，消中。夏月，沉、迟俱忌。"

（二）脉因

脉迟（象素），有因阳不胜阴，有因阴盛阳亏，有因虚阳不振，有因阳气不舒，等等。

按：寒则脉紧或坚，热则脉绷或缓。数多因热，迟多因寒。故见数不可概言其热，见迟不可概言其寒。有"如迟之脉"，凡人伤寒初解，遗热未清，经脉未充，胃气未复，必脉见迟滑，或见迟缓。此因气虚而不足以运行，气为血帅，故脉见迟滑或迟缓（滑乃精气映脉之象，亦指诸热挟鼓阴气；缓指脉速，或缓同软，即指囊软、质软）。《脉义简摩》中曰"数为热，而真热者未必数。凡虚损之证，阴阳俱困（困，困乏、缺乏之义），气血张皇，虚甚者数愈甚，是数不可概言热也。迟为寒，而凡伤寒初退，余热未清，脉多迟滑，是迟不可概言寒也。"

（三）脉证

1. 迟脉（脉象）

＊迟脉主脏病，主寒证、痛证，主邪聚、热结，亦主溲便不禁。为头眩疼、为心膈冷、为胸中寒、为腹冷痛、为腰脚重，为痰积、为血结、为癥瘕、为阴疝、为痼冷，为气血俱寒、为血气凝泣、为心膈冷难堪、为腰脐腿脚寒，男子为阳痿，女子为经迟或不月。

按：人见脉迟，多以寒治，但有因热而迟者，比如热结（热邪蕴结于内，以致经气运行不利，故而脉迟）。迟分寒热，寒则脉坚（气寒则不行，血寒则凝泣；寒则气收，按之坚），热则脉挺（实则紧绷，虚则软弱；热郁气不行，按之挺）。迟分虚实，虚则无力，为虚寒；实则有力，为冷痛。

迟脉主脏病、寒证、痛证，亦主痰聚、热结、冷积、疢癖、癥瘕：

（1）迟脉主脏病：迟为寒象，气寒则泣降而不行，血寒则凝滞而不布，故见迟象。寒为阴邪，致病在里，故主脏病。脏寒者泄泻，是病在血分；虚寒者气少，是病在气分。

（2）迟脉主寒证、痛证：寒则收引，故迟主"寒栗、挛急"之症；气寒则缩，血寒则凝，使筋脉挛急，从而牵制或压迫神经，故而疼痛。

（3）迟脉主积、滞、郁、邪聚等，气郁、热结（＊）、痰滞、血结等皆可使脉气不畅或不行，故见迟象。于是，迟脉亦主"痰滞/痰聚、冷积、热结、血结、疢癖、癥瘕"等。＊热结郁满，令气血挺动而不得前，故脉隐强而迟。于是大凡因脉气郁滞、经隧阻塞而脉迟者，其脉必挺实而隐强；因癥瘕疢癖而见脉迟者，其脉必沉伏而身重。现代医学中的肿瘤病，映脉也常见迟象。《脉简补义》中曰"迟脉有邪聚、热结、腹满、胃实、阻塞经隧而然者，癥瘕疢癖尤多见之。"

2. 兼迟（象素）

（1）浮迟为表寒，沉迟为里寒，有力冷痛，无力虚寒。

（2）迟紧为寒，迟弦胃寒；迟缓为虚寒，寒湿，为绞痛。

（3）迟实为内有郁热或积滞，为疼痛；迟虚为寒滞，为麻木不仁。

（4）迟涩中寒，血寒，气少，症结，为吞酸，为症癖，为癥瘕；迟滑气病，为胀满，为多痰。

（5）迟而滑大，风痰顽痹；迟而细小，气虚血少（气衰），或为真阳亏损（释曰：阴寒留于中，为泄为痛；元气不营于表，寒栗拘挛）。

3. 诊点

（1）迟微病难安，乍迟乍数虚火炎。

（2）迟而有力冷痛，迟而无力虚寒。

（3）迟在寸为气不足，迟在尺为血不足。

（4）迟涩为血病，迟滑为气病，迟缓为寒湿。

（5）迟而实为内有积滞，或内有郁热；迟而虚为寒滞，为麻木不仁。

（6）迟与人迎相应则湿寒凝滞，为湿寒外袭；与气口相应则虚冷沉积，为积冷内滞。

（7）迟在上则气不化精，迟在下则精不化气；气寒则不行，脉缩，血寒则凝滞，脉坚。

（8）伤寒初解，遗热未清，经脉未充，胃气未复（虚弱），故脉行迟滞，脉必迟滑，或见迟缓。

（9）滑大而迟，风痰顽痹；细小而迟，真阳亏损（亏则阴寒留于中，为泄，为痛；亏则元气不能营于表，为寒栗，为拘挛）。

4. 四纲

＊迟而涩中寒，有症结（《千金方》）；症癖，咽酸（《三因方》），癥瘕（《医学入门》）。

　　＜位置纲＞中的象素：×
　　＜体质纲＞中的象素：—
　　＜形态纲＞中的象素：涩（已知象素）
　　＜动态纲＞中的象素：迟〔一息三至（脉率）〕（已知象素）

注：中寒（病证），一指寒邪直中三阴证，三阴指太阴、少阴、厥阴（寒中太阴，则中脘疼痛；寒中少阴，则脐腹疼痛；寒中厥阴，则少腹疼痛）；二指类中风中的寒中（《证治要诀》中曰"中寒之证，人身体强直，口噤不语，或四肢战抖，或洒洒恶寒，或翕翕发热，或卒然眩晕，身无汗者，此为寒毒所中"），一证两名；三指由阳气不足、脾胃虚弱等一同引起的中焦虚寒证（症见腹痛喜按、畏寒肢冷、口淡、食少、便溏等）。症结、症癖、癥瘕中的症，古代同"癥"。咽酸（症状），又名吞酸，指由宿食不化

所引起的胃酸上泛症，酸水上至咽嗌间即吞咽，不吐出。其症因是中气不舒，以致宿食不化；病机为痰涎郁滞，宿滞不化或湿热郁遏等（《三因极一病证方论》中曰"食后嗳醋吞酸，皆宿食证，俗谓之咽酸是也"）。症结、症癖、癥瘕中的症，古时同癥。

解：迟为寒，涩为血滞，故"迟涩中寒"。迟为气滞，涩为宿滞，脾运失力，胃气失降，上泛，故"迟涩咽酸"。迟为邪聚，涩为积滞，故"迟涩为症结，为症癖，为症瘕"。

5. 六部

迟 <
- 左寸：心上寒，胸冷痹，心憋满冷痛，精神不振，头眩疼。
- 左关：肢体拘急（筋寒则挛急），手足冷，癥结血涩，脘腹胀满，胁下痛，心烦郁闷。
- 左尺：肾虚冷，小便频，大便泄，腰脚重，男子阳痿，女子经迟或不月。

迟 <
- 右寸：肺中寒，膈上冷，胸憋闷冷痛，冷痰积滞，咳逆，气短，吐酸水。
- 右关：中焦寒，胃冷脾寒，上腹冷痛，伤于冷食，胃肠有冷积，饮食不化。
- 右尺：命火衰，溲便不禁，水谷不化，脏寒泄泻，下焦寒，阴疝牵睾，腰腿酸重，小腹冷痛。

本纲要点分析

（一）诸脉辨别

我们在给某一个脉下定义的时候，主要是侧重于这个脉的某些特点，从四纲上讲未必都能做到面面俱到。但是我们在分析脉象的时候，则要做到四纲齐全，决不能舍弃任何一纲。这样做不仅能准确地识别脉象，还能很准确地建立脉证关系，辨别各种病症的属性及轻重缓急。

脉名	脉象（成年人）	脉速（次/分）
平脉	平脉为常，4~5至/息，不快不慢，行态稳健。	75~85
数脉	数快于常，一息六至，来去匆忙，行如快步。	100~110
疾脉	疾快于数，息七八至，来去奔忙，行如跑步。	120~145
急脉	急脉为快，息七八至，来去紧急，行如弹跃。	120~145
脱脉	脱脉为快，息达九至，来去无束，行如逃散。	150~170
缓脉	缓慢于常，一息四至，来去皆缓，平病有别。	60~70
迟脉	迟慢于缓，一息三至，来去皆迟，行似蹒跚。	45~55

（二）换算方法

平人一息脉4~5至，诊病人的脉，是以平人之息参量病人之至。平人之脉，成人若按每分钟17~18息计算，则其脉动次数当在75~85之间，但也有稍多或稍少一点的。于是，

（1）一息3至之脉，其脉动次数为45~55次/分（3 * 17 = 51，3 * 18 = 54）。

（2）一息4至之脉，其脉动次数为60~70次/分（4 * 17 = 68，4 * 18 = 72）。

（3）一息5至之脉，其脉动次数为80~90次/分（5 * 17 = 85，5 * 18 = 90）。

（4）一息6至之脉，其脉动次数为100~110次/分（6 * 17 = 102，6 * 18 = 108）。

（5）一息7至之脉，其脉动次数为120~130次/分（7 * 17 = 119，7 * 18 = 126）。

（6）一息8至之脉，其脉动次数为135~145次/分（8 * 17 = 136，8 * 18 = 144）。

（7）一息9至之脉，其脉动次数为150~170次/分（9 * 17 = 153，9 * 18 = 162）。

从换算中可以看出，我们所进行的换算，每一个换算结果都是一个约数。细心的读者则不难发现，相邻的换算之间都有一个过度次数。比如一息5至的脉动次数为80~90次/分，一息6至的脉动次数为100~110次/分，

可是脉动为 90～100 次/分的脉既不属于平脉，也不属于数字中的数脉，于是我们就将 90～100 次/分之间的次数统称为"过度次数"。

过度次数就好比两间房子之间的墙壁一样，并没有一定的所属关系，但是从理论上讲过度次数却有很高的运用价值。比如，临床中诊得了 95 次/分的脉，如果脉体的体质、行态等都接近正常，在推病的时候我们就往平脉那边靠一靠；如果脉体的体质、行态等都不够正常，在推病的时候我们就往数脉那边靠一靠。

（三）诸脉主证

1. 数脉（脉象）：数快于平，一息六至，来去匆忙，行如快步（成人脉动 100～110 次/分）

*数脉主腑病及热证、痿证，亦主吐、胀、痛、疮、烦、躁、狂。为吐泄、为烦满、为痿缓，为痈疡、为发狂、为口疮，为虚劳、为寒热、为热痛，为阴不胜阳，为火旺水亏，为火热刑金。

2. 疾脉（脉象）：疾快于数，息七八至，来去奔忙，行如跑步（成人脉动 120～145 次/分）。

*疾脉主阳亢、热甚、虚火，阴气欲竭，精血将枯；极脉主阳极、热极，阴血枯竭，阳气散脱。

3. 缓脉（脉象）：缓慢于常，一息四至，来去皆缓，平病有别（成人脉动 60～70 次/分）。

*缓脉主风瘫筋弛、风痹不仁，亦主风冷、湿气、痛风、弱痹。为风、为湿、为痹、为痛、为虚、为寒，为痛风、为风湿、为脚弱，为眩晕、为项强、为中湿、为气不足，为脾被湿困、为肌肤不仁、为湿热化燥，为鹜溏飧泄、为精寒肾冷、为小便频数，男子为遗精，女子为月水多来，为经迟血少，为失血下血。

4. 迟脉（脉象）：迟慢于缓，一息三至，来去皆迟，行似蹒跚（成人脉动 45～55 次/分）。

*迟脉主脏病，主寒证、痛证，主邪聚、热结，亦主溲便不禁。为头眩疼、为心膈冷、为胸中寒、为腹冷痛、为腰脚重，为痰积、为血结、为癥瘕、为阴疝、为瘤冷，为气血俱寒、为血气凝泣、为心膈冷难堪、为腰脐腿脚寒，男子为阳痿，女子为经迟或不月。

二、律纲脉解

律指脉律。脉律是指脉体的动象规律，尤指动态因子在脉体搏动中的出现频率。频率是指在一定的时间及空间范围内事物重复出现的次数，动态因子是指在脉体搏动过程中出现的、具有代表性与可参性的动象过程。

<律纲>有 3 个目：代脉（休止有规律）、结脉（休止无规律）、促脉（休止无规律）。

1.【代脉】

古医文 1（脉名）："**迟而更代为代**。迟中一止，不能自还而更代也，止有定数。**主气绝**。亦主经隧有阻。妊妇见之不妨。"（《陈修园 28 脉纲目》）

古医文 2（脉象）："代，阴脉也。动而中止，不能自还，因而复动，由是复止，寻之良久，乃复强起，曰代。"（《东医宝鉴》）

古医文 3（单脉）："代为元气不续之象。在病后见之，未为死候。若气血骤损，元气不续，或七情太过，或颠仆重伤，或风家痛家，脉见止代，只为病脉。"（《脉义简摩》）

古医文 4（单脉）："代脉原因脏气衰，腹痛泄痢下元亏，或为吐泻中宫病，女子怀胎三月兮。"（《濒湖脉学》）

古医文 5（兼脉）："代脉多见于各种心脏病。……若疼痛，跌打重伤，可见代脉。老年人及久病患者出现代脉，多因心气衰竭，不能维持自身阴阳之平衡，常属危证。"（《脉学阐微》）

古医文 6（兼脉）："代散者，死。"（代为脏气衰微，散为阴竭阳散，故代散为真阴已竭、真阳散离之象）（《脉如》）

（一）脉象

1. 脉象

代脉（脉象）：动而中止，不能自还；止有定数，气续即动（此为代脉）。

按：本书所定义的代脉，是指气力不足以前行所导致的"动而中止、气续即动"之脉，犹如力衰之人无力前行，停下来休息片刻，即"动而中

219

止"；待体力恢复一些后续行，即"气续即动"。止有定数，比如十至一止，一个时辰内多次复诊而无增减，为止有定数。《脉义简摩》中曰"代脉动而中止，不能自还。略上而连来两至（奋力抢行两步），谓之自还。盖本至虽稍停，仍能自至也。不能自还者，略上而平动（欲行而无力行）。"

2. 象素

脉代（象素）：脉有中止，但"止有定数"（脉律）。

按：代脉之一止，或迟中一止，或缓中一止，或数中一止，或一息4～5至中一止。其特点是"止有定数，不能自还"，有别于结脉和促脉之"止无定数"。至于代脉之止"不能自还"这一项，主病多是气血衰残，诊脉推病时要特别考虑。于是，每当在临床中遇到休止之脉，若其具备"止有定数"这个条件，我们就可以称其脉为代（象素），但不能称其代脉。

3. 代有多解

古医书中的代，大致有两类：一类是平和之代，即脾之正脉，脉象"大而敦厚、和缓"（代通带，参"五脏脉解"）；一类是休止之代，或为常脉（1），或为病脉（2），或为危脉（3）。此外就是"妊娠之代"（4），这是孕妇特殊生理情况下的一种脉象。

（1）常脉中的代——脉的运行如同人在行走，如果走了很长的路而休息片刻，则属于正常现象。于是，脉五十动而不一代者，即为正常的休止，又称"微代"。

（2）病脉中的代——脉动不足五十而一代者皆属病脉，且代之出现的频率越高病情就越重。于是，很多书都以"代为元气不续"来论证，本书所定义的代脉就属于这类情况。津液暴失、气血骤损，甚者会出现代脉，诸如呕吐、泄痢、出血、走血等；气机失调、气血郁滞受阻等，甚者也会出现代脉，诸如七情惊恐、跌打损伤、风证、痛证等。《脉义简摩》中曰"若气血骤损，元神不续，或七情太过，或颠仆重伤，或风家、痛家，脉见止代，只为病脉。伤寒家有心悸脉代者，腹痛心疼有结、涩、止、代者，凡有痛之脉止歇，乃气血阻滞而然。"

（3）危脉中的代——经曰"不满十动一代者，五脏无气。"（《灵枢·根结篇》），于是很多书都以"代为气衰、气绝"来论证。代主脏气衰、元气垂绝，久病见之是危候；无病见之，是一脏无气，亦属不吉。脉五来一止，不复增减者死，经名曰代；七来一止，人坐一夕半时不复增减者，亦名曰代，正死不疑。

经曰"但代无胃曰死"（《素问·平人气象论》），脉无胃气，脾之真脏。脾之真脉，有两种情况：一是脉无病质，软弱而乍数乍疏乍浮乍大，更变无常；二是脉有病质，脉坚实而毫不柔和之象。

（4）妊娠中的代——《灵枢·经脉》中曰"心包主脉，若分气及胎，脉必虚代"，代为气损、胃气虚。妊娠反应，恶呕最常见，呕吐必损胃气，胃气虚则脉虚，食少亦然。妊娠期间，血气既要养体又要养胎，又加呕吐脉虚，以致脉气不能接续，是而脉代（妇女怀胎三月时心包络养胎，其脉代），此乃殊中之常（郭元峰曰"惟妊娠恶阻，呕逆最剧者，恒见代脉。谷入既少，气血尽并于胎息，是以脉气不能接续。然亦二三月时有之，若至四月，胎已形成，当无歇止之脉矣"）。

按：对以上四种情况的分辨，读者要细察其"不止之至"，要依据四纲理论辨其属性，以确定其有病、无病，以及病情之轻重、吉凶、缓急等。为了便于读者理解及记忆，我们将代脉概括为：

（1）代为常憩——指脉动过五十次方一代者（平脉）。

（2）代为气绝——脏气欲绝则见代脉（死脉）。

（3）代为气损——妊娠呕吐要见代脉（气血养胎及妊娠恶呕所致，殊中之常脉）。

（4）代为神伤——津液暴失、气血骤损可见代脉（气血大伤所致，如呕吐、泄痢、中毒等，病脉）。

（5）代为气滞——七情惊恐、跌打损伤、风证、痛证等可见代脉（惊则气乱，恐则神怯，痛则气滞，皆可使气血运行停滞或不畅，为病脉）。

（二）脉因

脉代（象素），有因元气不续，有因真气衰竭，有因脏气衰弱，有因心气太虚，有因气血阻滞，有因娠孕，等等。

按：诊得代脉，一要依据四纲理论审其不止之至，推出其病因、病证、生死、吉凶；二要结合其症状表现，必要时四诊结合，以最后确定其脉证关系。《医脉真经》中曰"代形筋肉动时浮，搏起因而复止留；口不能言元气绝，形骸枯瘁病家忧。一脏气绝，余脏代之而动也。真元不守，形骸枯瘁，口不能言，必诅之脉。"

（三）脉证

1. 代脉（脉象）

代脉主脏气衰微，是危候；代主痛证，是气血阻滞；代主吐泻，是气血暴损、真元不续；代主怀胎三月，是气血养胎，以致脉气不能接续。

按：代是由气血衰败、气血暴损、七情太过、颠仆重伤、气血凝滞、经隧有阻（阻滞不畅）等所导致的止有定候之脉，其主证或危或病或无妨。朱丹溪曰"孕妇脉代，其胎三月虽代无妨。代脉亦有生死之别，不可不知。"（《丹溪脉诀》），周学海曰"盖代只是止，须视其不止之至，败与不败，以定吉凶。"（《脉简补义》）。

2. 兼代（象素）

（1）结代间见者病心悸，代散者必死。
（2）代而细者泄痢，代而微者津液枯竭。
（3）代而迟者脾气绝，代而数者溲便脓血。
（4）代而钩者，经曰病在络脉，多为孙络瘀塞。

3. 诊点

（1）无病见代脉，则与寿有关，最为可危。
（2）代脉多见于各种心脏病，疼痛、跌打、重伤亦可见之。
（3）代为元气不续之象，在病后见之是脏腑气衰，未为死候。
（4）由情志因素所引起的一时性气机不畅，或可见代脉，但不可以危恶候论之。
（5）病疮、寒热、瘛疭，其脉代绝者死；老人脉，阴弱阳强，脉至而代，奇月而死。
（6）老年人及久病患者出现代脉，多因心气衰竭，不能维持自身阴阳之平衡，常属危证。
（7）若气血骤损，元气不续，或七情太过，或颠仆重伤，或风家痛家，脉见止代，只为病脉。
（8）代脉者，"动而一止，不能自还"，其歇止不匀者，则或为可治；

其止有规律者，则生气已绝。其歇止不匀者，指一止的时间长短不一。

（9）妊娠三个月时呕吐最剧者恒见代脉，是以谷入既少，气血又尽并于胎，以致脉气不能接续，故不作病论；到了四个月时，胎已成形，故当不多有歇止矣。

4. 四纲

﹡代散者，死（《诊家正眼》）。

<位置纲>中的象素：—
<体质纲>中的象素：散〔真阴已竭，阳气离散〕（已知象素）
<形态纲>中的象素：×
<动态纲>中的象素：代〔脏气衰竭，故代〕（已知象素）

注：散（象素），为真散，举之散乱，按之空荡无根，故为危殆之候。代（象素），为脏气衰竭，真阴已竭，故为垂绝之候。《脉理求真》中曰"代则动而中止，不能自还，因而复动，名曰代阴。"

解：代为脏气衰微，散为阴竭阳散，代散为真阴已竭、真阳脱阴之象，故"代散者死"。

5. 六部

代〈
－左寸：心气损，呼吸气短，胸闷痛，左胸有压缩感，心悸难眠。
－左关：肝气滞，胸胁痞闷，心烦，气不舒，脘闷，不思食。
－左尺：真水衰，腰酸痛，少腹胀痛，失眠多梦，大便秘结。

代〈
－右寸：肺气损，胸痹结，气短不足以息，胸疼，心悸，自汗。
－右关：中气滞，胃脘痞痛，饥不思食，腹胀闷。
－右尺：真火衰，少腹胀疼，疝气痛，便秘，二便不畅。

2. 【结脉】

古医文1（脉名）："**迟而时止为结**。迟中而时有一止也，但无定数。**主气郁、血壅、痰滞**。亦主气血渐衰。"（《陈修园28脉纲目》）

古医文2（脉象）："结，阴脉也，往来迟缓，时一止复来。"（《东医宝鉴》）

古医文3（单脉）："结因阴盛主有积，结甚积甚微则微（结甚积甚，结微则积微），阳结蔼蔼如车盖，阴结累累与阳违。"（《医学入门》）

古医文 4（单脉）："结脉为痰气阻滞、气郁血结，酿成积聚，阻碍气机之畅通、血液之循行。痰浊梗阻，致气血循行、营养输布、津液交流受到障碍，而经络的传导、津液的运行，滞塞不通而现结脉。"（《脉学阐微》）

古医文 5（兼脉）："结浮寒邪滞经络，结沉痰饮瘀血积。"（《医学入门》）

古医文 6（兼脉）："缓而结者阳虚，数而结者阴虚，缓者犹可，数者更剧。此可以结之微甚，察元气之消长，最显最切者也。"（《景岳全书》）

（一）脉象

1. 脉象

结脉（脉象）：来去迟缓，一止复动，止无常数，动如其前（此为结脉）。

按：结脉之不止之至，脉行迟缓；结脉之休止，止无常数（止无定数）。比如一会儿脉动十至一止，一会儿又脉动十三至一止，为止无常数。而且从"动如其前"中读者也能悟出，本书所定义的结脉并非是指气血衰残之结。

我们所定义的结脉，是指气血运行受阻之结。斯"一止"，犹如慢行之中遇到阻碍，稍停，越之而后前行，动如其前；或越后急行两步，追赶身前之人，行随其后。至于本脏之气伤与未伤，及其伤之程度，我们还得察其"不止之至"，依据四纲理论即可辨之。于是，气血衰残之结，斯"一止"，犹如身弱之人无力再行（本脏之气已伤），须稍有休憩，集力再行。气血衰残之结，与气血衰残之代，两者主病很是相近，只是前者止无常数而后者止有定数而已。

2. 象素

脉结（象素）：来去迟缓，一止复动，但"止无常数"（脉律）。

按：结（象素），它的子象素是缓而止，或迟而止。结脉之一止，或迟中一止，或缓中一止。其特点是，"止无常数，能自还"，有别于代脉和促脉。至于结脉之止"能自还"这一项，说明气尚不衰，诊脉时要附加考虑。故每当在临床中遇到休止之脉，若其具备"来去迟缓，止无常数"这两个条件，我们就可以称其脉结（象素），但不能称其结脉。《脉义简摩》中曰

"略上而连来两至（奋力抢行两步），谓之自还。盖本至虽稍停，仍能自至也。不能自还者，略上而平动（欲行而无力行）。"

3. 结之分类

古人将结脉大致分成三类，即阴结、阳结及死结。杨士瀛曰"阴盛则结，结者阴阳气不相杂。脉蔼蔼如车盖者，阳结也，阳气结于外；脉垒垒如犹长竿者，阴结也，阴气结于内。"（《仁斋伤寒类书》），周学海曰"浮得之为阳结，沉得之为阴结；止数频多，参伍不调，为死结。"（《脉义简摩》）

为了便于读者分析和对比，本书将结脉归为以下五种情况：

（1）结为阴盛脉寒——阴盛则寒，寒则气收、荣泣、血凝、精聚、痰结，以致气血运行迟缓，脉行蹇滞，时而一止，故脉结。《濒湖脉学》中曰"结脉皆因气血凝，老痰结滞苦沉吟，内生积聚外痈肿，疝瘕为殃病属阴。"

（2）结为寒湿痹痛——寒使气血凝聚，湿使血液粘著，留于身形，损经络、伤荣卫、凝血气，以致脉行不利，迟缓，时而一止，故脉结。

（3）结为病质聚结——阴邪固结，阻塞脉道，使气血不得畅行，加之脉中有寒，以致脉行迟缓，时而一止，故脉结。

（4）结为气血郁滞——气为血帅，气滞则血滞，血滞则脉滞，行则迟缓，时而一止，故脉结。气血郁滞，于表则外得阳气之裹蒸而生痈肿，于里则内得阴气之凝锢而生积聚。七情气郁，脉气不舒，以致脉行迟缓，时而一止，故脉结。

（5）结为血气渐衰——久病气血渐衰、脉行无力，以致脉行迟缓；精力不继，脉则一止，继而复动，故脉结（为虚）。《景岳全书》中曰"结脉多由血气渐衰，精力不继，所以断而复续，续而复断。常见久病者多有之，虚劳者多有之，或误用攻击克伐者亦有之。"

张仲景曰"脉按之来缓，而时一止复来者，名曰结。又，脉来动而中止，更来小数，中有还者反动，名曰结，阴也。"（《伤寒论·卷第四》）——其中的"更来小数，中有还者反动"，犹如缓行或慢行之中遇到阻碍，稍停，越之，越后小跑两步。

（二）脉因

脉结（象素），有因阳气衰弱（心阳不振），有因气血渐衰（气血衰残），有因气血郁滞，有因阴邪固结，有因痰气阻滞，有因病质聚结，等等。

按：从脉因上讲，气滞、气郁皆能导致脉涩或脉结，但涩者"往来蹇涩"，似止非止；结者"脉行迟缓"，时有一止。以上都是从动态上描述的，尚未涉及脉体的体质和形态。

（三）脉证

1. 结脉（脉象）

结脉主阴盛、寒结，主凝积、癥结，亦主气血渐衰。为寒、为痛、为痰、为积，为脉寒、为气凝、为血凝、为忧郁，为气滞、为气郁（气郁于血者多见）、为血壅、为痰滞，为积聚、为癥瘕，为寒湿、为痹痛、为痿躄，为阴盛阳衰、为气血凝滞、为七情郁结、为气血衰残（多属气血渐衰），为湿痰流注、为痰核凝聚、为疝瘕凝结。

按：结脉的出现，首先要考虑脉中是否已有阻滞，而后悉辨其虚实。实如邢锡波所说的"痰气阻滞、气郁血结……"，虚如张景岳所说的"凡病有不退而渐见脉结者，此必气血衰残，首尾不继之候。"（《景岳全书》）。邢锡波曰"结脉为痰气阻滞、气郁血结，酿成积聚，阻碍气机之畅通、血液之循行。痰浊梗阻，致气血循行、营养输布、津液交流受到障碍，而经络的传导、津液的运行，滞塞不通而现结脉。"（《脉学阐微》）

（1）结主阴盛阳衰：阴盛脉寒，阳衰也寒，寒则气收，使气血凝泣。为气泣，为血凝，为血瘀，为痰结，为寒聚津液，为寒食停滞，等等。

（2）结主病质集蓄：病质集聚，阻塞脉道，使气血不得输畅，加之脉中微寒，以致迟中有止而脉结。为湿痰流注，为痰核凝结，为积聚，为疝瘕，为癥结，为痹痛，等等。

（3）结主神气渐衰：久病神气渐衰，气血虚弱，使脉气无力运行，频繁休憩，憩而一止。为气血渐衰，为荣气虚涩，为宗气失力，为久思伤神，为久坐伤气，为痿疾，等等。

2. 兼结（象素）

（1）浮结，寒邪滞经络，外有痛积，为气滞，为痛结，为痛肿；沉结，内有积聚、痰饮、瘀血，为积气在内；伏结，内有积聚、痞块、癥瘕，为积

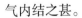

气内结之甚。

（2）结而缓阳虚，结而数阴虚，缓者犹可，数者更剧，可以结之微甚察元气之消长。

（3）结在阳分（结而浮者），寒邪在经，外有痛积；结在阴分（结而伏者），内有积聚。

（4）结而无力为真气衰，结而有力为积聚、癥瘕；结而涩者瘀积在里，结而滑者老痰积滞。

3. 诊点

（1）阳结寒邪在经，阴结积聚在内。

（2）结甚则积甚，结微则积微、气微。

（3）浮结为四肢浮肿，沉结为大便下红。

（4）结主积气生于脾脏旁，大肠疼痛阵难当。

（5）气寒脉缓，斯气、血、痰、饮、食者，一有留滞，则脉结。

（6）阴盛则气结，血脉不通，继而脉气亦结，脉行迟缓，时而一止，是为实。

（7）阳气衰则气虚，血行无力，又称血涩，心阳不振，则血脉不利，脉皆可见结，是为虚。

（8）结者阴阳气不相杂，脉蔼蔼如车盖者阳结也，阳气结于外也；脉垒垒如犹长竿者阴结也，阴气结于内也。

（9）凡寒饮、死血、吐痢、腹痛，癫痫、虫积等气郁不调之病，多有结脉暴见，即宜辛温扶正，略兼散结开痰，脉结自退。

4. 四纲

＊浮结四肢浮肿，沉结大便下红（《古今医统》）。

<位置纲>中的象素：浮〔浮取〕/沉〔沉取〕（已知象素）
<体质纲>中的象素：—
<形态纲>中的象素：×
<动态纲>中的象素：结〔□〕（已知象素）

注：浮结四肢浮肿，结为气郁；沉结大便下红，结为气血衰残。

解：浮主表，结主气郁，寸主上肢，尺主下肢，故"浮结四肢浮肿"。

沉主里，结主气血渐衰，故"沉结大便下红"。气血渐衰，有因呕吐、泄痢，有因失血、便血。故脉见沉结，在寸为呕吐，在尺为泄痢、为失血、为便血。

5. 六部

结
- 左寸：心寒疼痛（寒凝气血），痰饮为患，胸满痛，心悸气短，体倦自汗。
- 左关：肝气郁结，脘满胁痛，癥瘕凝结（癥瘕必现），食少，呕恶。
- 左尺：少腹胀满，便溏，癥瘕积，下肢挛急，痿躄。

结
- 右寸：肺虚气寒（寒凝气滞），胸痛，咳喘，胸满，气短，痰结。
- 右关：痰滞，食停，脘满，腹胀，胃痛，噎膈。
- 右尺：少腹冷胀，精血少（阴寒甚，伤精液），女子月事不调，经行腹痛。

3.【促脉】

古医文1（脉名）："**数而时止为促。**数中而时有一止，亦无定数。**主邪气内陷。**"（《陈修园28脉纲目》）

古医文2（脉象）："促，阳脉也，来去数，时一止复来。"（《东医宝鉴》）

古医文3（单脉）："促乃数中一止。此为阳极亡阴，主痰壅阴经，积留胃腑，或主三焦郁火炎盛，或发狂斑，或生毒疽。五积停中（五积，即气积、血积、痰积、饮积、食积），脉因为阻。"（《脉义简摩》）

古医文4（单脉）："促因火亢，亦主物停。左寸脉促，心火炎炎；右寸脉促，肺鸣咯咯。左关脉促，血燥生殃；右关脉促，脾宫食伤。左尺脉促，遗精滑脱；右尺脉促，灼热亡阳。"（《脉诀启悟注释》）

古医文5（单脉）："促因阳盛，为狂为怒；五积于中，脉因为阻。渐退则生，渐进不救；病后得之，幽期甚速（促脉最不宜于病后，病后得此病渐进者危；若新病得此元气未败，故不必忧虑。促为元气渐减之候，故少壮得此不吉，老年得此为常）。"（《古今医统》）

古医文6（兼脉）："促而洪实，热盛；促而滑实，肺热痰涌（促兼滑数，三部皆见则为痰热之象，疮痈也常见之；若见于右寸，则为肺热痰涌、肺痈等证）；促而沉涩，血气郁滞（促而沉涩，即阳促阴涩，为阳极阴枯之候）；促而小损，虚脱（促而小损，即细促无力之脉，乃阳气衰极或心阳虚脱之候）。"（《脉学阐微》）

（一）脉象

1. 脉象

促脉（脉象）：来去疾数，一止复动，止无常数，动如其前（此为促脉）。

按：促脉之不止之至，脉行疾数；促脉之休止，止无常数（止无定数）。比如一会儿脉动十至一止、一会儿脉动十三至一止，为止无常数。而且从"动如其前"中读者也能悟出，本书所定义的促脉并非是指阳极亡阴之促。

我们所定义的促脉，是指气血运行受阻之促。斯"一止"，犹如快行之中遇到阻碍，稍停，越之而后前行，动如其前；或越后疾行两步，追赶身前之人，行随其后。至于本脏之气伤与未伤，及其伤之程度，我们还得察其"不止之至"，依据四纲理论即可辨之。于是，脉中阳极之促，斯"一止"，犹如饥渴之人奔中一厥，迷茫起身，集力再行，体力渐渐耗尽。阳极之促主阴气大伤，与气血衰残之代，两者主病很是相近，只是前者止无常数而后者止有定数而已。如《诊家正眼》中曰"燕都王湛六，以脾泄求治。神疲色瘁，诊得促脉，或十四五至得一止，或十七八至得一止，余谓法在不治。而医者争之，此非代脉，不过促尔？余曰是真元败坏，阴阳交穷而促脉呈形，与稽留凝滞而见促者不相侔也。果一月而殁。"

2. 象素

脉促（象素）：来去疾数，一止复动，但"止无常数"（脉律）。

按：促（象素），它的子象素是数而止，或疾而止。促脉之一止，或疾中一止，或数中一止。其特点是，"止无常数，能自还"，有别于代脉和结脉。至于促脉之止"能自还"这一项，说明气尚不衰，诊脉时要附加考虑。故每当在临床中遇到休止之脉，若其具备"来去疾数，止无常数"这两个条件，我们就可以称其脉促（象素），但不能称其促脉。《脉义简摩》中曰"略上而连来两至（奋力抢行两步），谓之自还。盖本至虽稍停，仍能自至也。不能自还者，略上而平动（欲行而无力行）。"

（二）脉因

脉促（象素），有因阳盛，有因物停，有因阳邪内陷，有因阴邪固结，有因阳极亡阴，有因怒气上逆，等等。

按：脉促之因，古医家皆以"阳盛、物停、阳邪内陷、阳极亡阴、怒气上逆"等论之。由于促为"数中一止"之脉，故促脉之主证与数脉有些接近，但因其有止，故必须审清其"一止"之因。

为了便于读者分析及对比，本书将促脉归为以下七种情况：

（1）促为阳盛阴虚——阳盛则热，属热属火，使气涌（气争于上而不下，上实下虚，阴不及阳，令脉律不整而促。其主病，轻者胸膈逆满、头眩气喘，重者癫、厥、狂），炼痰（火能炼津液为痰），凝血（火能凝血发斑）；若促见于三部，则是三焦郁火炎盛，阴虚而不能扶阳，其脉时而一止，故而脉促。

（2）促为热结火郁——气多则热，气有余便是火，热结火郁，脉时而一止。热结则热蒸精血，脉律不整，轻症精聚热肿，重症血腐痈脓成，故脉促而虚（或兼滑）；火郁则耗津败血，脉律不整，轻症津亏血燥，重症津枯血粉，故脉促而躁（或兼涩）。

（3）促为脉有物停——脉中物停，阻塞脉道，使血脉阻滞，气血运行不畅，加之脉中有热，以致数中有止而脉促（物停统指气、血、痰、饮、食之留滞，即气滞、血瘀、痰滞、饮蓄、食积）。

（4）促为阳邪内陷——热毒陷入营分，里热沤血而发斑（热毒沤血，血郁发斑，病人面目红赤，心郁烦躁），热郁逢湿则腐精血，促发痈疽；气遇阻滞，脉时而一止，故脉促。

（5）促为阳极亡阴——阳极亡阴有一个从量变到质变的过程，其量变是阴质的逐渐减少，质变是指阴质的突然消亡，阳极亡阴，精血耗竭。由于促脉的休止频率是随着阴质的逐渐减少而增高，阴渐衰而无以扶阳，阳渐失其根而又无力统帅诸阴，加之脉道枯涩，以致休止频率渐渐增高，直至脉息急微而绝。故虚劳垂危之人常见促脉，乃阴脱之兆，为阴阳离绝之候。阴质

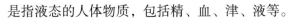

是指液态的人体物质，包括精、血、津、液等。

（6）促为七情郁结——七情郁结，暴怒气上，乱其魂魄，蒙其清窍，加之脉中有热，故卒发昏仆、厥搐，脉也可能见促。

（7）促为惊惶造次——因某些意外因素而促使某人暴作于惊惶造次，其脉也可能见促，气复而自愈，多不为病。

（三）脉证

1. 促脉（脉象）

促脉主阳盛热结、阴不扶阳，主热郁、疮肿、痈疽、斑疹，亦主阳邪内陷、阳极亡阴。为怒气、为癫狂、为热厥、为狂斑，为头眩、为肺鸣、为气喘，为痰积、为食滞、为气结，为毒疽、为痈脓、为疮肿，为瘀血、为积聚、为癥瘕，为暴怒气逆、为瘀血发狂、为怒发厥搐，为痰食凝滞、为血郁发斑、为斑毒痈疽，为七情郁结。

按：促脉的出现，首先要考虑脉中是否已有阻滞（物停）。刘纯曰"促脉有五，一曰气，二曰血，三曰饮，四曰食，五曰痰。但脏热则脉数，以气血痰饮留滞不行则止，促非恶脉也。"（《医经小学》）

促脉亦分虚实，"热结火郁、脉有物停……"属于实，"阳邪内陷、阳极亡阴……"属于虚。邢锡波曰"促脉多为热盛阳亢，灼烁脏腑，机体为抗御热邪，致血行急促。或因热毒壅盛，扰及血行而现不整之体，亦有痰滞血郁而现促脉者。另有热毒陷于营分，血郁发斑，血热沸腾，脉象数急不整而现促脉。热邪犯肺，咳喘痰涌，或肝气上逆，狂妄肿痛，诸实热证皆能出现促脉。痰饮气血留滞亦有现促脉者，总以促为阳盛、里不受邪、邪正相击而现促脉。"（《脉学阐微》）

（1）促主阳盛热结：阳盛则气并于上而不下，上实下虚，阴不及阳，使脉律不齐而促。其主病轻者胸膈逆满，头眩气喘，重者癫、厥或狂。热结则热蒸精血，其主病轻者精聚热肿，重者血腐痈脓。

（2）促主病质积滞：热并积滞，或为五积停滞，或为痈疽阻塞，滞塞经脉隧道，使气血津液不得运行，以致数中有止而脉促。五积，即气积、血积、痰积、饮积及食积。

2. 兼促（象素）

（1）浮而促，阳明热盛，上熏膻中，狂闷。

（2）促而实，邪滞经络；促而虚，血气郁滞。

（3）促而洪实，热盛血沸，邪滞经络；促而小损，虚脱，阴阳不相接济。

（4）促而滑实，肺热痰涌（郁必肺痈），胃腑热郁（甚必狂闷）；促而沉涩，血气郁滞，阳极阴枯。

3. 诊点

（1）促脉最不宜于病后，病后得此渐进者危；若新病得此元气未败，故不必忧虑。

（2）促而滑数，三部皆见为痰热，或为疮痈；肺脉见之为肺热痰涌，为肺痈。

（3）促而沉涩，即阳促阴涩，为阳极阴枯之候。

（4）促为元气渐减之候，故少壮得此不吉，老年得此却为常。

（5）促而小损（病名），乃阳气衰极之象，即细促无力之脉，为心阳虚脱之候。

（6）促而滑实，热邪犯肺，肺热痰涌，郁则肺痈；热聚阳明，上蒸于胸，烦满，狂躁。

（7）气热脉数，斯气、血、痰、饮、食者，一有留滞，则脉促；五积停中，脉因为阻。五积，即气积、血积、痰积、饮积、食积。

4. 四纲

*促而洪实，热盛；促而小，损，虚脱（《脉学阐微》）。

<位置纲>中的象素：—
<体质纲>中的象素：洪、实〔洪为热，阴虚；实为有力，阳气盛〕
　　　　（已知象素）
<形态纲>中的象素：小〔又称"细"〕（已知象素）
<动态纲>中的象素：促〔□〕（已知象素）

注：损（病名），即虚损病，一指五形之损伤，二指脏腑之损坏。经曰"一损损于皮毛，皮聚而毛落；二损损于血脉，血脉虚少，不能荣于五脏六

腑；三损损于肌肉，肌肉消瘦，饮食不能为肌肤；四损损于筋，筋缓不能自收持；五损损于骨，骨痿不能起于床。"（《难经·十四难》）

解："促而洪实，热盛"中的促为阳盛阴虚，洪为热，实为阳盛有力，其脉大（隐蔽象素）。"促而小，损，虚脱"中的促为阳欲脱阴，小为阳气衰、精血枯。

5. 六部

促 {
－左寸：心热壅迫，心火炎炎，发狂斑。
－左关：血燥生殃，胁肋胀，血积，血滞。
－左尺：肾热，头晕眩，遗精，孙络伤，脱血，便血。

促 {
－右寸：气逆，喘咳，肺鸣，痰积，痰涌（痰壅而涌）。
－右关：脾宫食伤，呕恶，食积，喜冷饮，痰食停，脘腹胀痛。
－右尺：相火旺，邪热盛，灼热，亡阳。

本纲要点分析

（一）诸脉辨别

从脉速上看，促脉或疾或数，结脉或迟或缓；代脉或迟或缓或数，或一息4~5至；从脉律上看，三脉均有休止，但促、结之止"止无常数"，代脉之止"止有定数"（此为真气衰竭之代）。而且，促、结之止，止后能"动如其前"；代脉之止，止后未必能"动如其前"，能动如其前者多是平脉或病脉，不能动如其前者多是病脉或危脉。

脉名	脉象（成年人）	脉速
代脉	动而中止，不能自还；止有定数，气续即动。	不止之至，或迟或缓或数，或一息4~5至
结脉	来去迟缓，一止复动，止无常数，动如其前。	不止之至，或迟或缓
促脉	来去疾数，一止复动，止无常数，动如其前。	不止之至，或疾或数

（二）"一止"之因素

律纲之脉，其"一止"之因有虚有实。临床证实，三脉的休止频率越高疾病越重。故诊律纲之脉，皆当审其"不止之至"，依据四纲理论加以辨别。诸如，

《诊家正眼》中曰"燕都王湛六，以脾泄求治。神疲色瘁，诊得促脉，或十四五至得一止，或十七八至得一止，余谓法在不治。而医者争之，此非代脉，不过促尔？余曰是真元败坏，阴阳交穷而促脉呈形，与稽留凝滞而见促者不相侔也。果一月而殁。"

《脉义简摩》中曰"夫脉之歇止无常，须详指下有力无力，结之频与不频。若十余至，或二三十至一歇，而纵指续续，重按频见，前后至数不齐者，皆经脉窒塞，阴阳偏阻所致。盖阴盛则结，阳盛则促。"

（三）何脉"能自还"

由于看问题的角度不同，即便是同一个问题也可能引出很多不同的论点。比如促脉，滑寿是以"促为阳脉之极，阳独盛而阴不能相和"为论点，李中梓以"促因火亢，亦因物停"为论点，李梴却以"阳盛阴不足，气血痰食壅为毒"为论点。

多个事物能被归为一类，是因为它们存在着相类之处。律纲之脉，其"一止"即为相类，其"能自还"与其"不能自还"则为不同。《脉义简摩》中曰"代脉动而中止，不能自还。略上而连来两至，谓之自还。盖本至虽稍停，仍能自至也。不能自还者，略上而平动"，可见周氏给代脉下定义时着重考虑的是"脏气衰败"这一因素。因而他所说的"连来两至"，实际上是指脏气未衰，"平动"是指脏气已败。

本书对脉能自还的解释是，一止之后脉气能象以前那样靠自己运行者为脉能自还。因此，脉行一止之后，靠本脏之气依然能够象以前那样运行者，其脏气虽虚而不衰败，故为"能自还"；一止之后，脉气明显不如一止之前，或靠本脏之气已不能运行者，则为"不能自还"。

周氏曰"盖代只是止，须视其不止之至，败与不败，以定吉凶。"，于是脏气未衰、真元犹在者，均为"能自还"。于是，诊脉必须"四纲同看"，且要兼察患者的病症表现以定轻重、吉凶。

234

（四）诸脉主证

1. 代脉：动而中止，不能自还；止有定数，气续即动（此为代脉）。

＊代脉主脏气衰微，是危候；代主痛证，是气血阻滞；代主吐泻，是气血暴损、真元不续；代主怀胎三月，是气血养胎，以致脉气不能接续。

2. 结脉：来去迟缓，一止复动，止无常数，动如其前（此为结脉）。

＊结脉主阴盛、寒结，主凝积、癥结，亦主气血渐衰。为寒、为痹、为痰、为积，为脉寒、为气凝、为血凝、为忧郁，为气滞、为气郁（气郁于血者多见）、为血壅、为痰滞，为积聚、为癥瘕，为寒湿、为痹痛、为痿躄，为阴盛阳衰、为气血凝滞、为七情郁结、为气血衰残（多属气血渐衰），为湿痰流注、为痰核凝聚、为疝瘕凝结。

3. 促脉：来去疾数，一止复动，止无常数，动如其前（此为促脉）。

＊促脉主阳盛热结、阴不扶阳，主热郁、疮肿、毒疽、斑疹，亦主阳邪内陷、阳极亡阴。为怒气、为癫狂、为热厥、为狂斑、为头眩、为肺鸣、为气喘、为痰积、为食滞、为气结，为瘀血（毒疽）、为痈肿、为积聚、为癥瘕，为暴怒气逆、为瘀血发狂、为怒发厥搐，为痰食凝滞、为血郁发斑、为斑毒痈疽，为七情郁结。

尾语：28 脉总说

本书以意象的思维方式，参照人体的体质、体态、行态等特点，综合数学与物理学知识，将脉体的诸多特征归舍于四纲。四纲既是描绘脉体特征的四个方面，也是将 28 脉归类的四个纲要。

有了这四个纲要，我们便可以站在四个不同的角度动察脉象，并可以找出每一脉的突出特点，从而将它们分别划在与之最相应的纲中。于是＜位置纲＞有 3 个目，浮、沉、伏；＜体质纲＞有 10 个目，虚、芤、革、散、濡、弱、微、实、牢、动；＜形态纲＞有 8 个目，长、短、洪、细，滑、涩、紧、弦；＜动态纲＞有 7 个目，数、疾、迟、缓，代、结、促——这就是本书的"四纲 28 脉"，除此之外我们还讲解了脱脉、大脉和急脉。

下文的内容摘录于《脉简补义·总说》，供读者阅读，以考核并提高读者的综合能力：

"濡、弱、微、虚，气血俱虚也。芤，血虚也；迟，气虚也。伏，气闭也；代、散，气脱也。细、结，气血俱寒也。革，阴盛于上也；牢，阴盛于下也。长、短同有气郁，气横于气分则长，气结于血分则短也。滑、涩同主血分，血寒则涩，血热则滑，血虚则滑而乏，血实则涩而结也。促、洪，气热于气分也；动、滑，气热于血分也。浮、数，气热于气分也；沉、迟，气寒于血分也。弦、革，气寒于气分也；结、紧，气寒于血分也。细，血中气寒也；缓，血中气热也。濡、弱、微，气血俱虚，而有微甚之殊也。伏、代、散，俱属于气，而有脱、闭之别也。散与结同主癥瘕，正气未衰则结，正气既衰则散也。亦有乍病停滞而脉散者，则以气血新乱而未复也。此推其根，言之也。”

附篇 作品介绍

附一:《脉证拾遗补漏》简介

《脉证拾遗补漏》是我们的第二部脉书,是第一部书《中医寸口诊法》的续本。书中的＜脉体四纲理论＞,是我在＜中医病质理论＞之后推出的第二个创新型理论。

＜脉体四纲理论＞的推出,使象证分析更加条理化、清晰化和细微化,不仅摆脱了数千年来靠死记硬背脉条推病的传统习惯,还拉开了用象素理论诊脉推病的序幕。中医脉诊虽说神秘,但是意象性强,又无需借助仪器,因而完全可以自学。我是靠自学成才的中医学者,我的老师大多都是民间医生,在我的书中印下了我在中医理论研究中的成长足迹。

读完《脉证拾遗补漏》的读者,对书中的创新型理论都会有所认识,也掌握了很多中医脉诊理论。有了理论的根底,扩充知识便是众多求知者的共同欲望。知识无止境,欲望节节增,《脉证拾遗补漏》的推出就是为了满足读者的这一欲望。在此我们能向读者透露的是,《脉证拾遗补漏》不仅是一本收集、整理及讲解传统脉证数据的专业书,也是高校学生翻阅和查找脉证数据的工具书。

附二:《中医传统技法》简介

《中医传统技法》是我们的第三部中医学专著,成书于 1999 年。全书共有三篇,即＜传统技法概论＞＜绿色健身疗法＞及＜传统针刺疗法与家庭实用灸法＞。书中有我的第一个创新型理论,即＜中医病质理论＞:其＜病质三态论＞,从物质形态领域揭开了针刺治疗疾病的奥秘,为针刺治疗风湿病、中风、中风后遗症等疾病提供了理论依据;其＜自身打磨理论＞,从物质运动学的角度论述了相邻组织体之间的有益摩擦现象,为推拿按摩疗法的临床运用提供了一个新理论。

在＜传统技法概论＞篇中，我们系统地讲解了"针刺疗法、灸熨疗法、拔罐疗法、揪捋疗法"，并对"绿色健身疗法、火手指针气功疗法、中医传统舒适性疗法"作了定义性的讲解。

在＜绿色健身疗法＞篇中，我们系统地讲解了"体贴健身疗法、扶助健身疗法、自力健身疗法"中的诸多健身方法，定义了主动打磨和被动打磨，阐述了肢体活动与身体运动在治病健身中的作用，并富有创意地将人体的健身活动分为体贴健身、扶助健身、自力健身，从而解决了按摩手法之繁、乱、迭、杂等问题。

1996年我在贵州·麻山地区开展医疗扶贫，就是运用传统针灸疗法，一个月内治愈了李盛荣的二十多年的老胃病，一周内使患手足不遂近十年的王少清恢复了肢体功能，五日内使患中风半年之久的伍永明扔掉了双拐。传统针灸能治很多疾病，能使"危者立安、卧者立起、跛者立行"，古代有"百病以针为先"之说法。对此很多中医文献都有记载。诸如，

《子午流注针经》中曰"古人治疾，特论针石……昔之越人起死，华佗愈躄，非有神哉，皆此法也。离圣久远，后学难精，所以针之玄妙，罕闻于世。今时有疾，多求医命药，用针者寡矣！"

《针灸大成》中曰"劫病之功，莫捷于针灸。故《素问》诸书为之首载，缓（医缓）、和（医和）、扁（扁鹊）、华（华佗），俱以此为良医。盖一针中穴，病者应手而起，诚医家之所先也。近世此科几于绝传，良为可叹！"

古人学中医都是先务针后务药，现代人学中医很多都是敢针灸便是会针灸。有些学者主张以现代科技产品替代传统的针灸，这是不切合实际的。因为针刺可以"巧开隧道，直达病所"，直接引泻体内的气态及液态的病质，这就像打井抽水一样。有些学者有意夸大针灸替代品的疗效，却不谈针刺能引泻体内病气的独特理念，以致传统的针灸治疗越来越少，如今很多针灸技能已边临失传，甚是可叹！

附三：《中医针灸临床》简介

《中医针灸临床》是我们的第四部中医学专著，此书正在修改中。传统针灸当以传承为主，这是因为传统的针灸理论太深奥，不仅包含着经络系统理论、脏象理论，还涉及了脉诊理论、八纲辨证等。有继承才会有创新，有

创新才会有发展。因此，如果没有传承，要想掌握奇效的针灸治病技术实在太难。

这部书收录了很多民间珍贵的诊治资料，有些是家传，有些是名师秘传，有些是民间师父几代人的治病经验。金·阎明广在《子午流注针经》中曰"大抵古今遗迹，后世皆师……又以常寻古义，由有藏机，遇高贤真趣则超然得悟，逢达人示教则表我扶危。"

我们将这些珍贵的诊治技术奉献给大家，不仅是为了传承，也是爱心的传递。我们不敢为师，但是期待着能与广大的读者同志同路为友！我们希望，通过自己的努力能给您和您的家人带来欢欣和幸福；我们期盼，这部书能为广大的针灸爱好者们铺设一条通向成功的路。在此，再次谢谢您们，我的老师、患者及读者朋友！

附四：作者理论思想作品资料

资料分四个部分：1. 理论思想资料，2. 中医病质理论，3. 近期论文汇编，4. 中医临床思考。

（一）韩冰凌理论思想作品资料

韩冰凌，＜中医病质理论＞和＜脉体四纲理论＞的创立者，"中华传统医学民间奇效医疗的收集整理及推广工程"的第一著作人。这项工程预计推出四部作品，即《中医寸口诊法》《脉证拾遗补漏》《中医传统技法》和《中医针灸临床》。

1996 年他在贵州麻山腹地开展医疗扶贫，运用传统针灸在一个月内治愈了李盛荣二十多年的老胃病，一周内使患手足不遂近十年的王少清恢复了肢体功能，五日内使患中风半年之久的伍永明扔掉了双拐。他所创立的＜中医病质理论＞从物质形态领域揭开了针刺治疗疾病的奥秘，＜脉体四纲理论＞从人体及人体运动结构中总结出脉象分析中的诸多规律，不仅丰富了中医脉学的基础理论，还填补了中医脉象分析理论中的一页空白。韩氏认为，发展中医必须努力做到中药和针灸的同步发展，中西医结合是指中西医临床中的优势结合，中西医要协调发展就必须坚持"优势发展"的战略方针，切实做到中西医的"优者先行"。

韩氏的代表作品有《对针刺关节痹证的探究》《中医治疗亚健康》《针

刺治疗七十二番痧》《针灸治疗股骨头坏死》《中医病质理论及经络感传理论在中医临床中的地位》《针灸急治"初中风偏枯"》《针灸治愈腰椎间盘突出症47例》《中医综合疗法治愈颈椎病105例》《针灸治愈胃肠疾病164例》《针刺治愈风瘾疹症58例》等。

（二）韩冰凌的＜中医病质理论＞

世界是物质的，物质不外乎三种形态，气态、液态和固态。

1. 病质理论

（1）病质的概念

病质是对引发人体疾病的且与人体生命物质相抵抗的所有物质的统称，古医书称之邪气。诸如，痹证中的病质，是指传统医学中的风寒湿三气，以及现代医学中的风湿因子、类风湿因子，也包括肢体内不能排出的代谢产物，也可称其为病质前期物。

（2）病质三态论

病邪也是物质，故有三种形态，气态、液态和固态。病邪在促使疾病发展的同时，在某种程度上讲，或者说以某种形式，可以从气态转为液态，从液态转为固态，而且病质均以不同的质态表现出同态亲合性。

（3）自身打磨理论

理论1：已附着的病质是相对静止的，静止是有利于病质亲合的首要因素，运动却是排斥病质亲合的主要动力，人体的运动可以使组织之间发生轻度的磨擦，从而使附着在组织体表面的表层病质被打磨掉，磨掉的病质可以溶合在组织液中，进入体液代谢。

理论2：自身打磨的方式有两种，一种是靠自力健身所进行的打磨，称主动打磨；另一种是靠扶助健身、体贴健身所进行的打磨，称被动打磨。被动打磨不仅能将附着在组织体表面的表层病质打磨掉，还能够松解软组织之粘连，兴奋神经，同时也能够驱逐组织间隙内的流散形病质，改善体表脉络的血液循环，提高组织体的受养能力。

2. 临床应用

中医病质理论，从物质形态领域揭开了针刺治疗疾病的奥秘。由于物质具有"气散、液流、固踞"之特性，而针刺可以"巧开隧道、直达病所"，从而引泻患者体内的流散形的病质，为针刺治疗风湿、类风湿、中风及中风后遗症等疾病，提供了理论根据。

3. 专家评议

信函："首先，祝贺您的大作《对针治"关节痹证"的探究》一文在我刊2004年2期发表。您在文章中提出的独特而新颖的＜病质三态论＞与＜自身打磨理论＞，独出心裁，独树一帜，令人读了耳目一新，对针灸临床很有启迪和指导作用，是十分宝贵的。"

电话："两大理论的推出，对针灸临床的影响很大。＜病质三态论＞，从物质形态领域揭开了针刺治疗疾病的奥秘；＜自身打磨理论＞，对临床治疗风湿关节病、中风、中风后遗症等，颇有帮助。"

点评："＜中医病质理论＞，是现代针灸学中的十分重要的理论。＜病质三态论＞，从物质形态领域论述了致病物质在人体内的积聚、变化和发展的一般规律，为临床运用针刺疗法去除人体内的气态及液态的致病物质提供了理论根据。＜自身打磨理论＞，从物质运动学的角度论述了相邻组织体之间的有益摩擦现象，定义了主动打磨与被动打磨，阐述了肢体活动与身体运动在治病健身中的作用，并富有创意地将人体的健身活动分为体贴健身、扶助健身和自力健身，从而解决了按摩手法之繁、乱、迭、杂等问题。"

（三）部分论文汇编

论文1　中医病质理论及经络感传理论
——在针灸临床中的地位

一、中医病质理论

世界是物质的，物质不外乎三种形态，气态、液态和固态。

（一）基本内容

1. 病质的概念

病质是对引发人体疾病的且与人体生命活动相抵抗的所有物质的统称，古医书称之邪气。诸如，痹证中的病质，是指传统医学中的风寒湿三气，以及现代医学中的风湿因子、类风湿因子，也包括肢体内不能排出的代谢产物，也可称其为病质前期物。

2. 病质三态论

病邪也是物质，故有三种形态，气态、液态和固态。病邪在促使疾病发展的同时，在某种程度上讲，或者说以某种形式，可以从气态转为液态，从液态转为固态，而且病质均以不同的质态表现出同态亲合性。

3. 自身打磨论

理论 i：已附着的病质是相对静止的，静止是有利于病质亲合的首要因素，运动却是排斥病质亲合的主要动力，人体的运动可以使组织之间发生轻度的磨擦，从而使附着在组织体表面的表层病质被打磨掉，磨掉的病质可以溶合在组织液中，进入体液代谢。

理论 ii：自身打磨的方式有两种，一种是靠自力健身所进行的打磨，称主动打磨；另一种是靠扶助健身、体贴健身所进行的打磨，称被动打磨。被动打磨不仅能将附着在组织体表面的表层病质打磨掉，还能够松解软组织之粘连，兴奋神经，同时也能够驱逐组织间隙内的流散形的病质，改善体表脉络的血液循环，提高组织体的受养能力。

（二）临床应用

病质理论，从物质形态领域揭开了针刺治疗疾病的奥秘。由于物质具有"气散、液流、固踞"之特性，而针刺可以"巧开隧道、直达病所"，从而引泻患者体内的流散形的病质，为针刺治疗风湿、类风湿、中风、中风后遗症等疾病，提供了理论根据。

二、经络感传理论

（一）基本内容

1. 经络感传的概念

从神经医学上讲，经络感传是指人体感受刺激、传导感应、产生反射的全过程。从针灸治疗学上讲，经络感传是指在针刺或灸熨的过程中产生的，在神经的参与下才可能完成的，影响或改变气血循布的人体的自我调节过程。

2. 人体感受器

从人体解剖学上讲，神经与血脉结伴而行，象网络一样交叉分布在人体的每一个部位，从而结合成人体的天然反射体系。于是，现代医学将与神经相连系的每一个组织体都称作"感受器"，诸如人体表面的每一片皮肤，人体内部的每一块肌肉，等等。

3. 人体运动器

感受器通过神经（这一类神经被称作"兴奋传感器"），将其所感受到的各种刺激转变为信息（称之为"兴奋型信息"），并通过兴奋传感器将兴奋型信息传递到神经中枢（脊髓与大脑）。神经中枢（尤指大脑）即会对其所收到的信息进行处理，使之转变为一种新的信息（称之为"运动型信息"），随后通过"回传传感器"（即运动传感器，也是神经），将运动型信息传送到与感受器相连结的"运动器"（通常是指与运动相联系的筋膜及肌肉，即经络系统中的经筋），促使运动器（肌肉）产生收缩或舒张。

人体运动器的收缩与舒张，必然会牵动附近的脉络（脉指血脉和气脉），从而影响或改善血脉中的气血循环。

4. 神经与营养

从营养学上讲，神经的兴奋程度及其传感能力与其受养情况有关。临床证实，正气循布良好的区域，其神经活性均为良好（通常情况下）；被病质困扰的区域，其神经活性均为不良（邪气之所在，正气所不布）。可见，

243

"去除病质，改善气血循布，恢复神经营养"，是提高神经的兴奋程度及其传感能力的重要环节。

（二）临床应用

＜经络感传理论＞及＜中医病质理论＞的建立，对针灸临床具有重要意义（举例）：

1. 帮助分析"捻转补泻法"的操作机制

经络感传现象的存在，使捻转补泻在针刺临床中的运用变得更加广泛。临床中，医生运用捻转补泻中的"补法"来输导正气，用其"泻法"来驱散邪气（流散形的病质），继而可以很好地完成针刺治疗中的穴中补泻过程。倘若需要祛除穴位中的流散形的病质，我们还可以借助于拔罐疗法。

2. 帮助理解"针灸替代品"的治病机理

现代医学利用经络感传理论，研制了一些"针灸替代品"。针灸替代品虽然具有影响或改变气血循环的作用，但它却不具备祛除体内病质之条件。因为针刺可以巧开隧道，直达病所，将体内的气态及液态的病质引到体外，而针灸替代品却做不到这一点。于是，针灸替代品并不能完全替代传统针灸。

三、中医经络疗法

（一）中医经络疗法

经络疗法是以中医经络理论为依据，以人体经络为施治对象，以物理性治疗手段为主策，以治病健身为要旨的综合性疗法。显然，本篇所要讲解的针刺疗法、灸熨疗法、拔罐疗法、推拿按摩等，皆属于经络疗法。

为了便于理论，我们将经络疗法划分为针灸疗法、拔罐疗法及绿色健身疗法，等等。

（二）绿色健身疗法

《素问·异法方宜论》中曰："中央者，其地平以湿，天地所以生万物也众，其民食杂而不劳，故其病多痿厥寒热，其治宜导引按蹻。"

《素问》中所提到的"导引按跷"——"导引"是指引导患者活动筋骨关节，导引即引导和扶助；"按"是指给患者按摩，"跷"是指让患者自己活动肢体关节。至此，无论同仁对导引按跷作何解释，它都蕴涵了推拿按摩中的一些基础手法。

受导引按跷之启发，在中医界我们首次提出了"绿色健身疗法"，并根据自己的临床体会，将其分类为体贴健身疗法、扶助健身疗法及自力健身疗法

1. 体贴健身疗法

体贴即爱助，献爱心于别人。体贴健身疗法是一种凝聚推拿与按摩之精华的手动疗法。它以与人体经络相联系的具有感传效应的十二皮部、十二经筋为对象，通过对人体表部组织的刺激而影响脉内的气血运行，从而改善人体的血液循环。

2. 扶助健身疗法

扶助即扶持和帮助，指扶助别人。扶助健身疗法是指通过扶助而引导患者完成一定难度的肢体动作，从而改善患者肢体功能的健身疗法。这种疗法的设计，主要针对那些肢体活动有障碍或肢节运作不利的患者。通过医生带有试探性的扶助性操作，使患者被动地完成常人可以完成的某些动作，以此来开发患者自身所具有的潜在的活动能力，从而恢复其所能恢复的肢节功能。

3. 自力健身疗法

自力即自强，自爱自强于己身。自力健身疗法是指患者为了巩固疗效及改善身体功能所进行的，靠其自身的活动能力及身体耐力所能完成的，具有可行性和规范性的健身活动。

（三）临床应用

1. 针刺疗法

针刺可以巧开遂道、直达病所、引泻病气，从而具有祛邪排毒之功效；针刺可以振奋经气、调和气血、兴奋神经，从而具有平衡阴阳之作用。

2. 灸熨疗法

灸熨疗法治病，是借助艾火之纯阳熟热之性，或散热体之温通之性，将阳热之气从输穴注入体内，使其沿着相应的经脉或俞穴传入脏腑，从而发挥其温补热泻之作用——温补可以温经散寒，益气活血；热泻既可以开辟门户，泻散郁热，又可以开郁破滞，散瘀消肿。

3. 拔罐疗法

针后拔罐，借助火罐之吸力，便可将体内之病气从针孔吸出；单独使用，借助火罐之吸力，也可将肤内之病气从汗孔吸出。

4. 绿色健身疗法

体贴健身疗法能够驱逐组织间隙内的流散形的病质，改善体表脉络的血液循环，增加组织体的受养能力，提高神经的兴奋程度及感传能力。

扶助健身疗法能够松解软组织之粘连，启动机关关节，开发患者肢体的潜在的运作能力，改善患者的肢体功能。

自力健身疗法能够增大肺活量，改善全身的血液循环，增强肌体的协调能力，提高人体的代谢功能及组织活性。

四、中药养生冲剂

（一）养生冲剂

1. 药名

养生冲剂（颗粒状）

2. 用法

开水冲服（温热服）

3. 方药

人参 20 份、肉苁蓉 30 份、五味子 50 份、丁香 25 份、霍香 25 份、牛膝 30 份、大枣肉 40 份、甘草 10 份……

4. 方解

人参味甘微苦，微温，能固气，补气补血。肉苁蓉味甘咸，微温，能补肾精，济阴助阳。五味子，皮甘肉酸，性平而敛，核仁味辛苦，性温而缓，俱兼咸味，故名五味。其酸能生津，其甘能养血，其苦能益心，其辛能益肺，其咸能益肾。丁香味大辛，气温，能发诸香，能辟三焦之邪，能温五脏之气。霍香味辛微甘，气温，能健脾开胃，能宽胸理气。牛膝味苦甘，气微凉，走二十经络，能助气活血，能填精补髓。大枣味甘气平，能安中养脾，助十二经，又能调和百药，补气血津液之不足。甘草味甘气平，能解百药之毒。

5. 功能

生津养血，溶解病质，滋养脏气。

（二）临床应用

养生冲剂具有生津补血、化补真阴、滋养脏气等作用，且可溶解病质，使病质借助载体进入体液代谢。临床证实，养生冲剂对胃肠疾病、风湿、类风湿、中风、中风后遗症、慢性肾炎等疾病，有着很好的疗效，是针灸临床中的扶正良药。

五、综合点评

＜中医病质理论＞和＜经络感传理论＞，是现代针灸学中的十分重要的理论。＜病质三态论＞，从物质形态领域论述了致病物质在人体内的积聚、变化和发展的一般规律，为临床运用针刺疗法去除人体内的气态及液态的病质提供了理论根据。＜自身打磨理论＞，从物质运动学的角度论述了相邻组织体之间的有益摩擦现象，定义了主动打磨与被动打磨，阐述了肢体活动与身体运动在治病健身中的作用，并富有创意地将人体的健身活动分为体贴健身、扶助健身、自力健身，从而解决了按摩手法之繁、乱、迭、杂等问题。＜经络感传理论＞，从人体的信息传导、组织功能及神经反射等多个方面，论述了针刺临床影响或改善气血运行的全过程，并且结合营养学理论、中医病质理论，论证了病质的积聚与"组织受养能力差、神经感传能力低"之间的因果关系。

注：此篇论文，被收入《中国现代医学论文集》。

论文 2　对针治"关节痹证"的探究

中医学所说的关节痹证，即是现代医学中的风湿性关节炎、类风湿性关节炎，或称为骨关节炎。传统医学认为，"风寒湿三气杂至，合而为痹。"（《素问》）。风性开泄，走窜挟邪；寒性收引，损伤阳气；湿性重浊，粘滞稠塞。三气合犯关节，令关节疼痛，屈伸不利，是关节痹证的共同症状。现代医学认为：风湿因子、类风湿因子，是导致风湿性关节炎、类风湿性关节炎的物质因素。由此可见，中西医对此证的致病因素的分析，在理论上都是以物质为根。在此我们不妨借其共性，将导致关节痹证的物质统称为病质，显然现代医学中的风湿因子、类风湿因子也在病质范畴。

从现代解剖学上讲，关节最基本的组织结构有三个部分：关节液（属流质）、骨（属脆质）、韧带和肌腱（属韧质）。在对传统中医理论的研究和运用中，我提出了＜病质三态论＞，其内容是"病邪也是物质，故有三种形态，气态、液态和固态；病邪在促使疾病发展的同时，在某种程度上讲，或者说以某种形式，可以从气态转为液态，从液态转为固态；而且病质均以不同的质态表现出同态亲和性。"由于物质具有"气散、液流、固踞"之特性，而针刺又可以"巧开隧道，直达病所"，从而引泻气态及液态的病质。因此肯定，用针刺疗法治疗风湿性关节炎，是临床中的一大快捷方式。临床证实，用其解除或缓解相关症状，速效仅需几分钟。

在针刺治疗关节痹证的临床中，对普通的操作者来说，他所采用的针具基本上都是毫针。然而我们所运用的理论是传统的针刺理论，而我们所使用的针具却是现代的针刺用具。虽说现代的针具与古代的针具，在形态上颇为接近；但就毫针而言，现代的毫针要比古代的毫针细得多。故而为了弥补现代毫针的不足，我们在针刺之后要酌情辅以拔罐，目的是借助火罐的吸力，将气态及液态的病质从体内吸出。

然而现代医学中的类风湿性关节炎，其病部关节已出现了骨质增生，这是由固态的病质附着于骨表造成的。粘稠的液态病质附着于关节的囊面及其骨表，则会造成骨头缺养，久而不去则会固化，并使其软骨因缺养而枯陷（塌陷）；日久而不得解救，则会造成骨头坏死，比如股骨头坏死。我个人认为，股骨头坏死大多都是因为治疗方法不当，继而错过了最佳的治疗时机，以致病部逐渐恶变，最终出现了骨头坏死；有的是因乱用药物（诸如西医临床中常用的地塞米松、双氯灭痛等），由药物的副作用促使病质急速增生所致。

关节中一旦出现了固态病质，药物的作用在临床中就很难发挥出来，是因为药物已被（固态及液态的）病质所形成的"壳膜"隔离于外，很难与病处发生直接的化学作用。而且长期服药，有些药物极可能对人体产生副作用，进而损伤脏腑，俗话说"是药皆有三分毒"就是这个道理。故就类风湿性关节炎而言，患者首先应当寻求可行的物理疗法，即以针刺疗法为其开通"隧道"，并辅以自身打磨，以逐渐磨掉附着在骨上的固态病质，使药物有机会接触"病处"，而后药物的疗效才可能出现。对此我提出了＜自身打磨理论＞，其核心内容是"已附着的病质是相对静止的，静止是有利于病质亲合的首要因素，运动却是排斥病质亲合的主要动力，人体的运动可以使组织之间发生轻度的磨擦，从而使附着在组织体表面的表层病质被打磨掉，磨掉的病质可以溶合在组织液中，进入体液代谢。"

古人曰："拯救之法，妙用者针。上古神良之医，针为先务。"（《针方六集》）。由此肯定：黑龙江省预计在 2005 年前，在全省各乡镇医疗机构推行"针灸医疗"，其决策是英明的。对此期望，此举能引出一个具有全局性的《针灸医疗策略》。在此希望，病质三态论与自身打磨理论的推出，能为针刺治疗关节痹证及中风后遗证，提供一些必要的理论帮助……

在此恳请同仁，对之祛疵加眹，共为人类健康服务！

注：此篇论文，首刊于《黑龙江中医药》2004 年第 2 期。

论文 3　针灸治疗七十二番痧

1. 番痧臭毒

番痧是一类最常见的危急性疑难病证，是指民间所说的番症与痧症（番，应加病字旁）。此证属于隐因发病，具有病迹隐幂、发病骤急、病进迅速、辩证困难、死亡率高等特性。由于在患者的体内甚难查出与西医相关的病毒物质，因而西医对此症的诊治尤为困难，常因盲目救治而使病情疾速恶化，甚者导致患者死亡。医生素以患者的病症表现，诸如顽固性呕吐、泻泄、头部剧痛等症状，以及患者死亡时的孔窍出血现象，而将其追诊为急性脑膜炎、急性胃肠炎，或症状与其相似的其它疾病。临床中番症与痧症常常并见，于是古人以番痧臭毒并称。

2. 临床资料

临床救治 50 余例，青少年较多，年龄最大者 70 余岁，最小者仅 4 岁，均为急性发病。症轻者咽喉肿痛，心烦，呕吐，腹胀，腹泻等；症重者头痛似裂，鼻息困难，亦有昏睡者，甚者不醒人事。采取辨证施治，所治患者均在半个时辰内基本治愈（基本治愈，是指邪去身虚，需要养正）。

3. 治疗方案

速察患者的头部动脉（耳前的颞浅动脉，耳后的枕动脉，额部的眶上动脉），若呈怒张状态（脉象洪大），就以小三棱针（或员利针）急刺其颞浅动脉（俗称耳前动脉），泻血 2～5 豆许（依病情而定）。脑番重者须用"烟草焦油"，以毒攻毒。其具体操作：左手以拇指及食指顺压在耳前动脉之两侧，右手持针点刺，左手挤捏针孔泻血，右手以脱脂棉球轻轻拭血，而后再将烟草焦油涂抹在针眼上，并速以医用胶带封闭针孔（不可使空气倒吸于脉内），且将蘸有烟草焦油的棉球作团塞入耳中（待鼻中有烟草焦油之气味时取出）。

而后依次针刺大椎（穴属督脉，取员利针，微向上斜刺，缓速进针，入穴即出针，针后拔罐）、委中（穴属膀胱经，男左女右取穴，用员利针，速刺速退，入穴即出针，针后拔罐），若疗效不佳则男刺灵台，女刺至阳（穴属督脉，向上斜刺，余同大椎），若神志不清则刺督脉之哑门（取员利针，卧刺，自项部沿督脉上刺，平缓进针，针尖指向哑门穴，而后施捻转补泻，"先补后泻"，即先以补法捻针 9 下，而后以泻法捻针 6 下，此为一度。依病情连捻 3～10 度，出针后拔罐）。针刺结束后，医生要对患者实施按摩，以助其正气之恢复。

4. 典型病例

李某，男，46 岁，后头乡二井村农民，2001 年 6 月 14 日上午巳时突发头痛，刻时病进。患者自述：每年突发头痛都有二、三次，每次都是求人挑刺，这次病来得快，只是在地边走一走的工夫便突然发病，到这里需十几分钟，现已头痛似裂，难以支撑……！速诊其脉：寸脉洪，关脉浮，尺脉弱，且耳前动脉呈怒张状态——此为脑番！急刺耳前动脉，泻血约 4 豆许，而后急刺大椎、委中（此时患者自觉病情大有好转，但头有些昏沉）；再刺涌泉（补法）、大敦（泻法），5 分钟后余症全部消失。

5. 讨论

对于番痧，民间有多种说法，有些地方称之"七十二番症"，有些地方却称之"七十二痧症"。不过"七十二"仅是一个虚数，即"多而杂"之义。因为在 0、1、2、3、4、5、6、7、8、9 这十个基础数字中，中医将 9 称作最大的阳数，将 8 称作最大的阴数，8 与 9 相乘即为 72。这也是一种夸张的说法，如同孙悟空的"七十二"变。民间治番痧的方法很多，有用揪刮（属于刮痧范畴），有用挑刺（属于针刺范畴），针刺以结根泻毒法为最。

对于痧症，古人总以热毒而论之；但对番症，古人论述的却很少，故临床中医生多是凭借自己的临床经验（包括经验秘方），综合于脉象及病症反映而采取经验辩证。由于番症的症状复杂，又常并合于痧症，故临床中并无固定的治疗方案可以全面借鉴，因此医生的临床综合能力十分重要。

注：此篇论文，首刊于《黑龙江中医药》2005 年第 1 期。

论文 4　被猪琏球菌感染人群的针灸救治

摘　要　人猪琏球菌是人体及猪体内普遍存在的一种微生物菌，通常不会引发人体疾病；但在异常湿热的条件下，人猪琏球菌则会异常活跃，从而使相关患者出现高热、呕吐、泄泻、昏迷等症象。此证属于传统医学中的"番痧臭毒"范畴，为"隐因发病"，具有病迹隐幂、发病卒急、病进迅速、辩证困难、死亡率高等特性。临床证实，传统的针刺疗法对番痧病人有着奇好的疗效。

关键词　针灸救治　人猪琏球菌番痧臭毒　隐因发病　急性脑膜炎　郁蒸败血　青霉素

1. 古典文献

金·阎明广："古人治疾，特论针石……昔之越人起死，华佗愈躄，非有神哉，皆此法也。离圣久远，后学难精，所以针之玄妙，罕闻于世。今时

有疾，多求医命药，用针者寡矣。"（《子午流注针经》）

明·杨继洲："劫病之功，莫捷于针灸。故《素问》诸书为之首载，缓、和、扁、华，俱以此称神医。盖一针中穴，病者应手而起，诚医家之所先也。近世此科几于绝传，良为可叹。"（《针灸大成》）

清·谢元庆："夫疠气时行，转筋霍乱，古贤条辨甚悉。番痧臭毒，张石顽亦有定论，至《痧胀玉衡》一书，治法更为详备。但其中杂病兼痧之症，概以痧名，粗心难辨，所以置人高搁也。比年，斯疾四时常有，急救之法，针刮为最。"（《良方集腋》）

2. 临床症状

多数患者都有过高烧、呕吐、泄泻、头痛、项强（筋急）等症状，危重患者处于昏迷，死者手指或有瘀癍。

3. 中医病因

斯内因是体内积热化火（或因酒食化火，或因湿热化火，或因情志化火），斯外因是人体感受外邪（或因暑热内犯，或因淋雨感寒，或因冷水沐浴）。

4. 中医辨证

四川省的"人猪琏球菌感染"所引发的特殊疾病，与饮食（饮酒、食辣）、情志（愤怒、忧虑、着急、上火）、气候（闷热、多雨）等因素有关，斯暑热内犯为此病的"导火索"。暑热之气侵害人体，遂使人体气血升降失常，气机大乱。《灵枢·五乱》中曰："气乱于心，则烦心密嘿，俯首静伏；乱于肺，则俯仰喘喝，接手以呼；乱于肠胃，则为霍乱；乱于臂胫，则为四厥；乱于头，则为厥逆，头重眩仆。"

暑热夹湿，热多伤气，湿多伤血，湿热闭塞络杪，郁蒸败血。"四末"为阴阳经脉交接之处，经谓之"阴阳之会，气之大络"。血粘气浊，腧络不通，令四末束。四末束，气相失，逆不合。故经曰"络绝则径通，四末解则气从合，相输如环。"

此外大热时季，人体因淋雨感寒，或因冷水沐浴，以致汗孔及玄府闭塞，也能导致体内热气内郁不发，从而引发高烧、呕吐、头痛等症，此与番症同论。

5. 中医救治

<1>轻症患者及疑似病人的针刺方案

（1）刺腘弯部之委中（穴属膀胱经，取员利针，缓刺入穴即疾出针，针后拔罐）、肘弯部之尺泽（穴属肺经，法同委中）。

（2）刺项部之大椎（穴属督脉，取员利针，微向上斜刺，缓速进针，入穴即出针，针后拔罐）、脊部之灵台、至阳（穴属督脉，取员利针，男刺灵台，女刺至阳，向上斜刺，缓速入穴即出针，针后拔罐）。

（3）项强、头胀、头痛者刺项中（取员利针，直刺，针刺入穴即出针，针后拔罐），胃热如灼者刺涌泉（穴属肾经，取毫针，用"补法"，3 分钟捻一次针，每次捻 9 下，共捻 4 次）。项中穴（奇穴，韩氏注：在第三颈椎棘突下，主治颈项强痛、后头痛、咽喉痛、头昏头鸣等。直刺或微向上斜刺0.5 ~ 0.8 寸，针感为酸胀，可放散到肩背及头后）。

按摩：针刺结束后，医生要对患者的背部进行"净手按摩"（家庭医疗，最好用"火手按摩"，即用手指蘸取燃烧的酒火进行按摩。若不用火手按摩，就得采用"酒手按摩"，即用手指蘸取温热的白酒进行按摩）。

中药：针刺治疗结束后，就给患者服用一些"生津养血"之剂（温热服），"以津凉血、以血舍气"。切不可乱用凉药，以免寒热相撞，闭塞气道，以致气血郁闷，热郁化火，导致败血。

<2>重症患者及病危患者的针刺方案

（1）刺手指部之井穴（取小号三棱针，每穴泻血 1 ~ 3 豆许）、足趾部之气端（取中号三棱针，每穴泻血 3 ~ 5 豆许）。

（2）刺腘弯部之委中（穴属膀胱经，取员利针，缓刺入穴即疾出针，针后拔罐）、肘弯部之尺泽（穴属肺经，法同委中）。

（3）速察患者的头部动脉（耳前的颞浅动脉、耳后的枕动脉、额部的眶上动脉），若呈怒张状态（脉象洪大），就以小三棱针（或员利针）点刺患者的颞浅动脉（俗称"耳前动脉"），泻血 2 ~ 5 豆许（依病情酌定出血量，泻血后速以专用胶贴封闭针孔）。

（4）刺项根部之大椎（穴属督脉，取员利针，微向上斜刺，缓速进针，入穴即出针，针后拔罐）、脊部之灵台、至阳（穴属督脉，取员利针，男刺灵台，女刺至阳，向上斜刺，缓速入穴即出针，针后拔罐）。

（5）神志不清者刺哑门（穴属督脉，取员利针，卧刺，自项部沿督脉上刺，平缓进针，针尖指向哑门穴；当针尖接近哑门穴时，即大幅度捻针数次，随后快速撤针，针后拔罐）。

按摩：针刺救治成功后，医生要对患者的背部实施火手按摩，以助正气之恢复。

中药：针刺救治成功后，医生也要酌情给患者服用一些生津养血之剂（余同前）。

6. 民医访谈

绥棱米厂有一位退休工人，名叫白贵，今年69岁，是绥棱城内的一名颇有名气的针灸医生。白老先生行医40余年，救治患者数千人，堪称是民间的"治番专家"。针对四川省的特殊疾病，我特意访问了他。白老先生在介绍番症时说：番有七十二种，最常见的是臊番和臭番，死人最快的是哑番，15分钟就能死人，由于医院里不认这种病，因而在医院里能被救治过来的危重病人极少，对其死者医院常说是得了急性脑膜炎、急性肠炎、胃穿孔等，其实就是起番。我问他，四川的某些地方出现一种病，发病很快，有些病人高烧、呕吐、腹泻，死了30多人，西医诊断是猪链球菌感染，您认为是什么病？他回答，就是起番，这种病不能输液，越输液越厉害，严重的会要人命，由于医院里不认，又不会用针灸救治，因而屈死的人很多，近些年民间会用针灸治番的人越来越少，要失传了。

7. 综合讨论

根据CCTV-1之《新闻报道》，获悉四川省的被猪链球菌感染所引发的特殊疾病，×××具有"发病急、病进快、死亡率高，病人分布散乱、不具传染性、无旁类致病菌"之特点，斯人猪链球菌具有"在人体与猪体内普遍存在，通常不会引发人体疾病，对青霉素极不敏感"之特性。综合其病症表现，可以断定：发生在四川省的人感染猪链球菌所引发的特殊疾病就是传统医学中的"番痧臭毒"，即白贵老先生所说的"七十二番"（简称"番症"）。按阴阳分，番症当分热番和寒番两类，也就是白贵老先生所说的起热病（湿热）、起凉病（寒火）。于是四川省的人体感染猪链球菌所引发的疾病，就是因人体外环境中的暑热之气侵害人体所引发的"热番"。湿热二毒侵害人体，使人体内的人猪链球菌得到了极好的生存环境与生殖条件，遂使人体内的人猪链球菌变得异常活跃——此即现代医学通过实验观察所认定的"人体感染猪链球菌"的客观依据。

8. 中西医结合

从中医学上讲，人体发病不外于"外感、内伤、饮食、劳逸……"。由于传统医学并未涉入微分子领域，因而有些问题我们还不能用中医理论来解释。为了建立中医与西医之间的联系，我们将人体感染猪链球菌的情况分为：（1）湿热的空气使人体外环境中的猪链球菌变得异常活跃，倘若"活跃菌"随空气进入肺部，或随饮食进入胃肠，则会伺机激活人体内环境中的人猪链球菌，从而使人体出现高烧、头痛、呕吐、泻泄等症，此种情况为"真感染"。（2）人体营卫不足，导致人体外环境中的暑热之气侵害人体，湿热之邪闭塞气街，使体内热气不得外发，湿气不得外泄，遂使气乱于内，导致人体阴阳升降出入失常，从而使人体出现高烧、头痛、烦心、呕吐、腹泄等症，此种情况为"似感染"。似感染情况的出现，使西医虽然得到了"呈阳性"的检验结果（暑热之气侵害人体，使人体内环境变得异常湿热，从而激活体内的人猪链球菌，故使实验室中的检验结果"呈阳性"），但却查不出使病人感染猪链球菌的"感染体"。此外，饮酒食辣、忧郁愤怒、淋雨感寒，或冷水沐浴等，也可导致似感染情况的发生。

经曰"人头者诸阳之会也"（《难经》），故诸阳之气皆能循经脉上达于头部。若是湿热上犯，则必腐败脑部组织，从而被西医诊断为急性脑膜炎，鼓破头部之气街则会卒发脑出血。湿热之气乱于肠胃，使胃气逆乱，使肠道内的某些菌类微生物腐败，从而被西医诊断为急性胃肠炎，严重者会使胃粘膜腐败脱落，甚者出现胃穿孔。

论文 5　中医治疗"亚健康证"

1. 亚健康证

随着社会的进步及职业竞争的日益激烈，人们不得不将大部分的时间及精力，投入于工作、学习或其它社会活动。而逐日的工作量的增加及人体负载能力的下降，遂使身心处于疲惫、压抑、消极与痛苦之中，这种状态就是人们常说的亚健康状态，西方医学称之为灰色状态，这时人体会潜移默化地出现许多种疾病，这些疾病就是我们所定义的亚健康证。从传统医学上讲，亚健康证即中医所说的"虚而不实证"，又称身心疾病，其证因是气血不足及脏腑功能低下。从现代医学上讲，亚健康证并不属于由病原体引发的感染类疾病，因而西医的诊治理论并不适用于此证。

2. 基本症状

头晕、目眩、失眠、健忘，疲倦、腰酸、腿软，胸闷、心慌、气短、记忆力减退等，均为亚健康证的基本表现。有些患者还会出现机体免疫能力下降，从而容易患伤风、感冒、肝炎、肺炎等多种疾病。

3. 治疗策略

亚健康证的出现，与社会环境、患者的心理因素及其生活方式、饮食状况等有关，从而又称之为"身心疾病"。从现代医学上讲，亚健康证并不属于由病原体引起的感染类疾病，因而西医的诊治理论并不适用于此证。

亚健康证即中医所说的"虚而不实"之证（虚指正气之不足，实指邪气之有余）。中医理论博大精深，治域广阔。临床证实，中医疗法对此证有着极好的疗效。遵循中医标本兼治之原则，本文将中医疗法分为主观疗法和客观疗法：主观疗法，是指患者对乐观心态的自我培养、对饮食结构的合理调整，以及合理地安排作息时间等；客观疗法，是指针灸疗法和中药疗法等（见下文）。

<1>绿色健身疗法

（1）体贴健身疗法：每日要对患者进行一次体贴性的治疗，即对其背部实施火手按摩（有温灸之疗效），对四肢部实施净手按摩，或在沐浴时对其肢体实施水手按摩。

（2）自力健身疗法：患者要坚持每日两次的自力健身。

<2>中医药物疗法

日服"养生冲剂"1~3次，依病情、时季等因素酌定个体剂量。

<3>传统针灸疗法

病情严重者需接受针灸治疗，其治疗方案如下：

第一次针：针涌泉（穴属肾经，穴中补法，每5分钟捻一次针，每次9下，共5~9次）、公孙（穴属脾经，余同涌泉）、足三里（穴属胃经，余同涌泉）。

第二次针：针然谷（穴属肾经，余同涌泉）、三阴交（穴属脾经，余同涌泉）、太冲（穴属肝经，穴中泻法，每 5 分钟捻一次针，每次 6 下，共 4～6 次）。

第三次针：针漏谷（穴属脾经，余同涌泉）、交信（穴属肾经，余同涌泉）、阳陵泉（穴属胆经，平补平泻法，每 5 分钟捻一次针，每次 10 下，约 7 次）

叮嘱：①每日一次针，最好在早晨 8：00 左右进行（早饭在 6：00 左右吃，吃 4～6 分饱）；工作繁忙者，可在晚饭前进行（针刺前的半小时之前，患者可吃一点点营养丰富且易消化的食物，喝一点温开水。在针刺后的半小时内不可饮食，不可吸烟，在晚饭后的一个小时内不可以卧床）。②要注意或遵守每个环节中的每一项要求，每次针刺结束后都要对患者进行一次较为系统的按摩（对背部实施火手按摩）。③要注意饮食及睡眠（不可用冷饮，饮酒，食辛辣食物，要按时休息），不可房劳（针灸最忌房劳）。④上述针方可依次循环采用，六天为一个疗程（十日内见效）。

4. 养生冲剂

药名：养生冲剂（颗粒状）

用法：开水冲服（温热服）

方药：人参 20 份、肉苁蓉 30 份、五味子 50 份、丁香 25 份、霍香 25 份、牛膝 30 份、大枣肉 40 份、甘草 10 份……

方解：人参味甘微苦，微温，能固气，补气补血。肉苁蓉味甘咸，微温，能补肾精，济阴助阳。五味子，皮甘肉酸，性平而敛，核仁味辛苦，性温而缓，俱兼咸味，故名五味。其酸能生津，其甘能养血，其苦能益心，其辛能益肺，其咸能益肾。丁香味大辛，气温，能发诸香，能辟三焦之邪，能温五脏之气。霍香味辛微甘，气温，能健脾开胃，能宽胸理气。牛膝味苦甘，气微凉，走二十经络，能助气活血，能填精补髓。大枣味甘气平，能安中养脾，助十二经，又能调和百药，补气血津液之不足。甘草味甘气平，能解百药之毒。

功能：生津养血，滋养脏气。

5. 临床资料

<1>临床资料

多年来治疗亚健康证患者无计其数，轻者采用中医药物疗法治疗，并辅导患者进行每日两次的自力健身，重者还需采用传统针灸疗法治疗，并对患者进行每日 1~2 次的体贴健身。所治患者均在十日内见效，85% 以上的患者在两个月内得到治愈，总有效率 100%。

<2>典型病例

曹某，女，32 岁，干部，在某市电业部门工作。该患者经人引见，于 2002 年 9 月下旬来我处求治。求诊时面色暗黄，身体消瘦，诸脉虚弱。患者自叙，近两年失眠严重，夜眠不足四小时，由于工作较忙，又要照看孩子，每日都觉得很累。由于患者病情较重，故而采用综合疗法进行治疗——每日针灸两次，体贴健身两次，饮服"养生煎剂"三次，自力健身两次。四日后患者睡眠恢复正常，面见神色，体力精力明显增强。

6. 讨论

亚健康证具有间续性、时间性及病进性之特点：其间续性，是指随着工作压力的减轻、心情的放松以及饮食状况的改善等有益因素的出现而见好转；时间性，是指人体的亚健康状态并不是永久存在的，即所谓"早治则愈，迟治则进！"；病进性，是指随着病情的持续，以及致病因素之增多而发展为五脏重证（抑郁症等）。

从理论上讲，笔者所提供的治疗策略具有体贴、具体、简单、实用等特点，操作起来也很容易。绿色健身疗法，能够舒身健体，改善脏腑之功能。中医药物疗法中的养生冲剂，能生津养血，滋养脏气。针灸疗法可以激发人体正气，从而提高机体的抗病能力。

注：此篇论文，首刊于《黑龙江中医药》杂志。

论文（六）　针灸治愈腰椎间盘突出症 47 例

摘　要　腰椎间盘突出症，又称腰椎间盘纤维环破裂、髓核突出症。从现代解剖学上看，椎间盘是由髓核、纤维环组成的夹垫（髓核居中），盘踞在相邻的椎体之间，盖由此得名。现代医学认为，腰椎间盘突出症是由于外力作用而导致纤维环破裂，使髓核从中脱出，从而压迫或刺激神经根，以致人体出现腰腿痛、下肢运作困难等症状的一种疾病。此证属中医腰腿痛、痹证等范畴。

关键词　腰椎间盘突出症　真实性腰椎间盘突出症　疑似性腰椎间盘突出症　中医病质理论

1. 临床资料

临床治疗腰椎病患者 63 例，男性 41 例，女性 22 例，其中真实性腰椎间盘突出症 15 例，疑似性腰椎间盘突出症 48 例。治疗结果：真实性腰椎间盘突出症，治愈 6 例，显效 9 例；疑似性腰椎间盘突出症，治愈 41 例，显效 7 例，是综合于脉诊、触诊、X 线拍片及患者之体感所得出的结论。

2. 典型病例

樊某，男，31 岁，工人。1998 年 4 月下旬，经其亲友介绍请我诊治。据樊某讲，去了好多医院，专家也会诊过多次，CT 检查"腰椎间盘突出症象"并不明显，西医建议手术治疗；在医院也针灸过，但疗效不明显。

观察：患者行走十分艰难，步距不足半尺，鞋底托地，下肢抬举困难，不能下蹲，俯身困难，不能拾物。

触诊：腰椎未发现明显异常，一侧肢体肌肉有萎缩症象。

脉诊：六脉皆虚，尺脉沉涩浮紧。诊断，疑似性腰椎间盘突出症。遂于"五·一"假期进行治疗，5 日后肢体功能恢复正常，行走骑车皆自如。

3. 病质理论

（1）病质三态论：病邪也是物质，故有三种形态，气态、液态和固态。病邪在促使疾病发展的同时，在某种程度上讲，或者说以某种形式，可以从气态转为液态，从液态转为固态，而且病质均以不同的质态表现出同态亲和性。

（2）自身打磨论：i. 已附着的病质是相对静止的，静止是有利于病质亲合的首要因素，运动却是排斥病质亲合的主要动力，人体的运动可以使组织之间发生轻度的磨擦，从而使附着在组织体表面的表层病质被打磨掉，磨掉的病质可以溶合在组织液中，进入体液代谢。ii. 自身打磨的方式有两种，一种是靠自力健身所进行的打磨，称主动打磨；另一种是靠扶助健身、体贴健身所进行的打磨，称被动打磨。被动打磨不仅能将附着在组织体表面的表层病质打磨掉，还能够松解软组织之粘连，兴奋神经，同时也能够驱逐组织间隙内的流散形病质，改善体表脉络的血液循环，提高组织体的受养能力。

4. 中医辨证

（1）病因：本病多因运作时不慎用力、急转扭伤、跌打损伤，以致经筋受损、气血津液积聚，积瘀不运、郁结腐化，继而使病灶处产生一些病质前期物，这些物质若不能及时地化解或者排出，则会转为病质；或因外感风寒湿等邪气，以致经脉阻塞不畅，气血瘀滞，有些物质就会转为病质。病质与组织亲合，便会附着在组织体的表面。

（2）病质：风寒湿邪气均为病质，气血津液之凝聚、郁结、腐化之物均为病质前期物。病质的侵入，或病质前期物的产生与其病质的出现，不可避免地会导致病质与组织体的亲合，随着时间的延续及病情的发展，则会出现腰椎骨质增生、关节突关节异变、韧带钙化等症象（由于病质的附着而使韧带部位的钙质明显增多的症象，西医称其韧带钙化）。

（3）病理：病质与组织体的长期亲合，使椎体边缘、腰椎间盘、关节突关节、韧带等产生异变，以致腰椎部的神经及血管的居处空间相对变窄，从而导致该部的神经根及血管干遭受挤压，继而出现腰部疼痛、下肢麻木、运作困难等许多症状；病情严重者还会导致腰部的髓管受到压迫，继而出现严重的下肢功能性障碍，甚者会出现截瘫。

（4）症状：临床表现在肢体行动困难（指在迈步、弯腰、下蹲、起身时），有的伴有肢体麻木，病情严重者行走艰难，甚重者下肢截瘫。

5. X线拍片

X线拍片可能显示出腰椎间盘纤维环破裂、髓核突出之症象，本文称之为"真实性腰椎间盘突出症"；有的虽说症状表现明显，而X线拍片却无腰椎间盘纤维环破裂、髓核突出之症象显示，但可能有纤维环退变、椎间隙变窄、骨质增生、韧带钙化、椎间孔变小等某种症象，本文称之为"疑似性腰椎间盘突出症"。CT检查及磁共振拍片，对上述两种症型的区分与诊断具有现实意义。

6. 临床治疗

第一次针灸

针刺取穴——先刺委中（穴属膀胱经，取员利针，缓刺入穴即疾出针，针后拔罐），次针涌泉、太溪、交信（穴属肾经，穴中补法，每5分钟捻一次针，每次捻27下，共捻7~9次），后刺阿是穴（以痛为腧，或以紧胀点为腧，在近腰椎部酌取2~4穴，针刺入穴即出针，针后拔罐）。

察络刺血：察腘横纹之上下，若见红色、紫红色或青蓝色之血络，则为邪毒留塞脉络所致，当以三棱针尽刺之，祛其恶血即可通其脉络。

火手按摩——背部、腰骶部、下肢（注意力度）

扶助健身——活动腰部（对拉坐卧法）

自力健身——活动腰部

嘱咐1：每日一次针（针刺须在饭后的2个小时后进行），每日两次火手按摩（腰骶部，轻度按摩）。对扶助健身及自力健身这两项，对疑似性腰椎间盘突出症，医生要根据患者的症状表现酌情采用；但对真实性腰椎间盘突出症，多数患者却不宜采用。

第二次针灸

针刺取穴——先刺腰阳关（穴属督脉，取员利针，缓刺入穴即出针，针后拔罐）、腰眼（经外奇穴，毫针缓刺，入穴得气即出针，针后拔罐），次针太白、公孙、三阴交（穴属脾经，穴中补法，法同涌泉），后刺阿是穴（同前）。

火手按摩、扶助健身、自力健身（皆同前）

第三次针灸

火手按摩——背部（中度）

针刺取穴——先刺腰俞（穴属督脉，法同腰阳关）、腰宜（经外奇穴，法同腰眼），次针然谷、大钟、复溜（穴属肾经，穴中补法，法同涌泉），后刺阿是穴（同前）。

火手按摩、扶助健身、自力健身（皆"同前"）

嘱咐2：以后的治疗以针刺阿是穴为主，酌情用针，针后做火手按摩。能够进行自力健身的患者，要做一些健身活动。建议患者饮服中药"生津养血"之剂。

7. 讨论

临床中以针刺开辟隧道，引泻气态及液态的病质；以按摩输通气血，打磨病质，引动经筋；以灸熨温经活血，化解寒气；以中药生津养血，养骨生髓，化补真元，且可溶解病质，使病质借助载体进入体液代谢。临床发现，患"真实性腰椎间盘突出症"者，多数都有腰部扭伤、挫伤或外伤病史；患"疑似性腰椎间盘突出症"者，多数都有过饮酒无度、房劳不节之经历。临床证实，腰椎间盘突出症的发生、发展，从病因上讲，与饮酒、房劳、内脏功能衰减，以及外感风寒湿邪等情况有关。

8. 评论

冰凌同志推出的＜中医病质理论＞，其论文《对针治"关节痹证"的探究》在我刊 2004 年 2 期首次发表后，得到了国内外众多医学专家的支持和赞赏。这一理论，将传统的针刺治疗理论与现代的物质形态理论融为一体，用纯朴而周密的语言揭示了针刺治疗疾病的奥秘，是十分珍贵的，这是建国以来在针灸临床方面所推出的最为重要的理论。运用这个理论，冰凌同志在其论文《针灸治疗股骨头坏死》中攻破了"股骨头坏死"这一世界医学都在关注的重大课题，该论文在《第二届中国主任医师学术论文集》中发表后便得到了国内众多医学专家的重视。《针灸治愈腰椎间盘突出症 47 例》，是继《针灸治疗股骨头坏死》之后推出的有关病质理论在临床应用中的又一篇颇具学术价值的论文。在论文中冰凌同志从中医临床出发，富有科学性地将腰椎间盘突出症分为"真实性腰椎间盘突出症"和"疑似性腰椎间盘突出症"。这一论点为腰椎间盘突出症的手术治疗和非手术治疗提供了辨证依据，在此恳请医界同仁予以重视！——李国平（黑龙江省中医研究院研究员，主任医师，教授，《黑龙江中医药》杂志社编审）

（四）中医临床思考

古代的中医在独立临床之前都要学会诊脉，诊脉在四诊当中被称作"切"，由于它能窥测到气血的虚实情况、运行情况及脏腑的功能情况，因而古人又称切为"巧"。《内经》中曰"见其色知其病，名曰明；按其脉知其病，名曰神；问其病知其处，名曰工。"又曰"微妙在脉，不可不察。"可见脉诊在四诊中的地位。因切位居四诊之末，于是有些人便误以为诊脉并不重要，临床时则以问诊为主。事实恰恰相反，对技能的学习中医讲究的是循序渐进，古人之所以将诊脉放在四诊之末，是因为切脉在四诊当中是最重要的。由于脉诊不准，医生在给患者用药时就把握不住平衡，导致患者的脏腑气乘克太过，以致患者服药三两天尚有效果，但五天后便出现了负疗效。

五脏喜五味，也可以说五味走五脏，五脏之间有生有克，因而过食某一味都可能导致五脏的自伤或乘克伤。由于药物疗效不理想，以致有些患者便从原来的药物治疗转向了中医保健，虽说医疗和保健有一定的联系，但两者的职能是不同的。如果是轻病、慢性病，去求保健医生还可以；如果是重病、急性病、疑难病，去求保健医生则可能会延误病情。中医四诊即"望、闻、问、切"，保健医生擅长问诊，他们大多都是在与患者交谈时获取病情信息和资料，所以用药都很慎重。由于用药轻，加之大多都是一些滋补或调养类药物，因而不用顾虑药物的平衡问题，所以药物的负疗效相对较小或者缓慢，而且健身疗法又很舒适，故而受欢迎。

古代有"百病以针为先"之说法，古代中医都是先务针后务药，可是现在的某些中医却把自己敢针灸说成了懂针灸、会针灸，实为不妥。不论针灸还是用药，都离不开脉诊。不知病在哪一脏腑经脉，不知病之虚实轻重及缓急，如何能做到辨证施治？